periplaneta

MARA SCHWARZ:
„Magersucht ist kein Zuckerschlecken“
4. Auflage, Februar 2016, Periplaneta Berlin, Edition Blickpunkt

Inh. Marion Alexa Müller, Postfach: 580 664, 10415 Berlin
www.periplaneta.com

Lektorat: Julia Bossart Meister
PAINtings: Mara Schwarz
Satz & Layout: Thomas Manegold

Druck & Bindung: META Systems, Wustermark, Deutschland
Gedruckt auf FSC- und PEFC-zertifiziertem Werkdruckpapier

print ISBN: 978-3-940767-91-2
epub ISBN: 978-3-943876-29-1

Mara Schwarz

Magersucht

ist kein Zuckerschlecken

periplaneta

Die Namen aller Personen wurden zu deren Schutz durch Pseudonyme ersetzt.

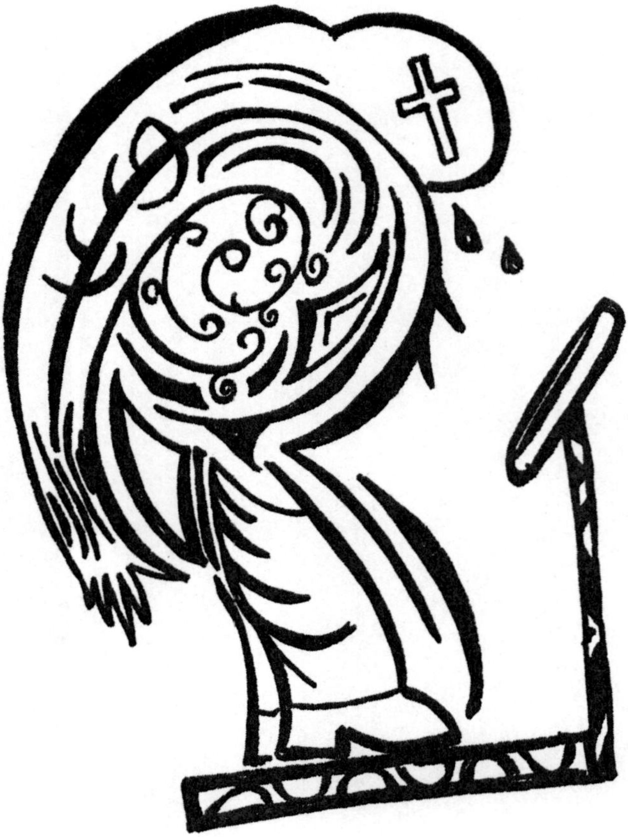

Speisekarte

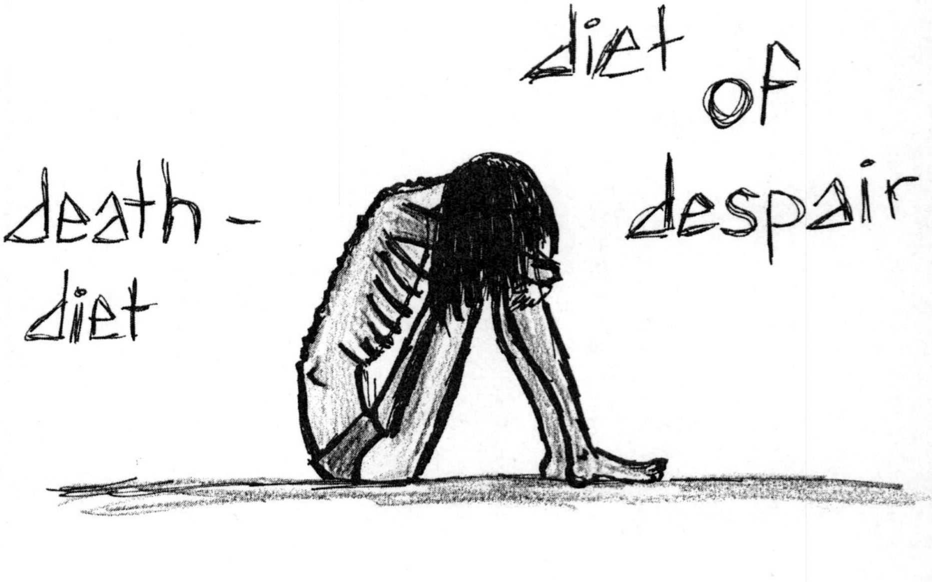
diet of despair
death - diet

Vorspeise:

Dass ich existiere, grenzt an ein Wunder. Dieses Wunder beginnt unerwartet vor knapp 29 Jahren, als ich das Licht der Welt viel zu bald und zu leicht erblicke, führt weiter über ein Beinahe-Ertrinken im Kleinkindalter sowie einem gescheiterten Suizidversuch während der Pubertät und erreicht seine Spitze in vielen körperlich kritischen Phasen der Magersucht. Mein (Über)Leben ist so gesehen also ein reines Wunder. Dennoch verläuft es viele Jahre alles andere als wunderbar:

Schon der Start ins Leben ist schwierig. Ich bin ein Zwilling und ein sogenanntes Frühchen. Acht Wochen vor dem errechneten Geburtstermin kommen mein Bruder und ich zu klein und zu leicht auf die Welt. Wir werden nicht nur aus dem warmen, beschützenden Mutterleib gerissen, sondern auch voneinander getrennt in zwei Inkubatoren gelegt. Während unsere Mutter nach ein paar Tagen aus der Klinik entlassen wird, verbringen mein Bruder und ich die ersten Wochen unseres Lebens überwiegend einsam hinter Glaswänden isoliert, zwischen Kabeln und Schläuchen. Ich bin heute davon überzeugt, dass meiner Seele in dieser Zeit – wenn auch ungewollt – ihre ersten Wunden zugefügt wurden.

Im Abstand von jeweils zwei Jahren bekommen wir noch zwei Geschwisterchen, wobei ich das einzige Mädchen bleibe. Weil unsere Stadtwohnung zu klein geworden ist, bauen meine Eltern ein Haus weit draußen am Stadtrand. Dort wachsen wir in einem räumlichen Umfeld auf, wie man es seinen Kindern nur wünschen kann: idyllisch gelegen, umgeben von freier Natur, fernab vom Lärm, Dreck und den Autoabgasen der Stadt. Es soll uns an nichts fehlen. Jeder hat sein eigenes Kinderzimmer, wir dürfen Klavier- und Gitarrenunterricht nehmen, haben eine zugelaufene Katze sowie zwei Meerschweinchen, später einen Hund. Unsere Wäsche wird gewaschen, es steht immer ein gesundes Essen auf dem Tisch und wir fahren jedes Jahr in den Sommerurlaub.

Doch mir fehlt etwas: Mir fehlt Liebe, Zuwendung und Aufmerksamkeit. Ich bin „die Große". Die, die vieles alleine schaffen muss, weil die kleineren Geschwister, sowie häufig auch mein Zwillingsbruder, der mir in seiner Entwicklung immer ein wenig hinterher ist, mehr Unterstützung benötigen als ich.

Heute mutmaße ich, dass die beiden kleineren Brüder mehr Fürsorge erfahren haben, weil sie – im Gegensatz zu uns Zwillingen – Wunschkinder sind.

Mein Vater ist nur selten zu Hause. Lange Zeit reist er berufsbedingt immer wieder rund um den ganzen Globus, um Geld zu verdienen und uns ein schönes Leben bieten zu können. Jedes Mal, wenn wir ihn zum Flughafen begleiten, weine ich, wenn der Airbus in die Wolken abhebt, immer kleiner wird, schließlich ganz verschwindet. Stets habe ich immense Angst davor, dass mein geliebter Papa nicht mehr wiederkommt.

Unsere erst 29-jährige Mutter bleibt mit vier Kindern sowie einem großen Haus und Garten zurück. Sie ist mit der großen Verantwortung, die bei ihr liegt, schlichtweg überfordert und möglicherweise werde ich darum einfach „übersehen". Unsere Eltern meinen es gewiss stets gut mit uns, wissen Vieles jedoch aufgrund mangelnder Lebenserfahrung – mein Vater ist nur zwei Jahre älter als meine Mutter – vermutlich einfach nicht besser.

Im Kindergartenalter reduziere ich das Sprechen auf das Wesentliche. Aus irgendeinem Grund nämlich – vermutlich wegen des taubstummen Bekannten meines Onkels – bilde ich mir plötzlich ein, dass jeder Mensch nur eine bestimmte Anzahl Töne sprechen könne und wenn diese verbraucht sind, würde man stumm sein. Wenn ich meine Familie heute auf mein Schweigen anspreche, bekomme ich zur Antwort: „Das ist uns damals gar nicht so aufgefallen?!"

Im Grundschulalter beginne ich mich dafür verantwortlich zu fühlen, dass sich in unserem Keller immer genügend Lebensmittelvorräte befinden. Meine Großmutter erzählt oft gruselige Geschichten von Menschen, die nach Operationen nicht mehr erwachten, von Kugelblitzen, Einbrechern oder auch von Kriegserlebnissen. Ich lebe mit der Vorstellung, dass jeden Augenblick Sirenen ertönen können und aus heiterem Himmel Krieg über uns hereinbricht. Darum schleiche ich – obwohl es uns finanziell gut geht – immer wieder heimlich an den Geldbeutel meiner Mutter und stecke mein Taschengeld hinein, damit sie genügend Geld hat, um neue Vorräte einzukaufen.

Während der gesamten Schulzeit spreche ich in den Unterrichtsstunden zunächst kaum ein Wort, später gar nicht mehr, selbst dann nicht, wenn ich dazu aufgefordert werde oder mir ein mündliches „Ungenügend" droht.

Auf Anraten meines Lehrers, der scherzhaft erwähnte, ich solle, um meine Schüchternheit abzulegen, vor den Tests ein Glas Sekt trinken, mache ich meine erste Erfahrung mit Alkohol, und obwohl das Experiment ungewollt massiver als geplant ausfällt, absolviere ich meine mündliche Abschlussprüfung mit „sehr gut".

Weil also der Unterricht sehr häufig ins Stocken gerät und somit die Stunde manches Mal länger dauert, bin ich bei meinen Mitschülern nicht gerade beliebt. Hinzu kommt, dass ich das, was ich als zerbrechliches Frühchen zu wenig auf den Hüften habe, mit Beginn der Pubertät umso mehr ansetze. Ich bin weiblicher und dicker als meine Klassenkameradinnen, und da ich nicht in den angesagtesten Klamotten zur Schule komme und aufgrund meiner strengen Erziehung weder bei Klassenausflügen noch bei Kinobesuchen und Ähnlichem dabei sein darf, werde ich sehr bald zum Spottobjekt der Klasse. Es bleibt nicht nur bei Hänseleien über mein Äußeres, die Diskriminierung führt auch über das Wegnehmen und Zerreißen der Schulhefte bis hin zum Anzünden meiner Haare. Zu Hause finde ich kein Gehör für diese Probleme. Viel mehr Wert wird darauf gelegt, meine schulischen und musikalischen Leistungen zu verbessern.

Als ich 13 Jahre alt bin, kommt der Tag, an dem tatsächlich eine Person Interesse an mir zeigt. Es ist der Tag, an dem ich mich neugierig und unerfahren (Sexualität ist in unserer Familie ein Tabuthema) heimlich mit einem wesentlich älteren Jungen, genau genommen einem erwachsenen Mann, treffe. Wissend, dass man es mir verbieten würde. Möglich, dass das ein Grund dafür ist, warum ich mir später die Schuld an dem gebe, was damals geschieht. Denn dieser Mann meint es keineswegs gut mit mir. Ich mache die schlimmste Erfahrung, die ein Mensch auf sexueller Ebene überhaupt machen kann.

Nach diesem Treffen ist nichts mehr wie vorher. Aus Angst und Scham erzähle ich zunächst niemandem, was passiert ist. Es scheint geradezu so, als würde ich versuchen, das Geschehene ungeschehen zu machen, indem ich es totschweige. Später sende ich zwar ab und an versteckte Hilferufe an meine Umwelt, doch werde ich tatsächlich darauf angesprochen, erfinde ich aus Furcht vor Konsequenzen eine etwas andere Geschichte, die mir niemand glaubt.

Stück für Stück isoliere ich mich von meiner Umwelt, ziehe mich in mich selbst zurück.

Weil ich immer häufiger neben mir stehe, vergesslich bin oder mich mit verheult glasigen Augen in mein Zimmer verkrieche, kommt der Verdacht auf, dass ich Drogen konsumieren würde, was sich nach einer Blutuntersuchung des Hausarztes nicht bestätigt.

Aufgrund der Hänseleien in der Schule und den sich häufenden Aussagen meiner Familie über mein zu hohes Körpergewicht esse ich zunächst weniger und entwickle schon bald anorektische Verhaltensweisen. Ich möchte nicht weiblich sein, will mich aus diesem Körper, in dem ich mich nun gefangen fühle, der mich zutiefst anwidert, befreien. Und ich möchte mich auch aus meiner Situation, aus meinem Umfeld befreien. Aber ich weiß absolut nicht, wohin ich flüchten kann. So ziehe ich mich immer weiter in mich selbst zurück, fliehe Stück für Stück mehr in die magersüchtige Welt – mit dem Ziel, in eine Klinik eingewiesen zu werden. Jeder Bissen, den ich esse, jeder Schluck, den ich trinke, lässt mein Ziel weiter in die Ferne rücken.

Sechs Monate später wiege ich knapp 20 Kilo weniger und werde nach einem Suizidversuch zum ersten Mal stationär in einem Krankenhaus aufgenommen. Doch damit bin ich nicht am Ziel, denn ich befürchte, in mein altes Umfeld entlassen zu werden, sobald ich essen und zunehmen werde. So manifestiert sich mein magersüchtiges Verhalten. Ich sage: „Ich möchte nicht dick werden!", aber meine: „Ich möchte nicht nach Hause zurück!"

Nach fünf Wochen kommt trotzdem die Entlassung und der Kreislauf schließt sich: Mein verzweifeltes Ziel ist es, so schnell wie möglich erneut in eine Klinik aufgenommen zu werden. Zu diesem Zeitpunkt hält mich der Gedanke an eine Einweisung sogar mehr davon ab, zu essen, als der Wunsch danach, dünner zu werden.

Meine Familie macht sich große Sorgen um mich, ist aber im Umgang mit meiner Krankheit völlig überfordert. Meine Eltern reagieren mal auf einfühlsame, mal auf strenge Art, einmal locken sie mit Belohnungen, dann wieder drohen sie mit Sanktionen. Beides bleibt wirkungslos. Da meine 12-saitige Gitarre mit nur 6 Saiten bespannt ist, probiert meine Mutter mich einmal mit dem Angebot „Wenn du auf 50 Kilo zunimmst, bekommst du 12 Gitarrensaiten!" dazu zu bewegen, wieder zu essen.

„Dann habe ich lieber keine neuen Saiten!", antworte ich trotzig.

Immer stärker belastet die Magersucht das Familienleben. Meine Geschwister müssen mit Fortschreiten meiner Krankheit oft hintenanstehen und können mein Verhalten nicht nachvollziehen.

Endlose Diskussionen am Esstisch strapazieren die Nerven aller Beteiligten. All das führt nur dazu, dass ich mich noch weiter isoliere.

Auch mein sonstiges Umfeld reagiert hilflos auf meine Krankheit. Besorgte Lehrer nehmen mich beiseite, halten mir vor Augen, dass meine Konzentration und Denkleistung aufgrund von Glukosemangel nachlassen und dass ich mir meine Zukunft durch „die Hungerei" vermassle, natürlich ohne Erfolg. Da ich Volleyball in der Schulmannschaft spiele und ein Wettkampf in einer anderen Stadt ansteht, spricht mich ein paar Tage vorher meine Sportlehrerin an: „Wir nehmen dich nur zum Turnier mit, wenn wir vorher sicher wissen, dass du etwas gegessen hast!"

Ich zucke mit den Schultern und gebe mich gleichgültig: „Dann bleibe ich eben hier." In Wahrheit ist mir das nicht egal - ich würde sehr gerne mitfahren.

Eine Freundin steckt mir einen Roman über ein magersüchtiges Mädchen zu, hoffend, dass mich die Geschichte erschrecken und zum Umdenken bringen wird. Damit erreicht sie das exakte Gegenteil: Ich erhalte nur noch mehr Tipps, wie ich Kalorien umgehen und mein Umfeld hinters Licht führen kann.

Weder die gutgemeinten Ratschläge noch die Drohungen oder der Versuch, die Krankheit zu ignorieren, bewirken etwas. Im Gegenteil, ich komme nicht klar mit den ständig wechselnden Verhalten meiner Mitmenschen. Mal habe ich das Gefühl, ihnen nicht egal zu sein, glaube, sie würden mich endlich wahrnehmen und akzeptieren, vielleicht sogar gern haben und lieben. In anderen Momenten verstärkt es mein Gefühl des Nicht-gut-genug-seins.

Vermutlich sind meine Mitmenschen genauso irritiert wie ich. Keiner weiß, was man gegen den immer größer werdenden Eindringling „Magersucht" tun kann, und jeder wünscht sich nur, dass alles wieder gut wird. Aber keiner kann mich noch erreichen. Ich fühle mich noch einsamer als zuvor, ohne Freunde, Familie und jeglichen Halt. So drehe ich mich weitere vier Jahre im geschilderten Kreislauf von Klinikaufenthalten und Entlassungen. Nur helfen kann mir nichts und niemand.

Als ich 18 bin, bekomme ich – nach einer krankheitsbedingt nur kurzzeitigen Ausbildung zur Zahnarzthelferin – unerhofft die Chance zu einem Neubeginn: Unter 350 Bewerbern darf ich mich zu jenen 20 Personen zählen, die an der Berufsfachschule für

Krankenpflege angenommen werden. Ich räume mein Zimmer im elterlichen Haus und ziehe ins Schwesternwohnheim. Schnell zeigt sich, dass ich es selbst mit räumlichem Abstand zu meinem vorherigen Leben nicht mehr schaffe, mich aus den Zwängen der Sucht zu lösen. Denn Tag für Tag gerate ich in Situationen, die zum Beruf einer Krankenschwester unweigerlich dazugehören, welche Assoziationen zu meinem traumatischen Erlebnis auslösen. Ich habe Angst davor, mir einzugestehen, dass ich auch an meiner zweiten Berufsausbildung scheitern werde. Auf Biegen und (Er)Brechen versuche ich, die Arbeit fortzusetzen, wende aber zugleich unbewusst mein altbekanntes Verhaltensmuster an: ich esse wieder fast gar nichts, mit der Absicht, in ein Krankenhaus eingewiesen zu werden, um meinen Problemen somit entfliehen zu können.

Es folgen zwei Klinikaufenthalte in einer weiter entfernten Psychiatrie und ich entscheide mich letztlich zum Umzug in diese Stadt, um dort in einer betreuten Wohngemeinschaft einen weiteren Neubeginn zu starten. Schon bald stellt sich heraus, dass auch dieser Schritt keine Hilfe bieten kann. Ich werde weitere zwei Male in der Psychiatrie aufgenommen. Die enttäuschenden Erfahrungen dieser beiden Aufenthalte führen – was meine Essstörung und die posttraumatische Belastungsstörung betrifft – nur zur Verschlimmerung meines Zustandes und letzten Endes auch dazu, dass ich eine regelrechte Abneigung gegen Krankenhäuser, Ärzte, Therapeuten und Betreuer entwickle. Mein letzter Halt, der jahrelang „Klinikeinweisung" hieß, ist somit zerbrochen.

Weil ich keine Fortschritte mache, ziehe ich zwei Jahre später aus der Wohngruppe in eine eigene kleine Wohnung. Kränker, einsamer, verzweifelter und orientierungsloser als jemals zuvor glaube ich, nun endgültig nichts mehr verlieren zu können – außer meinem Leben, an dem ich nicht hänge. Trotz verzweifeltem Bemühens und vieler Hilfsangebote kann ich auf der Speisekarte des Lebens kein Gericht finden, das mir schmeckt, und das mich wirklich er-füllt. Mehr als die Hälfte meines Lebens suche ich so hungrig nach etwas, was es nicht zu geben scheint.

Ich suche und suche. Ver-suche. Versuchte.

Ich such(t)e immer weiter. Ich such(t)e, weil ich eine außergewöhnliche Leistung erbringen möchte: Durch die immer geringer werdenden Zahlen auf der Waage. Ich such(t)e, weil ich besonders sein will: *Besonders dünn.* Ich such(t)e, weil ich etwas schaffen möchte, was sonst keiner schafft: *Hungern.*

Und ich glaube, wenn ich etwas Besonderes wäre, würde zumindest mein seelischer, unersättlicher Hunger nach Liebe gestillt werden.

Tiefpunkt meiner Krankheit ist schließlich der Augenblick, als mir vor knapp 1,5 Jahren ein Zettel mit der Telefonnummer des Hospizes in die Hand gedrückt wird – mit der Empfehlung, mich dort zu melden, um den letzten Abschnitt meines „Lebens" nicht alleine gehen zu müssen. Meine Mitmenschen geben mich auf. Wie ich mich selbst auch. Aber ich habe wieder neuen Mut fassen können, und weil die letzten fünf Jahre meiner Erkrankung die sind, die mein Leben am meisten geprägt haben, und die, die den Kampf um Leben und Tod am besten beschreiben, beginnt mein Buch an dieser Stelle.

Es sind Monate und Jahre, die einerseits sehr erschrecken, aber zugleich auch Hoffnung geben können. Denn selbst wenn alles verloren scheint, ist es möglich, noch zu gewinnen. Unter anderem deswegen habe ich meine Geschichte aufgeschrieben. Zudem ist es mir ein Herzensanliegen, Interessierten die Möglichkeit zu geben, Einblicke in die für Außenstehende oft nur schwer nachvollziehbare Gefühls- und Gedankenwelt von Essgestörten zu erlangen. Gerade auch in einer Zeit, in der die Pro-Ana-Szene boomt, und wo die Modeindustrie an Size Zero verdient, möchte ich informieren, wachrütteln, zum Nachdenken anregen, und gelegentlich auch mal zum Lachen bringen.

Davon abgesehen gab mir das Schreiben auch die Möglichkeit, meine Energie nicht länger unnütz an die Krankheit zu verschwenden, sondern sie für ein Ziel einzusetzen, für das es sich wirklich zu kämpfen lohnt, und gleichzeitig konnte ich so das, was mich jahrelang belastete, was ich vergeblich wegzuhungern versuchte, auf verbale Art loswerden.

Eine Essstörung ist kein Zuckerschlecken und meine Speise daher keine leichte Kost. Sie wird einen herben Nachgeschmack haben und vermutlich ziemlich schwer verdaulich sein. Denn ich habe die bittere Realität (m)einer Essstörung nicht versüßt, sondern mit scharfer Offenheit und sauerer Ironie gewürzt.

In diesem Sinne: *Mahlzeit* an alle, die trotzdem Appetit darauf haben und eine Kostprobe nehmen möchten!

LOST IN DARKNESS

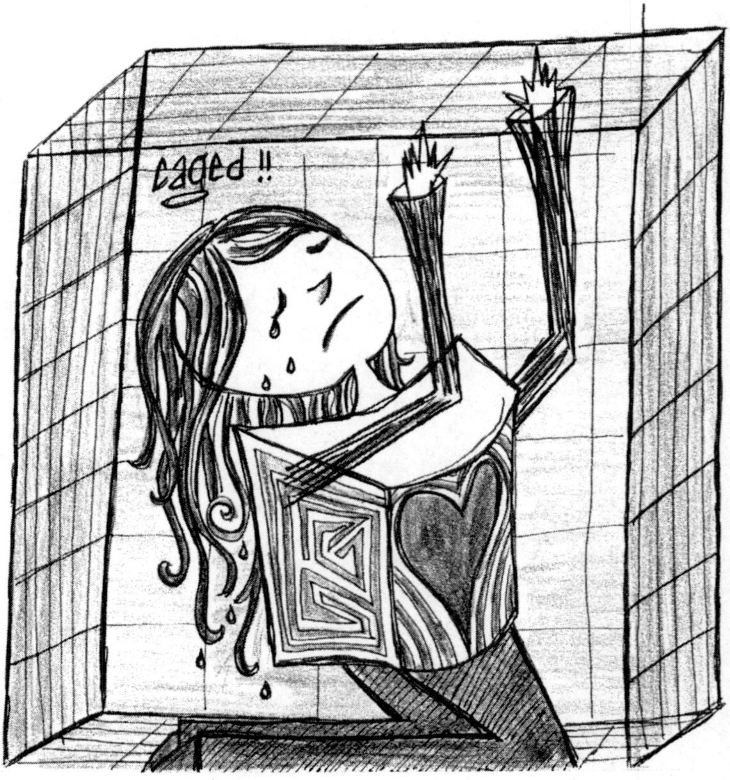

1. Hauptgang: Die Isolation

gefallen

Ich falle
und falle
und falle.
Der Aufprall ist hart und schmerzhaft.
Dann liege ich wieder am Boden
in der schwarzen Höhle, genannt: Anorexia.
Die Wände sind eng
– mir bleibt die Luft zum Atmen weg.
Ich blicke ins Schwarze, schlottere vor Kälte.
Es ist einsam, dunkel,
beengend, erdrückend
– und erschreckend,
erneut so tief gefallen zu sein.
Verzweifelt blicke ich nach oben.
Den Ausgang suchend,
auf Licht hoffend...

16. Juli 2005 | 40,3 Kilogramm

Vor einer Woche noch fragte mich eine Schwester bei der ambulanten Gewichtskontrolle in der Klinik: „Wollen Sie nicht besser wieder kommen?"

Ich verneinte, denn mein Ziel war es, noch mehr abzunehmen. Noch mehr bedeutete: Noch mindestens 1,8 Kilo. Gegebenenfalls auch mehr. Die Zahl 36 zog mich magisch an. Das äußerte ich der Schwester gegenüber jedoch nicht. Ich nahm zwei Etagen tiefer einen kurzen Umweg über die Besuchertoilette, wo ich „reichlich Flüssigkeit" aus meiner Blase leerte, und ging dann zielstrebig nach Hause.

Jetzt, eine Woche später, entkomme ich der stationären Wiederaufnahme nicht mehr. Wir – das sind meine Therapeutin, Frau Rathgeb, der Stationsarzt, Herr Dr. Weiß und ich – sitzen uns im sterilen Arztzimmer der Psychiatrie gegenüber, und ich sehe in keiner Weise ein, in der Klinik zu bleiben. Mit anorektischen Argumenten versuche ich, meine Gegner von ihrem Vorhaben abzubringen. Es folgt zwangsläufig ein Machtkampf zwischen dem Klinikpersonal und mir.

Frau Rathgeb erklärt: „Sie waren bei der letzten Entlassung bei 50 Kilogramm! Bei den beiden letzten Gewichtskontrollen wogen Sie schon nur noch knapp über 40 Kilo – und Sie haben vorher bestimmt mindestens einen Liter getrunken!?"

Ich gebe keine Antwort auf diese versteckte Frage, sondern stelle eine Gegenfrage. Das tue ich oft, wenn ich mich in die Enge getrieben fühle: „Warum soll ich hier bleiben? Wir hatten vereinbart, dass ich erst dann wieder stationär aufgenommen werde, wenn ich unter 40 Kilo wiege. Und ich wiege 40,3 Kilogramm!" Dass ich dieses Gewicht wieder nur mit „reichlich Flüssigkeit" im schmerzenden Magen und der drückenden Blase erreicht habe, muss ich meinen Gegnern ja nicht auf die Nase binden. Noch dazu, wo sie es ohnehin ahnen.

Frau Rathgeb schüttelt den Kopf: „Gewichtsmäßig gibt es eben eine untere Grenze, die der Körper verkraftet. Die haben Sie erreicht bzw. bereits unterschritten!" Ihre Körperhaltung spricht Bände.

Obwohl mir in diesem Moment eigentlich bereits klar ist, dass ich den Kampf verloren habe, versuche ich trotz allem noch gegenzuhalten: „Das ist nicht fair! Wir hatten schließlich eine Vereinbarung getroffen. Wozu trifft man Absprachen, wenn sie dann nicht eingehalten werden??!" Dass ich ebenfalls nicht fair bin, blende ich aus.

Nun mischt sich auch Herr Dr. Weiß ein. Auf einen Stapel zusammengehefteter Blätter zeigend (scheinbar meine Laborbefunde) sagt er: „Ihre Blutwerte sind auch grottenschlecht. Das Kalium liegt nur bei knapp über 2. Vom Rest ganz zu schweigen!"

„Oh, weh", denke ich, das klingt allerdings wirklich nicht gut. Aber „knapp über 2" ist ein großer Bereich und ich möchte es genauer wissen. Die Blut-, speziell aber die Kaliumergebnisse sind für mich fast so wichtig wie das Gewicht. Ich will die Werte bis auf die allerletzte Stelle hinter dem Komma exakt kennen. Darum frage ich: „Wie viel genau über 2 ist es?"

Der Arzt und die Therapeutin werfen sich vielsagende Blicke zu.

Ich habe mit Herrn Dr. Weiß schon mehrere lange Diskussionen über Hypokaliämie (verminderter Blutkaliumwert) geführt und kenne daher seine Aussage, dass jeder Wert unter 3,0 als lebensbedrohlich einzustufen ist und der Normalbereich zwischen 3,5 und 5,0 liegt. Dr. Weiß sieht mich darum entnervt und irgendwie müde an, ehe er leicht schroff sagt: „Frau Schwarz, das tut jetzt überhaupt nichts zur Sache! Wir werden Sie stationär aufnehmen und damit Ende."

Aber für mich ist noch lange nicht Ende! Ich versuche, weiter zu verhandeln und das Gewicht wörtlich auf die Goldwaage zu legen: „Ich werde aber nicht hier bleiben. Ganz einfach darum, weil ich es nicht einsehe! Ich wiege 300 g mehr, als ich soll, um nicht hier bleiben zu müssen! Und das mit dem Kalium kriege ich ambulant hin. Wir können ja vereinbaren, wie viele Kalinor-Tabletten ich zu Hause nehmen soll."

Meine Gegner lassen sich sogar auf eine neue Kampfrunde ein. Solange sie noch mit mir diskutieren, habe ich noch nicht endgültig verloren – und damit noch ein winziges Fünkchen Hoffnung. Allerdings sagen sie nicht das, was ich hören möchte.

Frau Rathgeb holt noch einmal tief Luft, bevor sie erwidert: „Frau Schwarz, dann sitzen wir in einer Woche wieder hier und verändert hat sich nichts – bis auf die Tatsache, dass es Ihnen noch schlechter geht. Sie haben einfach überhaupt nichts mehr zuzusetzen. Sie denken immer noch, dass Sie zu dick sind und sehen nicht ein, dass Sie höchstgradig magersüchtig sind!"

„Oh, doch, Frau Rathgeb!", denke ich zynisch, „Ich weiß sehr wohl, dass ich magersüchtig bin. Ob nun höchstgradig oder niedrigstgradig ist mir allerdings unklar!"

In mein Schweigen holt nun auch Dr. Weiß zu einem erneuten Schlag aus, und der ist gewaltig: „Grinsen Sie nicht so in sich hinein! Ich glaube, Sie haben den Ernst der Lage noch nicht erkannt. Ist Ihnen nicht bewusst, wie sehr Sie Ihrem Körper schaden? Sie schädigen mit dem niedrigen Gewicht Ihre sämtlichen inneren Organe. Das kann zu Hirnschäden führen und durch den niedrigen Kaliumwert kann es zu Herzrhythmusstörungen kommen! Sie können von einer Sekunde auf die nächste einfach tot umfallen! Wir dürfen Sie so gar nicht nach Hause gehen lassen, Sie gehören eigentlich auf eine Intensivstation! – Dass Sie nicht sehen, wie krank Sie sind!!!"

Dass ich krank bin, weiß ich, aber sehen? Na, ja, ich bin nicht gerade dick, aber eben auch nicht so dünn, wie ich es gerne wäre! Und Intensivstation, Herzstillstand, ja, das klingt zugegebenermaßen nicht gut, aber ich fühle mich nicht so schlecht! Davon abgesehen habe ich keine Angst davor zu sterben. Ich habe viel mehr Angst vor dem Leben! Wozu die ganze Aufregung?

„Vielleicht wollen die beiden mich nur einschüchtern, damit ich mich geschlagen gebe und der Aufnahme zustimme, ohne ihnen zusätzliche Arbeit zu machen?", überlege ich. Ich glaube ihnen sogar, dass sie Schwierigkeiten bekommen könnten, wenn sie mich in einem bedrohlichen Zustand gehen lassen. Das würde bedeuten, dass sie einen Richter anrufen müssten, wenn ich weiterhin daran festhalten würde, nicht in der Klinik zu bleiben. Der Richter müsste dann hierher kommen und sich ein Bild machen. Es würde einen riesen Aufwand und Aufstand geben. Darauf haben die Gegner in Weiß sicher keine Lust – und ich noch weniger. Also gebe ich mich schließlich geschlagen. „Gratulation an die Sieger!", denke ich trotzig, „Von mir gibt es weder eine Ehrenurkunde noch einen Pokal! Ich hasse euch dafür!"

Sichtlich zufrieden und erleichtert packen Frau Rathgeb und Dr. Weiß ihre Unterlagen zusammen. Als sie den Raum verlassen, sehen sie sich mit Blicken an, die mich misstrauisch werden lassen. Irgendetwas würde da noch folgen, das ist mir klar. Aber bevor ich weiter darüber nachdenken kann, was das eventuell sein könnte, muss auch ich mich ganz dringend er-leichtern und auf die Toilette.

Körperlich etwa 2,5 Kilo leichter, seelisch aber 2,5 Tonnen schwerer, sollte ich eine knappe Stunde später wissen, was „irgendetwas" ist: Ich sitze zwischen meinem Gepäck, das mir in der Zwischenzeit von meinem WG-Betreuer vorbeigebracht worden ist, auf dem Gang vor dem Dienstzimmer der Schwestern und überlege, in welchem Patientenzimmer ich wohl dieses Mal ein Bett bekommen werde. Da die Station nur über eine geringe Anzahl von Bettplätzen verfügt, gibt es nicht mehr viele Möglichkeiten, in einem Zimmer zu landen, in dem ich nicht schon während einem der diversen vergangenen Aufenthalte gewesen bin.

Während ich noch darüber nachdenke, sehe ich Frau Rathgeb den Gang entlang auf mich zukommen. Sie sieht nicht – wie sonst meist – fröhlich aus, und auch ihr Gang ist irgendwie anders. Gewöhnlich lächelt sie vergnügt und springt beinahe wie ein Flummi, so als hätte sie Federn in den Schuhsohlen. Heute wirkt ihr Schritt eher schwer und langsam. In der Hand hält sie ein DIN-A4-Blatt und einen Kugelschreiber.

„Kommen Sie bitte mit?!"

Es ist keine Frage, sondern eine Aufforderung. Das alles ist äußerst seltsam. Beunruhigend. Ich stehe verunsichert auf und möchte wie gewohnt zum Zimmer der Therapeutin gehen.

„Nein", sagt sie da kopfschüttelnd, „wir gehen nach unten."

Nach unten??! Unten befinden sich die geschlossene Akut- und die Intensivstation! Mit der Intensivstation habe ich schon eine unschöne Bekanntschaft geschlossen; die Akutstation kenne ich allerdings zu diesem Zeitpunkt noch nicht.

„Aber...", stammle ich und bleibe stehen, „wieso nach unten?"

Die Therapeutin legt ihre Hand auf mein knöchernes Schulterblatt und drängt mich zum Weitergehen. „Kommen Sie erst mal mit, ich erkläre Ihnen das unten."

„Und meine Sachen?", frage ich, einen sehnsüchtigen Blick zurück auf die Taschen werfend.

„Die können Sie hier lassen, die bringt Ihnen nachher eine Schwester."

Mir wird ganz schwindlig und mein Herz rast vor Angst. Überrumpelt und zögerlich folge ich der Therapeutin – die ich so nicht kenne – schließlich nach unten. Und dann erfahre ich auch, wo genau „unten" ist. Denn Frau Rathgeb zieht ihren dicken Schlüsselbund klappernd hervor und schließt damit die bunt dekorierte Glastür zur geschlossenen Akutstation auf. Ich bleibe wie angewurzelt draußen stehen und sehe Frau Rathgeb verzweifelt an. So, als würde sie es sich doch anders überlegen, wenn ich noch eine Weile zögere. Das tut sie leider nicht. Stattdessen ertönt ein Alarmsignal, weil die Tür zu lange geöffnet ist.

„Nun kommen Sie!", drängt die Therapeutin und zieht mich sachte am Arm hinein. Hinein in diese geschlossene Abteilung. Die Tür fällt hinter uns ins Schloss. – Eingesperrt!

Im selben Moment kommt eine Schwester der Station wegen des Alarms um die Ecke geeilt. „Ich bringe Frau Schwarz", sagt Frau Rathgeb zu ihr. Die Schwester nickt: „Alles klar", und geht weiter ihrer Arbeit nach.

„Netter Empfang", denke ich, „die weiß also auch schon Bescheid! Das alles hier ist ganz klar ein abgekartetes Spiel; jeder von denen wusste schon längst, was mit mir passieren sollte. Nur ich

Naivling hatte keine Ahnung, als ich heute Morgen zur ambulanten (!) Gewichtskontrolle kam!“

Ich fühle mich hintergangen und trotte Frau Rathgeb hinterher wie ein Hund. Die Station ist genauso aufgebaut wie die Psychotherapiestation eine Etage höher. Aber nur auf den ersten Blick. Denn der gravierende Unterschied ist der, dass hier alle Räume ABGESCHLOSSEN sind. Die Worte „Käfighaltung“ und „Mastbetrieb“ kommen mir in den Sinn. Bin ich Hund, Schwein oder Huhn? Vermutlich ein Schwein, das hier dick und rund gemästet werden sollte. Bei der Entlassung habe ich wahrscheinlich rosafarbene Haut, ein Ringelschwänzchen ziert meinen runden Hintern und aus meinem Mund kommen grunzende Laute...

Frau Rathgeb bleibt vor dem Stationszimmer stehen, wo ein kleiner Tisch sowie drei Stühle stehen. Sie zieht zwei der Stühle zurück und sagt, während sie sich selbst auf einem der beiden niederlässt: „Setzen Sie sich.“

Ich tue es wie ferngesteuert. Mein Kopf hat sich aufgrund der Gefühls- und Gedankenflut ausgeschaltet und sowohl mein Wille als auch meine Meinung mussten zusammen mit der Freiheit auf der anderen Seite der Stationstür bleiben.

Erst als ich sitze, merke ich, wie sehr ich zittere und schwitze und dass mein Herz ab und an tatsächlich unregelmäßig schlägt. Ich bekomme noch mehr Angst, denn ich will nicht zeigen, dass es mir nicht gut geht. Damit würde ich dem Klinikteam in allem, was sie gesagt und geplant haben, recht geben. Darum fixiere ich das Blatt und den Kugelschreiber, die Frau Rathgeb auf den Tisch zwischen uns gelegt hat. „Therapievereinbarung“ steht auf dem Stück Papier. – Hätte ich mir ja denken können! Und der Kugelschreiber ist ganz sicher dafür gedacht, dass ich mein „Einverständnis“ in Form meiner Unterschrift darunter setze. Wie praktisch von der Therapeutin gedacht. Als „vorausschauendes Arbeiten“ hätte das mein Ausbildungsleiter bezeichnet. Aber nicht mit mir! Stehe in diesem Vertrag, was wolle – eines ist sicher: Ich werde ihn nicht unterschreiben!

Der Vertrag sieht folgendermaßen aus:

THERAPIEVEREINBARUNG ZUR BEHANDLUNG DER ESSSTÖRUNG ZWISCHEN FRAU SCHWARZ UND DEN STATIONEN X/Y/Z

Ich möchte hier meine Essstörung behandeln und behandeln lassen. Daher erkläre ich mich hiermit mit folgendem Therapievertrag einverstanden:

Tägliche Einnahme der Mahlzeiten: früh, mittags und abends jeweils eine normale Portion und 2 Zwischenmahlzeiten (jeweils 1 Fresubin).
Ich werde diese innerhalb einer halben Std. zu mir nehmen.

Um das Erbrechen und Manipulieren zu vermeiden, werden die Mahlzeiten im Isolierzimmer (bei verschlossener Zimmer- und Toilettentür) eingenommen und ich werde nach dem Essen dort 3 Std. verbleiben.
Vor dem Absperren der Türen Toilettengang und Kleiderkontrolle.
Auch nachts ist das Zimmer verschlossen.

Es wird jeden Tag mindestens 1x vor dem Frühstück in Unterwäsche das Gewicht kontrolliert.
Zudem findet unangekündigtes Wiegen statt.
Gewogen wird rückwärts auf Sitzwaage und Gewicht wird nur mit behandelndem Arzt besprochen.

Erfolgt über 7 Tage hinweg keine Gewichtszunahme, verbleibe ich bis zu einer Gewichtszunahme von min. 300 g an 2 aufeinanderfolgenden Tagen ganz im Isolierzimmer.
Gleiches gilt bei einer Gewichtsabnahme über 2 Tage hinweg oder einer einmaligen Gewichtsabnahme von 500 g.

Sobald die Nahrungsaufnahme ohne darauffolgendes Erbrechen möglich ist, ist eine Verlegung auf die Psychotherapiestation oder Entlassung möglich.
Hierzu muss ich mindestens 44 kg wiegen und 7 Tage hintereinander weder abgenommen noch erbrochen haben.

Sollten das Gewicht sowie die entsprechenden Blutwerte aus medizinischer Sicht weiterhin kritisch bleiben, erfolgt eine Verlegung auf die Intensivstation.

Unterschrift

Ich lese den Vertrag einmal. Ich lese ihn – ohne vorher hochzusehen – ein zweites Mal. Beim dritten Mal verschwimmen die Zeilen durch ein paar Tränen, die mir nun in die Augen geflossen sind. Ich verliere mich. Alles wird irreal, wie ein Traum. Wie ein schrecklicher Alptraum. Und so fühlt es sich dann auch an: unwirklich. Wie tot. Das Umfeld und auch ich selbst – alles scheint leblos zu sein. Ich habe keinerlei Bezug mehr zur Realität, spüre mich weder körperlich noch emotional. So sitze ich regungslos da, stur auf das Papier vor mir starrend.

Irgendwann (ich weiß nicht, wie viel Zeit vergangen ist) sagt die Therapeutin etwas. Ich höre sie leise, wie durch eine Wolke, von ganz weit weg sprechen, und verstehe den Inhalt ihrer Worte überhaupt nicht. Dissoziation... Dann dringen wieder Worte zu mir durch: „...oder haben Sie noch irgendwelche Fragen zu dem Vertrag?“

Vertrag? Fragen? Wer ist mit „Sie“ gemeint? Wer redet da? Und wo bin ich überhaupt? Angestrengt versuche ich, mich zu orientieren und in die Realität zurückzufinden.

Plötzlich spüre ich eine Hand auf meinem Unterarm und sehe langsam hoch. Frau Rathgeb blickt mich an. Sie scheint also mich zu meinen. Ich schüttle nur leicht den Kopf, denn ich habe das Gefühl, dass meine Stimme versagen wird.

Fragen? Ja, Fragen habe ich sehr viele... Aber mir fehlt die psychische Energie dazu, sie zu stellen. Und davon abgesehen – was würde es ändern? Nichts! Alles war doch schon längst von ihnen vorbestimmt und geplant. Ich hatte da von vornherein nichts mitzuentscheiden! Siehe die „Ab-einem-Gewicht-von-unter-40-Kilo-erfolgt-die-stationäre-Aufnahme-Vereinbarung“. Sie ahnen es zwar, aber sie haben keinen Beweis dafür, dass sie mit ihrer Vermutung richtig lagen und ich beim Wiegen tatsächlich beschummelt habe. In dubio pro reo – im Zweifel für die Angeklagte! Ja, ich fühle mich angeklagt. Ich fühle mich zum Tode verurteilt.

Schließlich nimmt meine eiskalte Hand, die nicht zu mir gehören scheint, den Kugelschreiber, den Frau Rathgeb mir entgegenstreckt, und ich kritzele widerwillig meinen Namen unter die Therapiever(n)einbarung. In diesem Moment glaube ich, es könne kaum etwas Schlimmeres geben. Es lässt sich nicht mit Worten beschreiben, wie hilflos, verlassen, enttäuscht, ängstlich, wütend, traurig, verzweifelt ich bin und wie gedemütigt und ausgeliefert ich mich fühle. Es ließe sich vielleicht ansatzweise verbildlichen. Durch Zeichnungen. PAINtings... Aber die Zeichensachen sind noch oben auf der Station. Zusammen mit all meinen anderen persönlichen Dingen. Das verstärkt das Gefühl des Alleinseins. Ich möchte mich in diesem Moment auf den Boden werfen, mich klein zusammenrollen und einfach losweinen. Ich sehne mich mehr als sonst danach, dass jemand bei mir wäre, mir beistehen würde. Jemand, der mich tröstend in den Arm nehmen und sagen würde: „Alles wird gut! Hab keine Angst! Ich bin ja da, ich lass dich nicht allein."

Aber niemand ist da. Auch die Therapeutin geht, sowie sie meine Unterschrift errungen hat. Vermutlich habe ich ihr den letzten Nerv geraubt und viele graue Haare verschuldet.

Kurz darauf kommt eine Schwester, bepackt mit meinen Sachen, die sie augenscheinlich gerade von oben geholt hat.

„Wenigstens ein Lichtblick!", denke ich. Doch nicht lange. Die „Schwester" stellt die Taschen vor mir ab. Ich sitze noch immer fast regungslos am Tisch vor dem Schwesternzimmer. Den Schrank direkt neben mir bemerke ich erst, als die Schwester ihren Schlüsselbund aus der Kitteltasche zieht und damit den Schrank aufsperrt. Sie erinnert mich an eine Gefängniswärterin. „In welcher Tasche ist denn Ihr Waschzeug und Ihr Schlafanzug?", will sie wissen.

Ich sehe „Schwester R.", wie ich ihrem Namensschild entnehmen kann, verblüfft an. Warum fragt sie mich das? Und wieso Schlafanzug? Es ist erst Mittag! „Ich... ich weiß nicht...", stammle ich leise, die Lippen kaum bewegend. Und ich weiß es in diesem Moment wirklich nicht. Ich weiß generell nicht, wie mir geschieht! Die Schwester wirft mir einen skeptischen Blick zu und beginnt dann damit, meine Taschen zu durchforsten. Dass das erst der Anfang des Eingreifens in meine Privatsphäre ist, ahne ich da noch nicht.

Schließlich hat Schwester Rabiata gefunden, wonach sie suchte. Sie konfisziert auch gleich diverse Gegenstände wie Haarklammern,

Nagelfeile, Fön, Handy plus Ladekabel, Gürtel etc., die „auf dieser Station nichts zu suchen haben", wie sie in vorwurfsvollem Ton erklärt. Sie sagt das so, als hätte ich das wissen müssen. Aber damit habe ich nicht gerechnet, denn auf der Station oben waren all diese Gegenstände erlaubt. Als sie die beschlagnahmten Dinge mit meinem Patientenaufkleber markiert und in ein Fach im Schwesternzimmer gelegt hat, fordert Schwester Rabiata mich auf, mitzukommen. Der Satz: „Kommen Sie bitte mit?" soll während des Aufenthaltes noch des Öfteren folgen... Über ihrem Arm hat sie meinen Schlafanzug gelegt. Ich folge ihr wortlos. Wie ein dressierter Hund gehe ich brav bei Fuß. Bin ich also doch Hund, kein Schwein oder Huhn?!

Nun soll ich also mein Zimmer für die nächsten sieben Tage kennen lernen: Es ist tatsächlich eines, in dem ich (Gott sei Dank!) noch nie zuvor gewesen bin: Das Isolierzimmer! Denn das ist ein weiterer Unterschied zur Psychotherapiestation: So etwas gibt es dort oben nicht. Wie sich nun herausstellt, ist das Isolierzimmer nicht nur optisch völlig anders als die Patientenzimmer, die ich bisher kenne, es gelten nämlich auch andere Regeln. Sogenannte „Standards". Sicherheitsvorschriften. Das bedeutet unter dem Strich für mich Folgendes: Schwester Rabiata sperrt das Zimmer auf. Es hat keine gewöhnliche Tür, sondern eine dicke, schwere Tür. Ohne Klinke, stattdessen mit einem Knauf versehen (man kann sie also nur mit einem Schlüssel öffnen) – auf die gleiche Weise alarmgesichert wie die Tür am Eingang der Station. Erneut ertönt dieses grell-laute Alarmsignal. Schwester Rabiata schließt die Tür wieder, um den schrillen Piepton verstummen zu lassen. Sie wirkt gereizt. Dann reicht sie mir meinen Schlafanzug und fordert mich auf, die Straßenkleidung aus-, und dafür den Pyjama anzuziehen.

Ich sehe sie ungläubig an, aber es ist ihr Ernst! Da es laut „Standard" untersagt ist, etwas mit in dieses Zimmer zu nehmen, darf ich auch nichts an mir haben – außer dem Schlafanzug. Immerhin meinen eigenen! Dass es mich stört und irgendwie ekelt, dass die Schwester ihn angefasst hat, ist da nur noch Nebensache. Schwester Rabiata nimmt die Sicherheitsvorschriften nämlich sehr, sehr genau. Darum verlangt sie, dass ich mich in der kleinen Nische auf dem Gang vor dem Zimmer umziehe!

Im Hintergrund höre ich Musik aus irgendeinem Patientenzimmer. Absurderweise „Ich liebe dich" von Clowns & Helden und eine Männerstimme singt:

„Fast kommt eeees mir wie eiiiine Kraaankheit vor...
Ja, ja, ich weiß, das geht ja auch wieder weg...“

So schnell ich kann (aber ich bin immer noch verlangsamt, da dissoziativ) schlüpfe ich beschämt in meinen Pyjama. Schwester Rabiata durchsucht mich auf verbotene Utensilien, und als sie nicht fündig wird, schließt sie die Tür erneut auf, mich dazu ermahnend, „dieses Mal bitte zügig“ durchzugehen, damit der Alarm nicht wieder ausgelöst wird. Ich gehe – gefolgt von Schwester Rabiata – „dieses Mal bitte zügig“ durch die Tür. Im Zimmer frage ich die Schwester: „Warum das alles?“ Meine Stimme klingt zittrig und mir schießen wieder Tränen in die Augen. „Tja, Frau Schwarz“, antwortet sie ungerührt, „Anders geht es ja leider nicht. Ihre Erkrankung ist zu massiv. Sie stecken da viel zu tief drin.“ Dann dreht sie sich um und geht ohne ein weiteres Wort zu verlieren zügig aus dem Zimmer. Hinter ihr fällt die dicke, schwere Sicherheitstür ins Schloss.

Stille.

TOTENstille.

Ich lausche. Und lausche. Und lausche genauer. Vergeblich auf irgendein Geräusch, ein LEBENszeichen hoffend, beginne ich zu begreifen, warum diese Zelle Isolierzimmer heißt: Entweder der Patient soll von der Umwelt isoliert werden (um ihn unter Ess-Druck zu setzen). Oder aber es verhält sich umgekehrt: Die Umwelt soll von einem Patienten (der beispielsweise laut schreit) abgeschottet werden.

Fernab von allem, was wichtig und vertraut ist. Fern von Geräuschen, Menschen, Tieren, Gegenständen, Aktivitäten...

Ja, letzten Endes auch fern von Zeit und LEBEN...

TOTENstille. LEBLOSigkeit. Und ICH. Allein, ganz allein.

Allein mit dem TOD.

Nein, das stimmt nicht ganz. – Auch die Magersucht ist noch da. Sie scheint unSTERBlich zu sein. Erinnerungen kommen in mir hoch. Erinnerungen an eine schreckliche Zeit. Wie einst ist die Anorexie auch in der heutigen Situation die einzige, die bei mir ist. Die, die damals da war, als ich alleine und verzweifelt war, mich hilflos und ausgeliefert fühlte. Und als ich es am Nötigsten brauchte, dass ein (mich rettender) Mensch an meiner Seite gewesen wäre. Somit wurde sie zu einer Art Menschenersatzes und ich klammere mich in meiner Not wieder an sie. „Wenn die mir auch alles weggenommen haben – die Anorexie lasse ich mir nicht rauben!“, denke ich traurig und verzweifelt. Dass die Sucht aber der Grund dafür ist, warum ich in dieser Lage bin und ich sie aufgeben muss um wieder frei zu kommen, verdränge ich in diesem Moment. Das muss ich vermutlich, denn sonst würde ich meinen letzten Rettungsring verlieren...

Anorexie

Du bist das letzte Licht
im Dunkel.
Du hältst scheinbar aufrecht,
aber zwingst auf die Knie.
Du gibst dich liebevoll,
aber hasst.
Du versprichst Vieles,
aber hältst es nicht.
Du sprichst von Stärke,
aber machst schwach.
Du gibst scheinbare Macht,
aber bringst Ohnmacht.
Du lächelst,
aber fletschst mit den Zähnen.
Du gibst dich als Freundin aus,
aber bist ein Feind.
Du bist immer da,
aber sollst gehen.
Du begleitest ein Leben lang,
und treibst in den Tod.

Ich sehe mich um. Dieses Isolierzimmer hat den Begriff Zimmer nicht verdient, denn es gleicht mehr einer Zelle. Diese ist winzig klein, gerade einmal so groß, dass ein Klinikbett darin Platz hat. Der Abstand vom Bett zu den kahlen weißen Wänden beträgt nur einen knappen Meter. In der Wand rechts vom Bett befindet sich die Tür zum Stationsgang und in der Wand gegenüber ist ein winziges Fenster, das zum angrenzenden Schwesternzimmer führt. Ab und an wirft jemand vom Pflegepersonal einen kontrollierenden Blick durch die weißen Lamellen in die Iso-Zelle und notiert dann etwas auf einem grünen Blatt Papier. Vermutlich mein Überwachungsbogen. Diese Formulare kenne ich von meiner Arbeit als

Krankenschwester: Station, Zimmer, Name, Diagnose, Datum, Uhrzeit, Situationsbeschreibung, Kürzel der Schwester. In den meisten Fällen wird nur: „Pat. o. B." notiert – Patient ohne Befund, alles in Ordnung, darum schnell weiter zum nächsten von mindestens dreißig anderen Patienten...

Als ein paar Minuten lang nichts mehr zu sehen oder zu hören ist, hocke ich mich in die linke Zimmerecke. Dorthin hat das Stationsteam vom Fenster aus am wenigsten Einblick. Ich möchte nicht beschaut werden wie ein Zootier. Könnte ich, ich würde von außen Schilder mit der Aufschrift: „Füttern verboten", „Vorsicht, bissig!" oder „Bitte nicht an die Scheibe klopfen" anbringen. Der Fußboden ist kalt und hart. Mein Po schmerzt beim Sitzen und die Wirbel drücken ebenfalls schmerzhaft gegen die Wand. Ich beuge mich darum leicht nach vorne und verlagere das Gewicht auf die Füße, so dass ich keinen Boden- und Wandkontakt mehr habe. Mit den Armen umklammere ich meine Beine und lege die Stirn auf die spitzen Knie. Meine langen schwarzen Haare fallen wie ein Schleier über mich und ich wünsche, darunter zu verschwinden, mich verDÜNNisieren zu können. Erst da merke ich, wie erschöpft ich bin. Und wieder holt mich die Dissoziation ein...

LEB-LOS.

Wie lange ich so zusammengekauert dasitze – ich weiß es nicht, denn ich habe ja keine Uhr. Irgendwann spüre ich, dass ich bis auf die Knochen eiskalt bin und mir alles weh tut. Ich rappele mich völlig steif geworden auf und laufe die geschätzten 3,5 Meter von einer Zimmerecke zur anderen hin und her. Und hin. Und her – wie ein Tier im Käfig. Hin und her... Immer wieder, bis mir so schwindlig wird, dass ich mit dem Kopf gegen die Wand stoße. Zeilen aus Rilkes „Der Panther" fallen mir ein:

Sein Blick ist vom Vorübergehn der Stäbe
so müd geworden, dass er nichts mehr hält.
Ihm ist, als ob es tausend Stäbe gäbe
und hinter tausend Stäben keine Welt.

Tausend Stäbe! „Wann darf ich hier raus? Ich will r-a-u-s! Haaallooo?! Hört mich denn niemand? Hiiiiilfeeeeeeeeee!!!", rufe ich zu mir selbst. Die Antwort kommt aus meinem Inneren: „Du kannst schreien, so laut du willst, es wird dich niemand hören. Und selbst wenn es so wäre, was glaubst du, was passieren würde? Dass sie dich raus lassen? Aus lauter Mitleid, weil du so verzweifelt bist?! – Vergiss es! Die lassen dich nicht raus. Die haben kein Mitleid. Die haben ihren Plan gemacht, und dieser Plan sieht vor, dass du erst mit 44 Kilo raus darfst. Also reiß dich zusammen, du machst sonst alles nur noch schlimmer!"

Ich weiß nicht mehr, wie lange ich laut Therapievereinbarung eingeschlossen bleiben werde. Die ganze Nacht, das habe ich mir gemerkt. Aber wie viele Stunden waren es nach den Mahlzeiten? Zwei? Oder sogar drei?

Ich rechne nach: Pro Mahlzeit vergehen etwa 30 Minuten. Plus drei Stunden danach macht 3,5 Stunden. Frühstück beginnt um 8:00 Uhr – plus 3,5 Stunden macht 11:30 Uhr. Mittagessen ist gewöhnlich um 11:30 Uhr – plus 3,5 Stunden macht 15 Uhr. Abendessen findet um 17:30 Uhr statt – plus 3,5 Stunden macht 21 Uhr. Um 21 Uhr beginnt der Nachtdienst. Und die Nächte muss ich ja auch eingesperrt verbringen.

Panik überfällt mich. Und morgens kommt bereits das Frühstück. Die Panik wächst. Laut meiner Rechnung gibt es keine einzige freie Minute, um hier rauszukommen! Einzig der Zeitraum von 15 bis 17:30 Uhr bedeutet 2,5 Stunden außerhalb des Isolierzimmers! PAAANIK!!!

Aber nein, ganz ruhig! Irgendwann müssen sie mich doch mal raus lassen, damit ich duschen kann?! Und was ist überhaupt, wenn ich auf die Toilette muss? Und die Mahlzeiten werden doch im Speisesaal eingenommen?! Oder steht davon nicht auch irgendetwas im Vertrag? Habe ich nicht etwas davon gelesen, dass ich im Iso-Zimmer essen muss? Warum bin ich eigentlich eingeschlossen, wo doch noch keine Mahlzeit stattgefunden hat? Wie kann ich überhaupt wissen, wann 3,5 Stunden vorbei sind, wenn ich keine Uhr haben darf? Was, wenn die einmal einfach vergessen, dass meine Zeit schon um ist, und sie mich darum nicht rauslassen?! Und ich muss doch zu Hause anrufen und Bescheid sagen, wo ich bin! Auch meine Tiere müssen versorgt werden – überhaupt, ich vermisse sie schrecklich! Ich will auf der Stelle zu ihnen! Der Gedanke, dass sie zu Hause genauso einsam und verlassen sind wie ich hier, macht mich TODtraurig. ICH WILL RAUS! Hiiiilfeeeeeeeee!!!

Lauter wirre Gedanken und Gefühle stürzen gleichzeitig mit voller Wucht auf mich ein, begraben mich förmlich unter sich. Ich stürze zu Boden und beginne zu schreien.

HÄNDE!

Hände, Hände, Hände!!!
Nichts als Hände um mich
und über mir.
Große, starke Hände,
eklige, fremde (Männer-)Hände.
Hände fassen mich an,
halten mich fest.
Ich zappele und
ich schreie:
„Weg mit euch!
Weeeeg! Haut ab!!!"
Ich schreie.
Schreie, schreie, schreie...

Fremde (Männer-)Stimmen
reden auf mich ein,
schreien mich an,
befehlen zu schweigen,
rufen: „Werde ruhig!"
Und ich
schreie noch lauter.
Schreie, schreie, schreie
in Todesangst
um mein Leben.

17. Juli | 38,6 Kilogramm

Am nächsten Tag habe ich einen Filmriss. Habe mich tags zuvor scheinbar ziemlich aufgeführt bzw. die Krise bekommen. Das Isolierzimmer wird also zu Recht vom Klinikpersonal als „die Krise" bezeichnet. Ich erinnere mich nur noch schemenhaft an den Rest des gestrigen Tages. Die Enge, die Einsamkeit, die Assoziationen zur Vergangenheit... Es waren einfach zu viele Gedanken und Gefühle da – und keine Möglichkeit, sie auf gewohnte Weise wegzudrängen. So einsam und abgeschottet ich auch war – von mir selbst und meinen Problemen wurde ich nicht getrennt. Im Gegenteil: Alles schien durch die Enge noch näher als sonst da zu sein und mich zu erdrücken. Ich hatte plötzlich das Gefühl, als würde mein

Hals zugedrückt. Ich rang nach Luft und schrie, schrie, schrie um mein LEBEN.

Ich bekam eine – wie mir heute scheint – gewaltige Dosis Beruhigungsmittel. Vielleicht hatten sie mir sogar nur eine gewöhnliche Menge von diesen Psychopillen gegeben, aber für meinen untergewichtigen Körper war das definitiv etwas zu viel. Hätten sie mir nicht noch mehr von dem Zeug geben können? So viel, dass ich nicht wieder aufgewacht wäre?

Heute bin ich immer noch TODmüde. Mein Kopf scheint mit Watte ausgestopft zu sein und die Gliedmaßen hängen schwer an mir wie FREMDkörper. Ich wünsche, sie wären mir tatsächlich fremd. Ich wünsche, dieser ganze Körper wäre fremd, nicht meiner. Ich wünsche, „Es" wäre nie passiert...

Einen Vorteil hat dieser Dämmerzustand jedoch: Ich liege den ganzen Tag nur faul im Bett und schlafe beinahe ununterbrochen. Das löst in dieser Situation ungewöhnlicherweise keine Schuldgefühle aus. Schlafen ist sogar gut! Denn dabei vergeht die Zeit und ich nehme die bittere Realität nicht wahr. Davon abgesehen habe ich einen enormen Schlafbedarf, denn Ruhe habe ich mir in den letzten Wochen äußerst wenig gegönnt. Meine Schlafphasen sind so lange und tief, dass ich nur zu den drei Mahlzeiten wach werde, wenn eine Schwester kommt, um das Essen zu bringen. Und ich esse! Ich esse – die Augen kaum offen halten könnend – im Halbschlaf. Ohne Genuss, ohne mir wirklich bewusst darüber zu sein, was ich da schlimmes(s) tue. Und was ich esse – ich weiß es nicht mehr! Aber das ist auch egal! Alles ist egal. Ich möchte nur schlafen. Irgendwann kommt auch Dr. Weiß an mein Bett, um mir Blut abzunehmen. Ich frage nicht einmal nach den – mir sonst so wichtigen – Blutergebnissen.

18. Juli | 39,9 Kilogramm

Einen Tag später bin ich wieder einigermaßen bei Sinnen – sofern bei einer Irr-Sinnigen davon die Rede sein kann.

Morgens erwache ich mit der Utopie der freudigen Aussicht von ein paar Minuten Freiheit, denn ich weiß, dass das Gewicht „jeden Tag mindestens einmal vor dem Frühstück in Unterwäsche kontrolliert" werden soll. So steht es im Vertrag, damit sich meine Gegner die Möglichkeit offenhalten können, beim Verdacht des Manipulierens auch ggf. zwischendurch ein „wahres" Gewicht ermitteln zu können. Es gab schon Zeiten, in denen ich sogar nachts geweckt, auf die Toilette geschickt und dann gewogen wurde! Auf der Psychotherapiestation gibt es eine elektrische Waage, die an einem festen Platz steht. Wenn sie hier unten auch ein solches Modell haben, würde das für mich bedeuten, dass ich zumindest zum Gang auf die Waage ein paar Meter außerhalb des Isolierzimmers gehen könnte. Aber Vorfreude ist ja bekanntlich die schönste Freude. Und meine Vorstellung wird in dem Augenblick zerstört, als eine Schwester unter lautem Scheppern in die Zelle kommt. Hinter sich her zieht sie das uralte, augenscheinlich schwere Teil von Sitzwaage.

„So ein Mist!", denke ich enttäuscht, „Die haben keine solche Waage wie oben auf der Station!" Ich könnte heulen! Welch eine dämliche Waage! Die machen sich lieber den Umstand, dieses Monstrum erst über die ganze Station zu schleppen, als mir zu gönnen, ein paar Meter laufen und Luft einatmen zu können! „Möge die Waage künftig noch schwerer sein! Möge sie so schwer sein, dass die sie nicht mehr zerren können!", wünsche ich.

Resultat des Wa(a)gnisses: Es ist gerade noch eine Drei vorne dran: Neununddreißigkommaneun Kilogramm wiege ich schon. Ich habe somit innerhalb von nur zwei Tagen ganze 2,1 Kilo zugenommen! Das habe ich nicht erwartet. Das ist ein Schock!

Ein schwerer Schlag!

Die Schwester hingegen rumpelt – zufrieden mit dem Ergebnis – samt ihrer blöden Waage aus der Iso-Zelle. Rummmms! Die Tür ist wieder zu. Ich zucke zusammen. „Neununddreißigkommaneun! Neununddreißigkommaneun! Du fette Sau wiegst Neununddreißigkommaneun Kilogramm!!! Schäm dich, verfressenes Miststück! Du bist so wi-der-lich! Pfui!", schreit die Anorexie in mir. Zu viel. Zu viel Gewicht. Zu viel Ich. Zu viel von allem. Ich habe schon da, so früh am Morgen, wieder wörtlich zu viel – und die Schnauze voll. „Ich höre wieder auf zu essen! Alles wird wieder gut!", beschließe ich, um die tobende, drohende innere Stimme zu besänftigen. Dass ich damit allenfalls sie für eine Weile, nicht aber das Klinikpersonal ruhigstellen kann, wird mir erst bewusst, als mein Frühstück gebracht wird. Frühstück ans Bett – für manch einen Menschen eine liebevolle Geste am Sonntagmorgen. Für mich aber bedeutet das, dass ich schließlich auf dem Fußboden vor dem Tablett hocke wie ein Tier vor seinem Futtertrog. Ich möchte mein Bett als essfreie Zone, als einen „sauberen" Platz behalten. Nicht auszudenken, was passieren würde, wenn Krümel darin liegen oder Fettspritzer das

Bett verunreinigen würden! Ich würde vermutlich nicht mehr darin schlafen können. Darum muss ich zwangsläufig auf den Boden ausweichen, denn es gibt ja keinen Luxus in Form eines Tisches oder Stuhls. Ich beäuge das Essen aus sicherer Distanz wie einen Feind und weiß, schon bevor ich es überhaupt richtig sehe, dass es eklig sein und mir nicht schmecken wird. Ungenießbar. Ganz einfach deswegen, weil es mir nicht schmecken und ich es schon gar nicht genießen darf.

„Du fette Sau wiegst Neununddreißigkommaneun Kilogramm!", hallt es in meinem Hirn. „Willst du morgen noch mehr zugenommen haben, noch fetter und noch ekliger sein?!"

„Nein, nein, nein, das will ich nicht!"

„Warum siehst du das Essen dann überhaupt an? Du weißt, wie verführerisch es ist und wie disziplinlos du werden kannst! Denke an gestern und vorgestern! Von nichts kommt nichts! Nicht umsonst hast du heute widerliche 2,1 Kilo Fett mehr an dir herumwabbeln!" Es folgt ein lange andauerndes heftiges Wortgefecht zwischen der Krankheit und meinem verbliebenen Rest-Verstand. Schließlich siegt jedoch das Argument, dass ich hier raus möchte, und dazu muss ich ja 44 Kilo wiegen. Und darum muss ich doch essen! Wenn ich wahllos alles, was mir vorgesetzt wird, auffressen werde, ohne Genuss und ohne Rücksicht auf Übelkeit und Bauchschmerzen, noch dazu vom Fußboden, dann hat das doch nichts mit Versagen, Kontrollverlust oder Disziplinlosigkeit zu tun?! Das gleicht doch dann vielmehr einer Strafe, einer Quälerei! Mit dieser „Erlaubnis" zum Essen esse ich das ganze Frühstück auf.

„Na, geht doch!", sagt die Schwester, als sie das Tablett wenig später abholt. Diese Bemerkung finde ich zum Kotzen. Als ich mich nämlich noch über den Kommentar der Schwester ärgere, überkommt mich plötzlich ein sehr heftiges Übelkeitsgefühl und ich habe wirklich Angst davor, dass das Frühstück die Rückreise antreten würde. Im diesem Fall wäre der ganze Kampf vorher umsonst gewesen und zusätzlich befürchte ich, dass mir unterstellt würde, ich hätte das absichtlich getan.

Der Magen heißt in der Fachsprache der Medizin übrigens Gaster. Wie treffend im Zusammenhang mit Bulimie! Da mein Mageneingang in den letzten zehn Jahren der Krankheit zu häufig auch als Magenausgang zweckentfremdet wurde, ist er weiter als der eines gesunden Menschen. Das hat zur Folge, dass der Speise- oder Getränkeinhalt leicht in die Speiseröhre zurückfließt. Der Vorteil aus krankheitsgeprägter Sicht ist der, dass es nicht mehr nötig ist, sich mit Fingern, Zahnbürste, Pinsel und Ähnlichem den Rachen blutig zu schürfen, um im *Ess-O-Ess-Notfall* Gegenmaßnahmen zu ergreifen. Der Nachteil aber ist, dass man nach dem Essen oder Trinken darauf achten muss, keine ruckartigen Bewegungen zu machen, speziell sich nicht zu bücken oder hinzulegen. Darum setze ich mich ganz aufrecht hin und versuche, mich nicht zu bewegen, um das befürchtete (V)Erbrechen zu verhindern. Während ich stocksteif dasitze, überlege ich, wie viele Stunden, Minuten und Sekunden noch vergehen müssen, bis ich wieder auf freiem Fuß bin, und was ich dann alles tun werde. Ich schmiede einen „Out-of-the-dark-Plan“, der folgendermaßen aussieht:

So schnell wie möglich 44 Kilo erreichen, heißt: kompromisslos immer alles aufessen; bei 44 Kilo Entlassung (nicht – wie das Klinikteam will – auf die Psychotherapiestation gehen); zu Hause Bitter-/Glaubersalz zur Darmentleerung und Entwässerung nehmen; dann würde ich zirka 43 Kilo wiegen; exzessiv hungern und Sport machen; nach 1 Woche würde ich etwa 42 Kilo wiegen, nach 2 Wochen 41 Kilo und nach spätestens 3 Wochen unter 40 Kilo; und dann würde ich auch mein weiterhin angestrebtes Ziel von 36 Kilo erreichen...

Alles wird wieder gut werden, rede ich mir ein. Meine Gegner haben nicht lange Macht! Ich werde jetzt brav das tun, was sie verlangen, deren Triumph ignorieren. Sollen sie bekommen, was sie haben wollen, aber bald, bald, bald werde ich wieder frei sein, und dann, dann werde ich nie wieder zulassen, dass sich jeman(n)d herausnimmt, derart über mich zu bestimmen, Besitz von mir und meinem Körper zu ergreifen und ihn zu formen, wie er will. N-E-I-N! Nie wieder will ich so hilflos und ausgeliefert sein!

Doch schon am Abend ist plötzlich gar nichts mehr gut und es fühlt sich auch nicht danach an, als könne es jemals wieder besser oder gar gut werden. Vielleicht liegt es daran, dass nun auch das letzte Mikrogramm des Beruhigungsmedikaments aus der hintersten Hirnsynapse verschwunden ist? Wie auch immer – ich bekomme erneut „die Krise“. In meiner abgrundtiefen Verzweiflung habe ich urplötzlich das Gefühl, ich könne diesen Zustand keine einzige Minute länger aushalten. Ich versuche, mich im Kopfkissen zu ersticken. Ich versuche es einmal. Und ich versuche es ein zweites Mal – doch der LEBENserhaltungstrieb siegt.

Als die Schwestern mich finden, bin ich – vermutlich vom Sauerstoffmangel – so weggetreten, dass ich mich später nur an Kopf- und Halsschmerzen sowie an Schwindelgefühle und verkrampfte Hände erinnere. Ich bekomme eine weitere Dosis des Beruhigungsmittels. Schlafen! Ich möchte wieder einfach nur schlafen.

Am liebsten für immer.

Nicht(s) mehr da

Wenn er nicht mehr da ist,
wenn sie nicht mehr da ist,
wenn sie alle nicht mehr da sind,
wenn nichts mehr da ist
von allem, was einst (lebens)wichtig war,
wenn kein Halt mehr existiert,
keine Freude,
keine Liebe,
kein Licht,
wenn ich alleine bin,
wenn es Nacht wird,
dann möchte auch ich
nicht mehr da sein.

20. Juli | 41,6 Kilogramm

Der darauffolgende Tag beginnt ebenso wie die letzten:

Es kommt eine Schwester mit der laut scheppernden Waage zu mir in die Iso-Zelle gerumpelt. „Mooorng, Frau Schwarz", ruft sie schnaufend, „Ich komme zum Wiegen!"

„Ach was, tatsächlich?! Zum Wiegen?", denke ich spöttisch. Denn das ist ja weder zu überhören noch zu übersehen. Ich stehe auf und setze mich auf die eiskalte Waage, die unter meinem Gewicht noch mehr kracht. Auch heute habe ich wieder zugenommen. Ich wiege 900 g – fast ein ganzes Kilo – mehr als gestern! Und damit 3,8 Kilo mehr als am ersten Tag! Es fehlen trotzdem noch 2,4 Kilo zu DEREN Zielgewicht – und damit zu MEINER Entlassung. Ein wörtlich schwerer Weg liegt noch vor mir...

Kurz nachdem die Wiegeschwester gegangen ist, steht Schwester Rabiata in der Tür, um mich mit dem üblichen Satz: „Kommen Sie bitte mit?" abzuholen. Es folgt ein „Ausflug" in das Stationsbadezimmer, wo ich unter den überwachenden Blicken der Schwester duschen, Zähne putzen, meine Haare kämmen etc. darf. Es ist jedes Mal ein Zwiespalt: Einerseits freue ich mich auf diese Minuten, da ich endlich einmal die einengenden vier Wände verlassen kann, und weil ich für ein paar Minuten meine Sachen haben darf, meine Kosmetikartikel. Andererseits aber schäme ich mich bis ins Unendliche, wenn ich splitternackt und jeden Tag fetter vor der Schwester stehe oder unter ihren Blicken auf die Toilette gehe. Ihr meine getragene Wäsche mitgeben zu müssen, fühlt sich ebenfalls äußerst unangenehm an. Diese steckt die Schwester später in dem Schrank auf dem Gang, in dem meine Sachen weggeschlossen sind, in einen Wäschesack. Wie unhygienisch – und das in einem Krankenhaus!

Viele, viele Eingriffe in meine Privatsphäre, immer wieder auf's Neue. Wenn meine Feinde in Weiß es genau nehmen würden, dürften sie mich erst nach dem Ausflug ins Bad wiegen. Also erst nach dem Toilettengang. Doch mir kommt es natürlich recht, so wie es ist.

Heute gibt es zur Abwechslung tatsächlich auch einmal eine gute Neuigkeit! Genaugenommen sogar zwei. Denn ich bekomme gleich zwei persönliche Geschenke. Vielleicht wegen guter Führung, als Belohnung dafür, dass ich mir bereits fast vier Kilo Fett angefressen habe?

Was mir niemand wegnehmen konnte, sind meine Gedanken, und in diesem Zusammenhang fällt mir in diesen Tagen immer wieder ein Lied von Fallersleben ein: „Die Gedanken sind frei!"

Als ich in den 2,5 Stunden zwischen Mittag- und Abendessen „Freilauf" habe, verlange ich nach meinem Tagebuch und einem Stift. Die Vorstellung daran, dass die Feinde mein Tagebuch bei sich haben, ist ebenfalls ein sehr massives Eingreifen in meine Privatsphäre. Das Tagebuch händigt mir ein Pfleger aus, aber meinen Kugelschreiber darf ich nicht bekommen. Begründung: Er sei zu spitz! Es ärgert mich enorm, dass ich scheinbar keine Möglichkeit habe, meine unzähligen Gedanken aufzuschreiben und sie somit loswerden, ein Stück weit verarbeiten zu können. Aber mein Tagebuch in den Händen zu halten, erfüllt mich trotzdem mit Zufriedenheit. Es fühlt sich an, als sei ich nicht mehr ganz alleine. Ich trage es stolz wie einen Schatz an das andere Ende der Station. Dort setze ich mich in den leeren Aufenthaltsraum. Es ist kein anderer Patient anwesend. Als ich mich umsehe, bemerke ich im Regal zuerst nur eine Spielesammlung. Dann entdecke ich ein kleines Körbchen mit Wachsmalkreiden und Filzstiften! Als hätte ich mich auf einen Nagel gesetzt, springe ich auf und hole die Box mit den Stiften. Ich tue das so schnell, als könne mir jemand meine Stifte rauben, bevor ich sie an mich gerissen habe. Dann nehme ich den roten und den lilanen Filzstift heraus, setze mich mit wild klopfendem Herzen zurück an den Tisch und beginne zu schreiben. Ich habe nur noch knappe zwei Stunden Zeit – und unendlich viel loszuwerden. So schnell ich kann, schreibe ich darauf los. Meine Finger zittern vor Freude, Aufregung und innerem Stress durch den Zeitdruck.

„ICH HASSE EUCH!" notiere ich als erstes mit dem roten Filzstift, stark aufdrückend, in Großbuchstaben über die ganze Seite. Auf die nächste Seite schreibe ich: „LIEBER TOT ALS SO!" Auf die dritte Seite: „GLAUB JA NICHT, DASS DEINE FRESSEREI UNGESTRAFT BLEIBT!" Und über die vierte und fünfte Seite: „ICH FRESSE! ICH QUÄLE MICH! ICH WILL MICH STRAFEN! – EKEL!"

Dann werde ich etwas ruhiger und schreibe langsamer: „Ich gönne EUCH den Triumph nur, weil ich hinterher noch viel mehr triumphieren werde als IHR jetzt alle zusammen!"

Bevor ich weiterschreibe, wechsele ich den roten Stift mit dem lilanen aus: „Wenn jetzt schon kein Weg daran vorbeiführt, dass ich ZUNEHME, dann tue ich das auf möglichst SCHMERZVOLLE Art und Weise. Ich darf ESSEN, denn ich tue mir nichts Gutes, sondern QUÄLE mich. Wenn ich mich nicht selbst für das ESSEN strafe, wird etwas Schlimmes passieren! Ich darf nicht ungestraft ESSEN! Regeln: Alles aufESSEN, schnell ESSEN, auch/vor allem eklige Sachen ESSEN, vom Fußboden. Die FRESSEREI muss möglichst unnormal sein! Auf keinen Fall genüsslich!"

Ich kann nicht mehr!
Ich will sterben.
Ich will diese HÖLLE nicht!
Ich kann absolut nicht mehr!
Ich kann nicht mehr,
ich kann nicht mehr!
Wirre Gedanken

– oder gar keine Gedanken?
Abgeschaltet.
Mein Kopf...!
Er ist so seltsam!
Mein Körper auch.
Er ist nicht meiner,
er ist verformt.
Er gehört mir nicht.
Ich kenne ihn nicht (mehr).
Ich bestehe nicht aus Körper
– und doch so sehr!
Ich bin nicht körperlos
– und wäre es so sehnlich gern!
Ich will TOT sein.

Ich schreibe und schreibe. Ohne nachzudenken, ohne den Stift zwischendurch abzusetzen. Als mich plötzlich eine Schwester mit der Frage „Das Abendbrot ist da, kommen Sie bitte wieder mit?“ abholt, ist die Zeit viel zu schnell vergangen und ich habe absolut keine Lust darauf, mich erneut einsperren zu lassen, essen zu müssen und mein Tagebuch wieder den Gegnern zu geben – ja, anzuvertrauen. Vertrauen? Was ist das???

Schließlich stehe ich schweren Herzens auf und folge der Schwester. Eigentlich habe ich geplant, nicht wieder „bitte zügig“ in die Zelle zu gehen. Eigentlich will ich es ihnen nicht so einfach machen, mich einmal richtig aufführen und wie ein sturer Esel vor dem Zimmer draußen stehen bleiben. Aber dann habe ich eine Idee: Wenn ich nett und artig bin, die Schwester unterhalte, ist sie abgelenkt und vergisst eventuell, mir mein Tagebuch wegzunehmen. Ich bin Vegetarierin und ekele mich vor dem Fleisch toter Tiere. Darum bitte ich sie, meine fleischlose Kost auf Vollkost umzubestellen. Die Absicht hinter dieser Bitte ist, dass ich mich so noch mehr für meine „Essgier“ strafen kann. Der Plan geht tatsächlich auf! Die Schwester freut sich über meine scheinbare Einsicht, vollwertig zu essen (denn ich habe aufgrund jahrelanger fleischloser Ernährung einen massiven Vitamin-B12-Mangel), und verspricht mir, die Kost-Umbestellung noch heute an die Küche weiterzugeben.

Ich verstecke das Buch schnell im Bezug des Kopfkissens. Dieses Mal bin ich nicht alleine! Und ich habe gesiegt! Das erfüllt mich mit unbeschreiblicher Freude. Mit Triumph und Genugtuung.

Jetzt habe ich eine Verbündete: mein Tagebuch.
Das ist das erste *Geschenk*.

Kurz darauf kommt eine andere Schwester und bringt dem Mastschwein sein Mastfutter – mein Abendbrot. Sie stellt das Tablett kurzerhand auf den Fußboden ab. Auch ein Glas mit Kaliumbrause hat sie wieder dabei. Seit der Aufnahme bekomme ich nämlich 3x täglich dieses widerliche Gebräu, das meinen „grottenschlechten Blutkaliumwert ins Lot bringen" soll, wie Dr. Weiß sagte. Die Schwester fordert mich gestresst auf, es gleich zu trinken. Darum kippe ich das ganze Glas der zitronig-salzigen Brause widerwillig auf einmal in meinen Magen – wissend, dass mir das nicht bekommen würde.

„Prost, Schwester!", denke ich trotzig, „Auf's Kalium – und auf's Leben!"

Da mein Kaliumwert seit Jahren immer wieder sehr (genaugenommen *lebensbedrohlich*) niedrig ist, muss ich diese kaliumhaltige Brause schon längere Zeit trinken. Das tue ich jedoch meist erst am Tag, bevor ich zur Blutkontrolle in die Klinik kommen muss. Obwohl (oder gerade weil) ich über das Risiko der Hypokaliämie (also eines Herzstillstandes) Bescheid weiß, will ich meinem Körper nichts Gutes gönnen. Er ist mein Feind und hat somit nicht verdient, dass ich ihm gebe, was er dringend braucht. Gewöhnlich rühre ich die Brause so lange um, bis sie nicht mehr sprudelt, um das Aufquellen meines Bauches zu vermeiden. Zudem spüle ich den Mund direkt nach dem Trinken aus, um Schleimhäute und Zahnschmelz zu schonen, denn die Salz-Zitronen-Mischung ist derart aggressiv, dass ich davon jedes Mal kleine Einrisse in der Zunge bekomme. Und trotz aller Zerstörungswut habe ich keine Lust darauf, jede Woche beim Zahnarzt zu sitzen! Unter den gegebenen Umständen ist an eine Mundspülung nicht zu denken, weil das Pflegepersonal für so etwas einfach keine Zeit hat. Die Schwestern wirken stets so gestresst, dass ich mich nicht traue, derartige Forderungen zu stellen. Denn dazu müsste ja eine der Schwestern erst mit mir über den halben Stationsgang zum Badezimmer und wieder zurück laufen, während geschätzte 20-25 andere Patienten auf ihr Abendbrot und ihre Medikamente warten.

Als die Schwester sich vergewissert hat, dass ich das Medikament auch wirklich geschluckt habe, sagt sie: „Dann essen Sie mal!" und schon ist sie – zusammen mit dem leeren Glas (das laut

„Iso-Standard" nichts im Isolierzimmer zu suchen hat) – auch schon wieder weg. *Ruummms!* Tür zu.

Ein heftiger brennender Schmerz zieht sich vom Mund durch die Speiseröhre bis in meinen Magen. Es sticht in meinem Bauch und fühlt sich an, als würde ein Schwert darin stecken. Gekrümmt stehe ich auf, hocke mich vor meinen Fressnapf auf den Fußboden und zwinge mir heulend das Abendessen hinein.

Keine fünf Minuten später landet das Abendbrot zusammen mit dem Kalium beinahe in der Zimmerecke. Nicht gewollt, sondern organisch bedingt.

Kurz darauf wird die schwere, klemmende Tür wieder mit einem lauten *Ruummms!* aufgerissen und die Schwester möchte meinen leeren Futternapf abholen. „Was ist mit dem Müsliriegel?", fragt sie.

„Ich schaffe ihn nicht mehr! Mir ist so schlecht!", jammere ich.

„Nun stellen Sie sich doch nicht so an! Das war wirklich nicht viel, was Sie gegessen haben", erwidert sie kopfschüttelnd, mit der Zunge schnalzend. Sie nimmt den Müsliriegel vom Tablett, reicht ihn mir und verschwindet dann wieder mit einem *Ruummms*.

Aus lauter Wut werfe ich ihr den Riegel hinterher. Er knallt gegen die Tür und bleibt dann davor auf dem Boden liegen. „Fressen Sie Ihren dämlichen Riegel doch selbst!", rufe ich aufgebracht und wissend, dass sie es nicht hören wird.

Das zweite *Geschenk* ist eine Uhr.

Obwohl sie mir nicht wirklich gehört, ist sie nun meine, weil ich sonst außer meinem Pyjama und meinem Tagebuch ja nichts habe! Hätte man mir vor zwei Wochen draußen eine solche Uhr vor die Nase gehalten – ich hätte entsetzt gefragt: „Was soll ich denn damit?! Mit einem solch hässlichen Teil?"

Vermutlich ist die Uhr gerade wegen ihrer mangelnden Schönheit hier gelandet bzw. vergessen worden. Weil sie woanders niemand haben wollen würde. Aber hier kann sie jetzt zumindest mir eine Freude bereiten! Die ganz offensichtlich unprofessionell kunstvergoldete Uhr ist für mich ein Goldschatz. Der steht jetzt auf dem Sims des „Gucklochs". Auf der Seite des Schwesternzimmers, klar. Aber immerhin: Künftig habe ich die Möglichkeit, mich zumindest zeitlich orientieren zu können. Und es gibt etwas äußerst Spannendes zu sehen: Die Bewegung des Sekundenzeigers. Wow!

21. Juli | 42,4 Kilogramm

Als ich tags darauf wieder von 15 bis 17:30 Uhr Freigang habe, ist es gar nicht so einfach, das Tagebuch aus dem Isolierzimmer zu schmuggeln. Schon irre, dass ich mein Eigentum behandeln muss wie Diebesgut! Möglich, dass es die Schwester, die mich herauslässt, bemerkt. Zumindest aber äußert sie nichts Derartiges. Vielleicht weil sie im Grunde weiß, dass ich damit ja nichts anstellen werde und kann. Na gut, ich könnte mit den Kanten der Papierseiten meine Haut aufritzen. Aber dann würde ich mein geliebtes Tagebuch mit Blut beschmutzen und dafür ist es mir zu wertvoll. Wie auch immer, ich muss es nur später schaffen, das Buch auch wieder mit in die Iso-Zelle zu nehmen...

Ich setze mich – wie am Vortag auch – mit meinem Tagebuch bewappnet in den Aufenthaltsraum. Dort finde ich ein drittes *Geschenk*: Einen Kugelschreiber! Damit notiere ich zuerst ganz groß: „HALTE DURCH!" Und etwas kleiner darunter: „DU BIST STARK!"

Seltsam fremd

Seltsam fremd fühlt es sich an,
fühlt essen sich an.
Seltsam fremd ist es(sen).
Seltsam,
zu kauen, zu schlucken.
Seltsam, zu sagen:
„Ich habe gegessen."
Seltsam fühlt es sich an,
zu fühlen,
zu füllen.
Seltsam,
Essen im Magen zu fühlen,
ihn zu füllen,
Doch ist es(sen) er-füllend?
Er-füllt es,
(nur) das zu fühlen?
Was will ich fühlen,
mit was muss ich mich füllen,
um mich nicht ge-füllt,
sondern er-füllt zu fühlen?

Als ich fertig bin, stecke ich den Stift, den vermutlich eine Schwester vergessen hat, in den Bund meines Pyjamas. Genaugenommen hefte ich ihn am Bund fest, denn die Hose sitzt trotz des Zunehmens (heute noch 600 g mehr als gestern!) so locker, dass der Kugelschreiber einfach durch die Hose rutschen und unten wieder herausfallen könnte. Ich habe vor, den Stift später samt des Tagebuchs heimlich mit in die Zelle zu nehmen. So werde ich künftig nicht nur lesen, sondern vielleicht auch kurze Notizen machen können. Natürlich immer mit dem Risiko, dass gerade in diesem Moment jemand durch das Guckloch nach dem Rechten sehen und mich ertappen könnte.

Wenige Minuten später nähern sich Schritte dem Aufenthaltsraum und kurz darauf steht Frau Rathgeb im Türrahmen. Schnell klappe ich mein Tagebuch zu.

„Hallo, Frau Schwarz!“, sagt die Therapeutin lächelnd, „Ich wollte mal nach Ihnen sehen.“

„Hallo“, erwidere ich knapp. Ich weiß nicht, ob mich ihr Herunterkommen erfreut oder verärgert. Damit meine ich nicht nur, dass sie von der Station oben eine Etage tiefer gekommen ist. Es fühlt sich in diesen Tagen auch so an, als wäre sie oben und ich unten, als wäre ich unterlegen und somit die Schwächere. Die, die weniger wert ist. Die, die wenig(er) bis gar nichts zu sagen hat.

„Wie sieht's aus, wollen wir uns mal zusammensetzen?“, hakt die Therapeutin nach.

Ich zucke mit den Schultern. „Ich weiß nicht, was das bezwecken soll!“ Frau Rathgeb dreht das Schild an der Tür herum. Nun steht darauf nicht mehr *„frei“*, sondern *„Einzelrückzug. Bitte nicht stören!“*

„Ich hätte nicht erwartet, dass es so gut läuft!“, sagt sie erfreut, nachdem sie die Tür geschlossen und sich mir gegenüber an den Tisch gesetzt hat. Für sie gesprochen mochte das durchaus zutreffen, aber meiner Meinung nach läuft es alles andere als gut! Vermutlich rührt ihre Freude daher, dass ich brav nach ihren Regeln mitspiele. Wobei „spielen“ nicht der richtige Begriff ist, denn für mich ist es ein Kampf. Ich antworte zögerlich: „Ich bin zur Zeit nicht sicher, ob ich mehr Angst vor dem Ab- oder vor dem Zunehmen habe. Darum weiß ich gar nicht, wie viel ich essen soll!“

„Sie können ja ausprobieren“, schlägt die Therapeutin vor.

„Nein, kann ich eben nicht, denn wenn ich nur ein einziges Mal abgenommen hätte, würden ja die sieben Tage von vorne beginnen.

Gleichzeitig möchte ich kein einziges Gramm mehr als diese *44 Kilo* wiegen!", entgegne ich wütend.

Ich merke schnell, wie krankheitsgeprägt meine Antwort war, und hätte mir Frau Rathgebs Antwort daher eigentlich denken können: „Wenn Sie mehr zunehmen würden, wäre das absolut nicht schlimm, sondern nur gut! Ihr Körper holt sich jetzt erst mal alles, was er braucht. Und es gibt ja auch irgendwann ein Stopp."

„Ja, irgendwann... Vielleicht! Irgendwann, wenn ich wieder über 70 Kilo wiege – wie damals, als ich krank wurde!"

Mit „damals" verbinde ich nicht nur das Übergewicht, sondern auch die Gefahr der weiblichen Rundungen. Nie wieder will ich riskieren, dass so etwas erneut passieren kann! Darum habe ich Angst. Angst vor jedem halben Gramm zu viel. Und zu viel ist in meiner kranken Wahrnehmung sogar ein Körper, dessen Body-Mass-Index gerade einmal bei 13,5 liegt.

Auch Dr. Weiß stattet mir einen kurzen Besuch ab. Weil ich nämlich die Schwestern immer wieder auf's Neue mit der Frage nach meinen Blutergebnissen genervt habe, schicken sie den Arzt schließlich zu mir. Der sagt: „Im Großen und Ganzen sieht es schon etwas besser aus..."

Das hört sich danach an, als ob noch etwas folgen würde, darum frage ich gespannt: „Aaaaber...?"

Er fühlt prüfend meinen Pulsschlag am Handgelenk und sagt dann: „Es geht eben nicht nur um die augenblicklichen Werte! Sie wissen selbst: Wenn wir Sie so gehen lassen, sind Sie in spätestens einer Woche wieder dort, wo Sie waren, als Sie kamen. Die Gewichts- und Blutwerte bei Ihrer Aufnahme waren nicht mit dem Leben zu vereinbaren und Sie sind auch jetzt noch lange nicht über dem Berg!"

Ich gebe keine Antwort, sondern denke im Stillen: „Nein, über dem Berg vielleicht nicht, dafür aber habe ich mich in einen (Fett-) Berg verwandelt!"

Dr. Weiß setzt seine Arztrede fort: „Immerhin sind die Nierenwerte wieder im Lot. Ist Ihnen klar, dass Ihnen Nierenversagen gedroht hat und dass Sie plötzlich ins Koma hätten fallen können?!" Seine Worte klingen nicht mahnend oder so, als würde er mir damit nur Angst einjagen wollen. Möglich, dass es mir dieses Mal nur anders vorkommt als beim Aufnahmegespräch, aber heute erreicht er mich damit und bringt mich für ein paar Minuten tatsächlich zum

Nachdenken. Nierenversagen, Koma – das möchte ich nie! Angst vor einem Herzstillstand habe ich nicht, da ich den Tod eher herbeisehne, als ihn fürchte. Aber die Vorstellung, an Maschinen angeschlossen und von anderen Menschen abhängig, wieder hilflos ausgeliefert zu sein, noch dazu selbst verschuldet... Nein, das will ich definitiv nicht! Ich nehme mir vor, in Zukunft zumindest mehr zu trinken und eine Patientenverfügung auszufüllen.

Am Abend kommt es, wie es kommen musste: Das, wovor ich schon am ersten Tag in der Iso-Zelle Angst habe, trifft ein! Es ist so schlimm für mich, dass es mir Jahre später noch immer Schwierigkeiten bereiten wird, mich in fremden, engen, geschlossenen Räumen aufzuhalten – besonders dann, wenn ich auf jemanden warten muss. Ein Blick auf den goldenen Zeitmesser verrät, dass es 21 Uhr ist. Genaugenommen 21 Uhr und 5 Minuten. Gewöhnlich holt mich kurz vor 21 Uhr die Nachtschwester mit dem üblichen Spruch „Kommen Sie?!" ab, damit ich mich im Stationsbadezimmer für die Nacht fertig machen kann. Aber heute kommt die Schwester nicht! Dabei ist es doch schon fünf Minuten später als sonst. Fünf lange Minuten! Ich werde nervös und befürchte, dass sie mich vergessen hat.

„Ganz ruhig, ganz ruhig!", sage ich leise zu mir, „Du weißt doch, dass sie Schichtübergabe haben und dass es ganz leicht vorkommen kann, dass das mal etwas länger dauert."

Ich starre unentwegt auf die Uhr. Der Sekundenzeiger wandert einmal im Kreis herum. Noch eine ganze Minute ist vergangen! „Ich warte bis 21 Uhr 10", denke ich, „Wenn der Zeiger zum vierten Mal oben ist, kommt die Schwester ganz bestimmt!"

Er ist einmal oben, dann ein zweites Mal. „Sie hat mich tatsächlich vergessen!!!", denke ich nun mit dem ersten Anfall von Panik. Der Zeiger wandert das dritte, schließlich das vierte Mal um das Zifferblatt.

„Sie kommt nicht mehr!", sage ich nun laut zu mir, „Sie kommt nicht, nicht, nicht!" Dann drücke ich die Patientenglocke und beginne, unruhig hin und her zu laufen. Das kommt mir bekannt vor. Letztes Mal endete dieses Verhalten in einer Totalkrise. „Bleib ruhig!", versuche ich mich selbst zu beruhigen. Aber mein Herz klopft wie wild und mir wird heiß und schwindlig. Ich kann nicht still stehen, laufe wieder hin und her.

21 Uhr 15. Die Luft! Der Sauerstoff geht aus!

Ich bekomme keine Luft mehr!

„Ich werde ersticken! Er-stick-en! Hier, in dieser Zelle! Jetzt!"

Panisch drücke ich erneut auf den roten Knopf der Glocke und halte ihn gedrückt. „Die Rufanlage ist defekt!", durchfährt es mich.

21 Uhr 16. Schließlich klopfe und hämmere ich mit den Fäusten gegen die schallgedämpfte Tür.

„Hiiilllfeeee!", schreie ich, so laut ich kann. Nichts geschieht. Mein ganzer Körper zittert. So stark, dass ich mich nicht mehr auf den Beinen halten kann und darum auf dem Boden in der Ecke des Türrahmens liege. „Keine Luft! Keine Luft!", ist mein einiger Gedanke. 21 Uhr 17! Mir wird noch heißer und das Zittern entwickelt sich zu Krämpfen. „HIIIIIIIIIL-FEEEEEEEE!!!!!!!!", brülle ich mit heißerer Stimme noch lauter. Meine Fäuste schlagen immer wieder gegen die Tür. Die daraus resultierenden Schmerzen spüre ich erst in den folgenden Tagen.

Die Luft ist aufgebraucht. Ich gebe auf. Ich gebe mich auf. Ich gebe das Leben auf. In dem Moment, als ich wirklich glaube: „Jetzt sterbe ich", wird die Tür geöffnet und ich falle der nichtsahnenden Schwester entgegen. Dann beginne ich völlig erschöpft zu weinen wie ein kleines Kind.

Später stellt sich heraus, dass die Glocke nicht defekt war. Die Schichtübergabe hat tatsächlich länger gedauert und das Pflegepersonal hat vergessen, das Anwesenheitslicht im Dienstzimmer zu drücken. Darum konnten sie meinen Alarmruf nicht hören.

Einsamkeit

Einsam sind die Sekunden, die Stunden,
die Tage, Wochen und (Magersucht-)Jahre.
Einsamkeit ist schwarz wie die Nacht und wiegt zentnerschwer.
Einsamkeit ist taub und blind,
sie ist schweigsam, lacht niemals.
Einsamkeit ist endlos, leblos, verliert sich im Nichts.
Einsamkeit ist gefühllos und grob,
sie ist ein gieriges Monster,
frisst Hoffnung und Glück,
verschlingt Freude und Sinn.
Einsamkeit erdrückt mich, raubt mir Luft zum Atmen.
Einsamkeit erstickt mich.
Sie ist eine brutale Mörderin.

22. Juli | 43,3 Kilogramm

Schwester Karla hat Nachtdienst. Sie ist geschätzte fünf Jahre älter als ich und ich mag sie – sofern ich sie als Mitglied meiner „Gegner" mögen kann.

Während ich mich abends im Bad für die Nacht fertig mache und sie mich nicht – wie die meisten ihrer Kolleginnen – dabei ansieht, sondern aus dem Fenster blickt, fragt sie: „Meinen Sie wirklich, es ist richtig, wenn Sie morgen nach Hause gehen? Da werden Sie sofort wieder in dem alten Kreislauf gefangen sein! Wenn Sie reden, merkt man ganz eindeutig, wie nötig Sie es hätten, Ihre Probleme behandeln zu lassen. Wollen Sie sich denn wirklich Ihr ganzes Leben lang mit diesem schweren Gepäck auf den Schultern abmühen? Es wäre wirklich schade um Sie, denn Sie sind eine so liebevolle Person!"

Schwester Karla ist die einzige, die sich trotz des stressigen Stationsalltags einer Krankenschwester ab und an Zeit nimmt, wenn sie zu mir in die Isolierzelle kommt und dann ein paar Sätze mit mir wechselt. Diese Momente geben mir sehr viel Kraft. Ich spüre, dass ihre Worte nicht nur leer sind, sondern dass sie wirklich meint, was sie sagt. Ich habe den Eindruck, als wäre ich für sie nicht nur „die Anorektikerin", sondern ein Mensch. Sie versteht für einen Laien ungewöhnlich gut, wie eine essgestörte Person fühlt und denkt, was daher kommt, dass sie eine andere Magersüchtige kennt.

Wenn ich weiß, dass Schwester Karla Dienst hat, fühle ich mich auf eine seltsame Weise ruhiger. Bei ihren Kolleginnen habe ich nämlich ständig das Gefühl, nicht verstanden zu werden und mich gegen eine ganze Weißkittel-Schar von Schwestern, Ärzten und Pflegern zur Wehr setzen zu müssen. Ich bin permanent angespannt und auf Angriffshaltung.

Im Hinterkopf bei allen Gesprächen mit Schwester Karla habe ich allerdings den – für Essgestörte typischen – Gedanken, dass diese andere Magersüchtige, von der sie erzählt hatte, ganz sicher richtig krank ist. Mit *richtig krank* assoziiere ich *richtig dünn.* Denn ich bin ja in meinen Augen gar nicht richtig dünn. Und das in zweifacher Hinsicht – jetzt, wo ich jeden Tag dazu gezwungen werde, noch mehr zuzunehmen.

Das Verständnis und Einfühlungsvermögen von Schwester Karla bleiben auf der Station die Ausnahme. Was auch nicht verwunderlich ist, denn eigentlich werden essgestörte Patientinnen nicht auf dieser, sondern auf der Psychotherapiestation behandelt, wo das Personal durch spezielle Schulungen zum professionellen Umgang mit essgestörten Patienten ausgebildet wird.

Schwester Rabiata ist beispielsweise eine der Schwestern, die absolut nicht verstehen kann, dass ich – bei einen Überangebot von Lebensmitteln – freiwillig hungere. Dass ich meinen eigentlich gesunden Körper undankbar und ehrlos zerstöre.

Sie ist darum nicht die Einzige, die mich des Öfteren (ungewollt?) mit ihren Aussagen verletzt: „Drei Stunden Iso-Zimmer nach dem Essen, nur dass man etwas isst und nicht kotzt – Mensch, Mädchen! Andere wären froh, wenn sie etwas zu essen bekämen", sagt sie einmal, „Ich hatte gehofft, dass Sie es nicht so weit kommen lassen. Sie müssen sich doch verzerrt sehen! Wenn Sie sehen würden, wie ich Sie sehe: total dürr!"

Wie gestern auch lege ich mich am Abend nicht ins warme, weiche Bett, sondern sitze stattdessen bis tief in die Nacht im Dunkeln auf dem harten, kalten Fußboden meiner Zelle. Als Schwester Karla den zweiten Rundgang über die Station macht und ich noch immer so dasitze, hockt sie sich kurz neben mich.

„Möchten Sie etwas zum Schlafen haben?", fragt sie, und meint damit, ob ich eine Schlaftablette nehmen möchte.

Ich vertraue ihr an, dass es nicht darum geht, dass ich nicht müde bin, sondern vielmehr darum, dass ich von der negativen inneren Stimme, die mir permanent vorgaukelt, dass ich nichts wert bin und mir daher auch nichts Gutes tun darf, abgehalten werde, mich ins Bett zu legen.

Schwester Karla nickt verstehend und erwidert, dass ich es sehr wohl wert sei: „Wenn Sie es sich selbst nicht erlauben – wie wäre es denn, wenn ich Ihnen das jetzt einfach erlaube? Eine schwesterliche Anordnung sozusagen?"

Kurz darauf liege ich im Bett – und schlafe in derselben Sekunde ein...

23. Juli | 44,5 Kilogramm

Die Schwester scheint von unserem Gespräch etwas in meiner Patientenakte notiert zu haben, denn Frau Rathgeb spricht mich am nächsten Tag im Entlassgespräch auf mein selbstquälendes und -bestrafendes Verhalten an.

Zu Hause habe ich sehr wenig geschlafen – und das, obwohl ich eigentlich permanent müde und schlapp bin. Doch ich erlaube mir immer erst dann ins Bett zu gehen, wenn ich zuvor bestimmte Rituale ausgeführt und mein Soll erfüllt habe. Ich entwickle immer strengere Regeln, an die ich mich strikt halte. Habe ich zum Beispiel an diesem Tag zugenommen, so darf ich zur Strafe nicht im gepolsterten Bett schlafen, denn wer so einen runden, weichen Körper hat, der kann schließlich auch auf dem harten Boden liegen. Auch hier in der Klinik sitze ich nie auf dem Bett, sondern immer auf dem Boden. An ungeraden Tagen stelle ich zu Hause den Wecker auf exakt fünf Stunden später, an geraden Tagen auf vier Stunden später.

Eine weitere Angewohnheit ist die, dass ich mich im Stadtbus niemals hinsetzen darf. Denn ich bin ja faul. Zu faul (eigentlich zu schwach!), um die Strecke zu Fuß zu gehen. Ich bleibe also immer stehen, selbst dann, wenn mein Kreislauf dabei in die Füße sackt.

Oder wenn der Rucksack so schwer ist, dass ich daheim rote Striemen auf den Schultern habe und meine Hände blau anlaufen. Das passiert, weil die Schlaufen des Rucksacks die Adern unter den Achseln abdrücken, da kein polsterndes Fettgewebe mehr vorhanden ist. Zudem drückt das Gewicht auch auf die ungeschützten Muskeln und Nerven, was – verstärkt durch meine Polyneuropathie, eine Erkrankung der Isolationsschicht der Nerven, ausgelöst durch Vitamin-B12-Mangel, – dazu führt, dass ich Krämpfe in den Händen bekomme. Aber all das ignoriere ich. Genauer: Das redet die innere Stimme tot.

Ich erzähle der Therapeutin davon, dass mich diese Stimme in den letzten Tagen dazu drängte, immer alles aufzu(fr)essen.

„Sie trinken auch nichts – trotz der sommerlichen Temperaturen! Geht das auch in diese Richtung?“, möchte Frau Rathgeb daraufhin wissen.

„Ja“, gebe ich zu.

Wenn nicht gerade eine Gewichtskontrolle ansteht, trinke ich manchmal nur eine einzige Babyflasche pro Tag. An der Flasche nuckele ich sehr langsam, um möglichst lange Zeit etwas davon zu haben. Würde ich meinem Verlangen nachgeben, so würde ich eine ganze Flasche auf einmal „aussaufen“. Somit würde ich schwach und undiszipliniert werden – ich würde die Beherrschung, die Kontrolle verlieren. Dabei bin ich stets darum bemüht, Kontrolle zu haben! Darum ist es unter anderem auch in der Klinik so schwierig für mich, alle Kontrolle abzugeben und mich fremdbestimmen zu lassen.

„Warum tun Sie sich das an?“, will Frau Rathgeb weiter wissen.

Ich gebe zur Antwort: „Als Bestrafung in erster Linie. Und weil ich keine Bedürfnisse haben darf. Außerdem gibt es mir ein Gefühl von Stärke, wenn ich standgehalten habe.“

„Frau Schwarz“, sagt die Therapeutin und holt tief Luft, „Sie haben so viel Energie! Warum können Sie sie nicht in anderer Form aufwenden?“

Ich zucke nur traurig mit den Schultern und lenke das Gesprächsthema Richtung Entlassung: „Wann darf ich nach Hause gehen?“ Mein Zielgewicht von 44 Kilo habe ich sogar um 500 g überschritten. Entgegen meiner Vermutung löst das aber nur leichte Gewissensbisse und Angst aus, denn die Freude über die bevorstehende Entlassung überwiegt.

Doch so einfach möchte es mir die Therapeutin nicht machen. Sie rät mir, dass ich noch 14 Tage nach oben auf die Psychotherapiestation gehen solle. Für zwei Wochen, bis ihr Urlaub beginnt. Sie ist der Meinung, dass der Schritt von totaler zu gar keiner Kontrolle zu groß sei und schlägt sogar vor, dass ich nach diesen zwei Wochen noch bleiben solle und dann Dr. Weiß als ihre Vertretung bekäme, solange sie im Urlaub sei.

Aber ich lehne das alles ab. Ich will nur eines: nach Hause. Frei sein. Ich habe die Schnauze voll von Kontrolle und Bevormundung! Und das sage ich Frau Rathgeb dann auch.

„Da schrumpelt Ihr Verstand auf die Größe einer Rosine zusammen“, erwidert sie nicht gerade erfreut. Bei der bildlichen Vorstellung davon, wie sich mein Gehirn in eine Rosine verwandelt und immer kleiner wird, muss ich schmunzeln. Aber dann werde ich schnell wieder ernst: „Nein! Ich will nach Hause gehen! Ich möchte es zumindest über‘s Wochenende probieren.“

Aber Frau Rathgeb schüttelt den Kopf: „Es gibt kein Probieren – entweder man tut es(sen), oder man tut es nicht!“ Ich fühle mich in die Enge getrieben und bange um meine Entlassung.

Da schlägt die Therapeutin einen Deal vor: „Wenn Sie am Wochenende abnehmen, kommen Sie Montag wieder!"

„Pffff! Neeeeeee!", sage ich entrüstet, denn ich habe definitiv vor, abzunehmen. Viel abzunehmen, alles und noch mehr wieder runterzuhungern. Und das weiß Frau Rathgeb auch. Sie sagt: „Sie müssen es letztlich für sich entscheiden, es ist Ihr Leben. Aber wir kennen uns jetzt schon so lange, dass es mir nicht egal ist, wie es Ihnen geht und ob Sie vielleicht daran sterben!"

Obwohl mich die letzten Worte im Herzen rühren, kann ich das nicht verstehen. Wenn sie mich mag, warum hat sie dann zugelassen, dass ich durch diese Iso-Hölle gehen musste?! Patzig sage ich: „Ich gehe trotzdem!"

Frau Rathgeb setzt zu einem letzten Versuch an: „Ihr Gewicht von 44 Kilo ist immer noch zu wenig, um existieren und ein normales Leben führen zu können. Sie sind damit immer noch am existenziellen Minimum. Ihr körperlicher Zustand bei der Aufnahme war haarscharf an der Grenze. Wir hätten Sie fast auf die Intensivstation gelegt. Und Sie wissen doch selbst, wie schnell Sie wieder in dem alten Kreislauf drin stecken und dass Sie den dann nicht mehr stoppen können!"

Ich wippe nervös mit den Füßen und stelle eine Gegenfrage: „Und wenn ich gar nicht wieder abnehmen möchte?" Es klingt – zugegebenermaßen – nicht gerade überzeugend.

„Das glaube ich Ihnen nicht! Sie sind erst seit ein paar Tagen wieder hier! Da hätten Sie schon einen Seelenwandel haben müssen!"

„Ich hatte eher einen Körperwandel!", sage ich, an die 6,7 zugenommenen Kilo denkend. Um meine Entlasspapiere ausgehändigt zu bekommen muss ich mich schließlich auf eine neue „Vereinbarung" einlassen. Diese fällt aber nur mündlich aus; ich muss nichts unterschreiben. Die Absprache sieht folgendermaßen aus: Ich soll zunächst Montag noch einmal zu einem kurzen *Wie-war-das-Wochenende-Gespräch* kommen. Davon abgesehen muss ich weiterhin einmal die Woche zur Blut- und Gewichtskontrolle in der Klinik erscheinen und dazu einmal im Monat zu einem Gespräch mit Frau Rathgeb gehen.

Außerdem kündigt die Therapeutin an, sich mit den Betreuern der Wohngruppe, in der ich wohne, kurzzuschließen: „Die werden dann ja sicher auch ein Auge auf Sie werfen. Wenn Sie zu Hause sofort wieder zu hungern anfangen, nicht schlafen und sich anderweitig quälen, wird es eben darauf hinauslaufen, dass Sie untergebracht werden. So eine Unterbringung dauert in der Regel erst mal sechs Wochen."

Das klingt wirklich nicht erstrebenswert und löst schon wieder neue Angst vor Bevormundung aus. Darum sage ich schnell: „Ich möchte es ja gar nicht so weit kommen lassen!" Da ahne ich noch nicht, was tatsächlich noch alles auf mich zukommen würde...

„Na, dann tun Sie etwas dagegen, kommen Sie hoch auf die Station. Nicht erst heimgehen! Ich kenne Sie doch mittlerweile. Was sind schon zwei Wochen im Vergleich zu Ihrem restlichen jungen Leben?!"

Nicht daran glaubend, dass mir zwei Wochen wirklich helfen können, sage ich: „Ich bin froh über jede Minute, die ich mich so aushalten kann, und bin erleichtert, dass ich es bis heute ausgehalten habe, ohne in der Krise noch mal eine Krise bekommen zu haben!"

Darauf schweigt Frau Rathgeb. Irgendwie sieht sie traurig aus. Das lässt mich kurz vergessen, wie enttäuscht ich von ihr bin. Aber ihr zuliebe werde ich nicht in der „Seelenwerkstatt" bleiben!

„Ich kann also gehen, wenn ich meinen Entlassbrief habe?", frage ich fast ungläubig.

„Ja, wenn Sie Ihren Entlassbrief haben, können Sie wieder abnehmen!", sagt sie enttäuscht.

Als wir aufstehen, ist es seltsam ungewohnt, darauf zu warten, dass mir schwarz vor Augen wird, aber nichts Derartiges passiert!

„KEIN ESSEN DER WELT IST ES WERT, ES ZU ESSEN, UND DAMIT MEINEN TRAUM VON 36 KILO ZU ZERSTÖREN!",

schreibe ich in Großbuchstaben in mein Tagebuch, während ich auf den Arztbrief warte,

„ICH WILL 36 KILO – UND KEIN EINZIGES GRAMM MEHR!"

Eine halbe Stunde später bin ich auf freiem Fuß und gehe ein weiteres Mal zielstrebig nach Hause. Dieses Mal ohne den sonst üblichen Umweg über die Besuchertoilette.

2. Hauptgang: Die Krake

Die Krake

Anorexie ist keine nette, liebevolle Freundin.
Anorexie ist meine schlimmste Gegnerin,
eine Feindin, die mich bis auf's Blut,
bis auf die Knochen hasst.
Sie ist meine Todes(s)feindin.
Anorexie ist eine falsche Riesenkrake.
Einst blickte sie mich lächelnd und verständnisvoll an,
sprach von Erlösung und Befreiung,
lockte mit falschen Versprechungen,
so dass ich ihre Hand nahm und mit ihr ging.
Schon bald hatte sie mich in ihren Bann gezogen;
es gab keine Befreiung mehr aus ihren starken Fangarmen.
Ihre einstigen Versprechen waren leer, blieben aus.
Als sie so ihre Maske vom Gesicht zog
und mich höhnisch grinsend anblickte,
erkannte ich nun ihre wahre Identität.
Deutlich zu sehen waren jetzt ihre scharfen Zähne
und ihr riesiges gefräßiges Maul.
Ich hörte ihren unersättlichen Riesenmagen hungrig knurren.
In diesem Augenblick wusste ich:
Die Krake wird mich töten.
Verschlingen mit Haut und Haar.

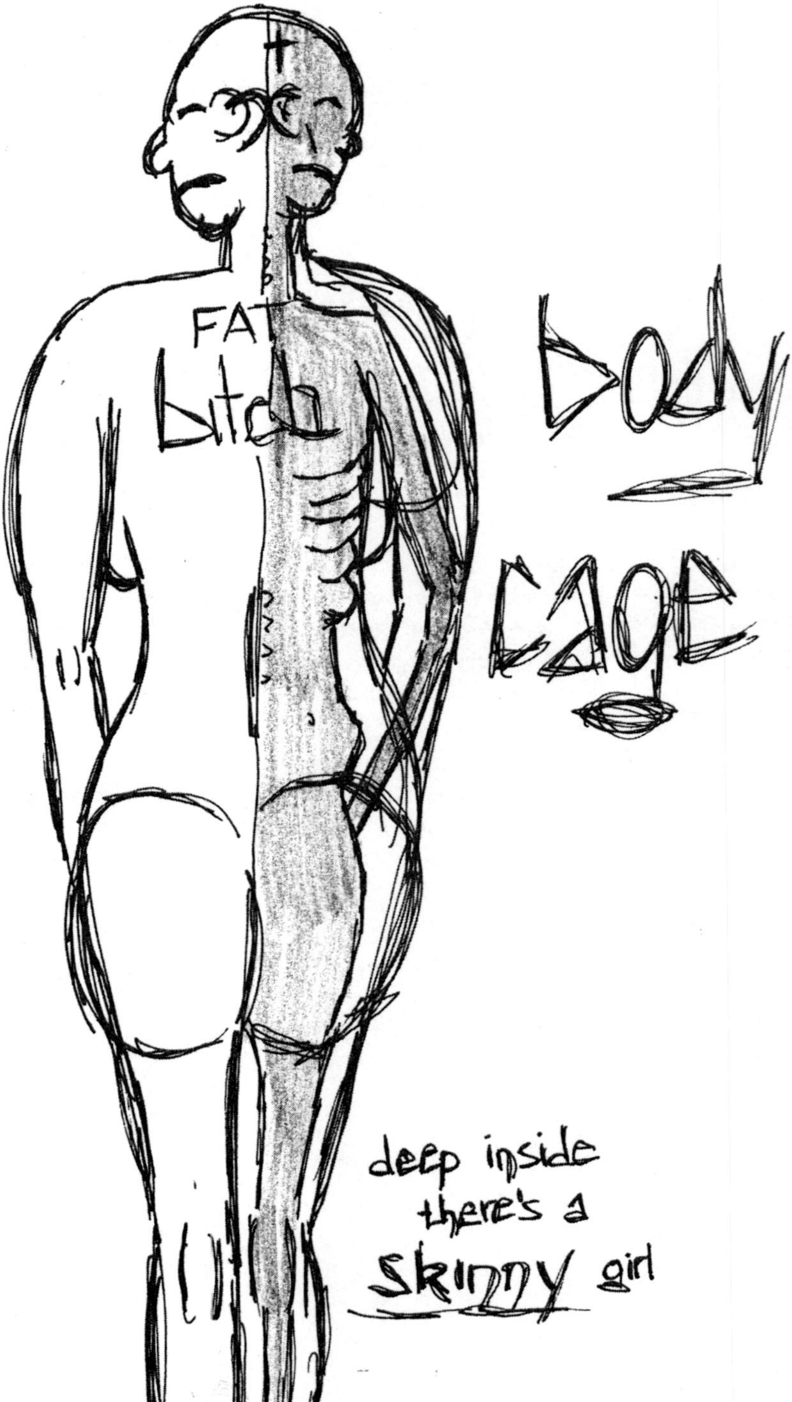
FAT
bitch
body
cage
deep inside
there's a
skinny girl

23. Juli | 44,7 Kilogramm

Die ersten und auch die darauffolgenden Schritte draußen in „Freiheit“ lassen mich nur räumlich frei werden. Denn: Sowie ich das Klinikgelände hinter mir gelassen habe, fängt mich die Sucht wie eine riesige Krake mit ihren gewaltigen Fangarmen wieder ein. Sie verschlingt zuerst meinen Verstand und saugt dann meine kranken Gedanken mit ihren starken Saugnäpfen an sich. So schmiede ich während des Nachhausewegs Pläne darüber, wie ich die zugenommenen Kilogramm der vergangenen Tage möglichst schnell wieder abtrainieren und weghungern könnte. Völlig darauf fixiert marschiere ich strammen Schrittes mit meinem schweren Gepäck die gesamte Strecke von der Klinik zur Wohngruppe. Erst als ich vor der Haustür stehe, wird mir bewusst, wie weit ich in der Zwischenzeit gelaufen war.

„Jetzt hast du schon die ersten Kalorien verbraucht!“, denke ich zufrieden. Völlig außer Puste suche ich in der Tasche nach meinem Schlüssel. Es ist eindeutig, dass ich in den letzten sieben Tagen körperlich wesentlich belastbarer geworden bin. Diese neu gewonnene Energie behagt mir einerseits überhaupt nicht. Sie signalisiert, dass ich meinem Körper Gutes getan habe (und das hat er meiner Ansicht nach nicht verdient). Andererseits aber kommt sie mir gerade recht. Denn so kann ich wieder Sport treiben – und damit die angefressenen Kilo schneller abtrainieren.

In der Klinik habe ich 44,5 Kilo gewogen. „Wie groß wird der Unterschied wohl zu meiner Waage sein?“, überlege ich aufgeregt, als ich die Wohnung betrete. „Ob es mehr oder vielleicht sogar weniger sein wird?“ Darum führt der erste Weg auf meine Waage. Die begrüßt mich nicht besonders freundlich, denn sie zeigt sogar noch 200 g mehr an als der alte Wiegemeister der Klinik. Immerhin kracht und scheppert sie nicht und ich habe nun wieder jederzeit die Möglichkeit, mich selbst zu wiegen – so oft und wann ich es möchte.

Doch zunächst nehme ich ein ausgiebiges Schaumbad, rasiere meine Beine, zupfe die Augenbrauen und hole all das an Körperpflege nach, was in der Klinik unter den Blicken der Schwestern und in der Zeitnot zu kurz gekommen ist.

Mein Anblick widert mich an, darum steige ich aus der Wanne und ziehe mich eilig an. Diese nackten Tatsachen kann ich keine Sekunde länger ertragen! Es ist nicht zu übersehen, dass ich einige

Kilo mehr wiege als noch vor einer Woche. Auch habe ich den Eindruck, als würde das Liegen in der harten Wanne jetzt weniger wehtun, weil die Knochen nicht mehr so herausstehen.

„E-kel-haft bist du!!!", schreit die Anorexie-Krake erbost, „Schämen solltest du dich! Nichts als Fett! Widerlich wabbelndes Fett! Dein Aussehen symbolisiert deine Abartigkeit! Jeder kann sehen, wie schmutzig du bist! Mir wird schlecht bei deinem Anblick! Pfui!"

Ich laufe zum Spiegel und blicke hinein. Abscheu und Ekel überfallen mich erneut. Ich drehe mich weg. „Das bin nicht ich!", denke ich entsetzt.

„Ja, ja, den Kopf in den Sand stecken!", meldet sich die Krake erneut zu Wort. „Das sieht dir ähnlich! Du machst es dir immer schön einfach! Glaubst du etwa, das Fett verschwindet, wenn du die Augen davor verschließt?! Du bist doch nur zu feige! Und zu bequem und zu verfressen, um Gegenmaßnahmen zu ergreifen! Wenn du noch fetter werden willst, bitteschön: Mach nur so weiter! Dann geh doch gleich zum Kühlschrank und fang das Fressen an! Disziplinloses, fettes Schwein!"

Ich gehe nicht an den Kühlschrank. Ich laufe in den Keller und stecke meine Wäsche in die Maschine. Urplötzlich überkommt mich nämlich der immense Drang danach, alles sauber und ordentlich zu machen. So, als könnte ich mit dem Aufräumen mein Seelenchaos ordnen und durch das Putzen der Wohnung und dem Wäschewaschen alles bereinigen. All das, was meine Seele sowie den Körper beschmutzt hat. Trotz nagenden Hungers esse ich nichts, denn die Leere im Bauch betrachte ich als „Reinigung meines Körpers". Ich bilde mir ein, dass dieser brennende Schmerz den Dreck meines beschmutzten Körpers verbrennen würde.

Unruhig vor immer stärker werdendem Hunger beginne ich, meine Taschen auszuräumen. Die meisten Dinge hatten während des Klinikaufenthalts nur im verschlossenen Schrank der Schwestern gestanden. Umso mehr freue ich mich nun darüber, sie wieder bei mir zu haben.

Als ich alles aus den Taschen geräumt und ordentlich an seinen Plätzen verstaut habe, begrüße ich mein Kaninchen und mein Meerschweinchen ausgiebig. Ich hatte Prinz und Paulchen in den letzten Tagen sehr vermisst und glaube zu spüren, dass sie sich darüber freuen, dass ich wieder da bin. Ihnen ist egal, ob ich 37 oder 44 Kilo wiege – sie lieben mich so, wie ich bin.

Nach ein paar Minuten voller Liebe, Zärtlichkeit und intensiven Streicheleinheiten meldet sich die Anorexie erneut: „Vom Faul-Rumsitzen nimmst du garantiert nicht ab! Los, erheb dich gefälligst und beweg deinen fetten Hintern!“, schreit sie aufgebracht. Ich gehorche ihr. Gegen diese Form von Fremdbestimmung wehre ich mich nicht, denn ich nehme sie zu dem Zeitpunkt (noch) nicht als solche wahr. Also ziehe ich meine Joggingsachen an, stecke den MP3-Player in die Ohren und renne los.

Ich renne. Und renne. Und renne. Es ist ein Davonlaufen, eine Flucht. Doch der Krake entkomme ich nicht. Exakte 33 Minuten plus 33 Sekunden hetze ich durch die Gegend – ohne Gnade oder Rücksicht auf Herzstechen und Schwindelgefühle. Viel mehr Beachtung schenke ich dem glibbrigen Fett, das bei jedem Schritt wabbelt und das ich wegbekommen muss. Mit jedem Meter komme ich diesem Ziel ein klitzekleines Stückchen näher...

Wieder zu Hause gehe ich total verschwitzt (in meinen Augen eklig!) duschen. Unter dem heißen Wasser wird mir urplötzlich so schwindlig, dass ich mich in der Duschwanne hinsetzen muss. Da überfällt mich wieder dieses Gefühl von Enge und Atemnot. Dass ich es in den folgenden Jahren nicht mehr schaffen werde, in einer Duschkabine zu duschen, weil ich jedes Mal Platzangst bekommen würde, ahne ich da noch nicht. Ich torkele aus der heißen Duschkabine und bleibe – nach Luft schnappend, mich am Waschbeckenrand festklammernd – stehen, bis ich wieder besser durchatmen kann.

Dann steige ich auf die Waage. Sie zeigt 43,5 kg an.

Ich gehe auf die Toilette und steige erneut auf die Waage.

Wieder 43,5 kg.

„Immerhin schon 1,2 Kilo weniger!“, denke ich erleichtert.

„Du weißt aber schon, dass das immer noch zu viel ist! 43,5 Kilo!!! Wie war das? Du wolltest 36 Kilo wiegen? Na, also, dann werde jetzt nicht leichtsinnig!“, mahnt die Stimme der Krake in mir.

Mir ist so kalt
innerlich.
Die Anorexie,
sie erlaubt keine Wärme,
keine Liebe,
nichts Gutes.
Bin wertlos.
Nicht liebenswert.
Schwer zu beschreiben,
diese Härte zu mir selbst
und diese Eiseskälte.
Die Gefühle sind
so erfroren und verhärtet.
Leben im Eiswürfel.
Starre darin,
um mich herum eine dicke Eisschicht.
Wärme von außen?
Dringt nicht zu mir hindurch.
Wenn jemand von außen versucht,
das Eis zu erwärmen,
zum Schmelzen zu bringen,
dann ist da die Anorexie um mich,
wie ein metallener Anzug,
der die Wärme nicht an meine Haut,
in mein Herz vordringen lässt.
In diesem Anzug bin ich unbeweglich.
Unerreichbar.
Unverwundbar.

Ich habe bis 21 Uhr nichts gegessen und bis auf den Morgenkaffee in der Klinik auch nichts getrunken. Das brennende Hungergefühl ist mein permanenter Begleiter und meine Gedanken kreisen nun ausschließlich darum, dass ich etwas ESSEN möchte. Ich überlege unentwegt, was ich alles essen könnte – oder doch besser nicht. Immer wieder laufe ich in die Küche und kehre auf halbem Wege um.

„Du wirst doch nicht etwa schwach werden?!", mahnt die innere Verbotsstimme. Schließlich werde ich schwach. Ich esse ein Körnerbrötchen und trinke ein Glas Cola-light. Diese Prozedur nimmt fast 45 Minuten Zeit in Anspruch, da ich mein Essen regelrecht seziere und immer nur winzige Krümelchen in den Mund nehme. Ich habe im Laufe der Jahre durch die Krankheit strenge Ess-Rituale entwickelt, an die ich mich strikt halte. Das gibt mir scheinbare Macht und reduziert die Angst davor, die Kontrolle zu verlieren. Kontrollverlust würde bedeuten, mehr zu essen, als mir „zusteht“. Anschließend ziehe ich ein knallhartes Work-Out-Programm durch – und wiege danach 43,1 Kilo. „Noch 400 g weniger! Hurra!“, denke ich, und mit dem schwindenden Gewicht wächst die Besessenheit des Gedankens daran, dass es noch weniger werden muss.

Zugegebenermaßen fühle ich mich bereits am ersten Abend nach der Entlassung körperlich schon wesentlich schlechter als noch am Morgen. Aber: „Wer dünn sein will, muss leiden!“, trichtert mir die Anorexie ein. Dafür bin ich bereit, viel Leid in Kauf zu nehmen. Ich möchte am nächsten Tag mein erstes Ziel erreicht haben. Dieses lautet: unter 43 Kilo zu wiegen.

„Wäre doch toll, schon am ersten Tag nach der Entlassung 2 Kilo weniger zu wiegen“, denke ich zynisch, „Herr Dr. Weiß und Frau Rathgeb wären sicher auch begeistert... Es wäre ein TRIUMPH den Leuten aus der Klinik gegenüber!“

Eigentlich verläuft der erste Tag zu Hause nicht viel anders als die Tage vor der Klinik. Es hat tatsächlich nicht *klick* gemacht, wie die Therapeutin mir ja schon in der Klinik prophezeit hat. Ich kann das Freisein trotz der Anorexie-Krake sogar für kurze Augenblicke genießen. Vielleicht liegt das an der Endorphin-Ausschüttung, die der menschliche Körper sozusagen als körpereigene Droge einsetzt, um einen Menschen durch Krisenzeiten wie beispielsweise eine Hungersnot zu verhelfen. Wie es bei jeder Droge der Fall ist, bin ich süchtig nach Hunger. Hungersüchtig. Doch eigentlich ist es nicht der Körper, der hungrig ist, sondern meine Seele.

Unersättlich

Nicht
weil ich keinen Hunger habe,
esse ich nicht.
Nicht
weil ich abnehmen möchte,
esse ich nicht.
Nicht

um jemandem etwas zu beweisen,
esse ich nicht.
Nicht
um mir besser zu gefallen,
esse ich nicht.
Nicht
um Mitleid oder Aufmerksamkeit zu gewinnen,
esse ich nicht.

Sondern
weil ich unersättlich bin,
esse ich nicht.
Weil ich unstillbaren Hunger
nach irgendetwas habe,
esse ich nicht.
Weil es nicht zu geben scheint,
wonach ich hungersuch(t)e.

Bevor ich schlafen gehe, wiege ich mich noch viermal. Jedes Mal zeigen die Digitalziffern der Waage etwas weniger an – und ich werde damit noch besessener. In Anbetracht dessen, dass das letzte Messergebnis 42,1 Kilo lautet, und ich damit unglaubliche 2,6 Kilo abgenommen habe, erlaube ich mir im Bett – nicht auf dem Fußboden – zu schlafen. Es ist mir bis heute ein Rätsel, wie ich das „geschafft" habe...

Ich schreibe in mein Tagebuch: „DU WEISST, WAS DU ZU TUN HAST!!!" Darunter notiere ich meine Gewichtswerte, um diese auch ja nicht zu vergessen:

23.07.: 44,7 kg - 43,5 kg - 43,5 kg - 43,1 kg - 43,1 kg - 42,8 kg - 42,5 kg - 42,2 kg - 42,1 kg

24. Juli | 41,9 Kilogramm

Nachts wache ich auf und gehe ins Badezimmer, um mich zu wiegen. Auf der Waage erscheint 41,9 kg. Beruhigt darüber, dass es kein Traum war und ich tatsächlich inzwischen 2,8 Kilo abgenommen habe, lege ich mich wieder schlafen.

Auch am Morgen ist das erste, was ich tue, auf die Toilette zu gehen und mich anschließend erneut zu wiegen. Die Waage signalisiert ein weiteres Mal, dass ich alles nicht nur geträumt habe. Denn sie zeigt wieder 41,9 kg an. In die Euphorie mischt sich allerdings sehr schnell die Angst davor, dass das Gewicht ebenso schnell wieder ansteigen könnte. Nämlich dann, wenn ich etwas trinken würde. Mir ist (als Krankenschwester doppelt) klar, dass der Gewichtsverlust in erster Linie flüssigkeitsbedingt ist, denn ich habe ja am Vortag nur eine Tasse Kaffee und ein Glas Cola-light getrunken und zusätzlich beim Sport viel geschwitzt. Die Vorstellung, dass sich jede einzelne der ausgetrockneten Zellen meines Körpers mit Flüssigkeit vollsaugen und ich somit zunehmen würde, hält mich kurze Zeit davon ab, meinen üblichen Morgenkaffee zu trinken. Doch das Verlangen danach, etwas zu trinken, wird immer stärker. Es überschattet sogar das Hungergefühl. Darum erlaube ich mir schließlich doch meine sonst so geliebte Tasse Kaffee.

„Ich werde einfach eine hohe Dosis Abführmittel nehmen!", nehme ich mir vor. Das tue ich dann auch. Den Rest des Tages verbringe ich größtenteils auf der Toilette und der Waage oder folge ähnlich suchtgesteuert wie am Tag zuvor der Stimme der Krake. Abends schreibe ich wieder meine Gewichte auf:

24.07.: 41,9 kg - 41,9 kg - 41,8 kg - 41,4 kg - 41,1 kg - 40,6 kg - 40,5 kg

In die Hungereuphorie mischt sich jedoch immer wieder auch der rosinengroße Teil meines zusammengeschrumpelten Verstandes. Ich habe Angst vor dem, was ich da tue. Ich habe Angst vor der Krake, weil ich sie nun doch kurzzeitig als Fremdbestimmung wahrnehme. Auch habe ich Angst vor den Konsequenzen. Vielleicht weil ich bereits an den nächsten Tag denke. Denn da sollte ich ja zu einem reflektierenden Gespräch über das Wochenende in die Klinik gehen.

„Bin traurig. Bin kaputt. Bin magersüchtig. Bin nicht mehr stolz darauf. Ich bin bald tot", schreibe ich später unter die Gewichtstabelle.

25. Juli | 40,5 Kilogramm

Auf dem Weg in die Klinik merke ich, dass von der im Isolierzimmer neu gewonnenen körperlichen Energie nichts mehr übrig ist. Ich muss mich unterwegs sogar einmal hinsetzen, weil ich Druck auf dem Brustkorb verspüre und mir so schwindlig wird, dass ich beinahe mit einer entgegenkommenden Passantin zusammenstoße. Mit zittrigen Beinen und Herzrasen betrete ich kurz darauf das Klinikgebäude. Ich habe Angst vor meinen weißen Gegnern, aber die Tachykardie (erhöhter Pulsschlag) ist in erster Linie körperlich bedingt. Ich weiß, dass dies vor allem durch den Flüssigkeitsverlust (einerseits durch das zu wenige Trinken, andererseits durch das Abführmittel) verursacht worden ist. Mit dem Wasserverlust habe ich auch einen Verlust von Elektrolyten herbeigeführt, besonders den von Kalium – ein altbekanntes Thema...

Über weitere Auswirkungen des Wassermangels im Körper habe ich viel gelesen und auch während der Ausbildung gelernt. Daher weiß ich, dass bereits ein Verlust von 2 % des Körpergewichts zu einem Leistungsabfall führt und dass ein Wasserverlust von 20 % des Körpergewichts lebensbedrohlich ist. Ich weiß außerdem, dass der Körper nach 2 bis 4 Tagen ohne Wasser nicht mehr in der Lage ist, harnpflichtige Substanzen auszuscheiden. Man kann höchstens eine Woche ohne Wasser überleben. Dies habe ich bereits vor einiger Zeit zu spüren bekommen. Damals konnte ich zuletzt rein gar nichts mehr bei mir behalten. Selbst dann nicht, als ich trinken wollte. Die Folge war, dass die Giftstoffe nicht mehr mit dem fehlenden Urin ausgeschieden wurden und durch einen Vorgang in der Leber der Bilirubinwert anstieg. Mit gelber Haut und gelb verfärbten Augen lag ich damals auf der Intensivstation und die Ärzte sagten mit einem Blick auf meine Nierenwerte, dass es möglich sei, dass ich an die Dialyse müsse. Es ist also dieses Mal keine Unwissenheit, sondern die Krankheit, die mich wider allem besseren Wissens so handeln lässt...

Als ich mich auf der Station anmelde, werde ich von der Schwester mit der Standard-Frage „Kommen Sie bitte gleich mit?“ begrüßt.

„Na, das geht ja gut los!“, denke ich. Stelle mich jedoch ahnungslos und frage: „Wohin?“

„Na, zum Wiegen!“, lacht Schwester Beate gutgelaunt. Mir aber ist nicht zum Lachen zumute, denn obwohl ich 500 g über der Aufnahme-Gewichtsgrenze liege, bin ich nicht sicher, ob die *„Ab-einem-Gewicht-von-unter-40-Kilo-erfolgt-die-stationäre-Aufnahme-Vereinbarung“* dieses Mal gelten wird. Vor einer Woche hatte sich ja bereits gezeigt, dass das nicht zwangsläufig sein musste.

Ich bin – wie so oft – innerlich zwiegespalten: Einerseits habe ich Angst vor dem, was passieren würde, wenn sie mein Gewicht kennen. Andererseits aber bin ich stolz darauf, dass ich eiserne Disziplin aufgewandt und in nur drei Tagen 4,2 Kilo abgenommen habe.

„Das sollen die mir erst einmal nachmachen!“, denke ich, „Die würden das bestimmt nicht schaffen!“ Auf die Idee, dass das nicht nachahmenswert, sondern vielmehr erschreckend sein könnte, komme ich nicht. Die Neugier auf deren Reaktion führt dazu, dass ich Schwester Beate ohne Gegenwehr zur Waage folge. Doch das Lachen der Schwester endet in dem Moment, als ich mich in Unterwäsche vor ihr auf die Waage stelle. Diese Situation des Wiegens hatten wir schon unzählige Male zuvor erlebt. Sie ist meine Lieblingsschwester, auch wenn (oder weil?) sie mir des Öfteren auf scherzende Weise mit dem Satz: „Da kommt ja wieder nur noch die Hose allein daher!“ zu verstehen gibt, dass ich zu dünn bin. Genaugenommen gibt es kaum etwas Schöneres für mich, als solche und ähnliche Aussagen zu hören. Für mich sind es eher Komplimente.

40:6 leuchtet rot auf der Anzeige der Waage – 100 g mehr als zu Hause. Gewöhnlich wiege ich in der Klinik auf dieser Waage 300 g mehr als auf meiner eigenen.

„Habe ich unterwegs 200 g abgenommen?“, überlege ich still, während ich in die Hose, die „allein daher kommt“, schlüpfe. „Ich muss mich zu Hause gleich noch einmal wiegen!“

Schwester Beate notiert mein Gewicht auf einem Zettel, setzt ihr Kürzel darunter und gibt ihn mir dann mit. Das handhaben wir jedes Mal so, wenn ich zur ambulanten Gewichtskontrolle komme und anschließend einen Gesprächstermin mit Frau Rathgeb habe. Den Zettel muss ich dann jeweils bei der Therapeutin abgeben.

Während ich auf dem Gang vor dem Zimmer der Therapeutin darauf warte, dass das vorhergehende Patientengespräch beendet ist, sich die Tür öffnet und Frau Rathgeb sagt: „Kommen Sie!“, muss ich mich setzen. Auch wenn die Krake sofort zu schimpfen beginnt: „Du faule Sau! Sitzt dir deinen fetten Hintern lieber breit, anstatt stehen zu bleiben!“

Ich versuche sowohl sie als auch das Schwindel- und Schwächegefühl zu ignorieren. Stattdessen überlege ich mit einem Blick auf den Zettel, ob es auffallen würde, wenn ich das Gewicht einfach ausbessern würde. Eine Zahlen-Hin-und-Her-Schieberei startet in meinem Kopf: Von 44,5 Kilo beim letzten Wiegen in der Klinik auf 40,6 Kilo beim heutigen Wiegen macht 3,9 Kilo weniger. Ein Minus von 3,9 Kilo in drei Tagen. Würde man die Werte meiner Waage zu Hause nehmen, wären es sogar 4,2 Kilo weniger. Ginge das so weiter, hätte ich in drei Tagen mein Ziel von 36 Kilo erreicht! Irre...

Frau Rathgebs Worte der vergangenen Tage fallen mir wieder ein: „Ich hatte nicht erwartet, dass es so gut läuft!" hatte sie auf meine Gewichtszunahme bezogen gesagt. Jetzt ist es umgekehrt: Nun freue ich mich über die Gewichtsabnahme, denn ich habe ebenfalls nicht erwartet, dass das so gut laufen würde!

„Ich gönne euch den Triumph nur, weil ich hinterher noch viel mehr triumphieren werde als ihr jetzt alle zusammen!" Diesen Satz hatte ich in diesem Zusammenhang in mein Tagebuch geschrieben. Doch das Triumphieren sollte mir kurz darauf gehörig vergehen. Die Tür wird geöffnet und Frau Rathgeb sagt (noch) gutgelaunt: „Haaaa-llooo, Frau Schwarz!" Und (wie sollte es auch anders sein?!): „Kommen Sie bitte?" Doch ebenso wie das der Schwester verschwindet auch ihr Lächeln von ihrem Gesicht, als sie einen zweiten Blick auf mich wirft. Sie sieht erschrocken aus.

Entgegen meiner Vermutung erfüllt mich das nicht. Es versetzt mich ebenfalls in Angst und Schrecken. Denn dieser Blick kommt mir von der letzten Aufnahme nur zu bekannt vor! Wenn sie so schaut, ist mit ihr nicht gut Kirschen essen (und mit mir noch weniger)! Sie sieht abwechselnd mich und den Zettel mit dem Gewichtsvermerk, den ich noch immer fest in der Hand halte, an: „Sie haben wieder abgenommen!"

Dieser Satz hätte in einer anderen Situation einen puren Glücksrausch in mir ausgelöst. Es ist für eine Magersüchtige das Schönste überhaupt, was man ihr sagen kann. Aber in diesem Moment möchte ich mich am liebsten verdünnisieren. Auf den Zettel deutend sagt die Therapeutin: „Geben Sie mir den mal."

Ich tue es zögerlich und beiße mir auf die Unterlippe – fest damit rechnend, dass sie mich nicht mehr nach Hause gehen lassen würde.

„Es ist erschreckend, wie viel Sie in so kurzer Zeit abgenommen haben!", sagt sie auch prompt, „Ihr Zustand würde eigentlich schon wieder für eine Unterbringung ausreichen. Sie haben innerhalb kürzester Zeit massivst abgenommen und liegen in einem kritischen Bereich!"

Ich halte vor Angst die Luft an und beiße noch fester auf meine Unterlippe. Wie weggeblasen ist alle Euphorie und aller Stolz das Abnehmens – und in diesem Moment hasse ich die Krake. Ich wünsche, ich hätte auf irgendeine mystische Art für ein paar Minuten wieder 44 Kilo gewogen...

In meine Gedanken hinein fährt Frau Rathgeb fort: „Sie müssen zunehmen! Ich werde es nicht akzeptieren, dass das Gewicht über längere Zeit bei 40, nochwas Kilo stagniert. Das ist einfach zu gefährlich. Es geht um Sie, und dass Sie leben!"

„Also muss ich gar nicht hier bleiben?!", frage ich erstaunt, kleinlaut und beschämt.

Während des Gespräches fühle ich mich in keinster Weise stark, sondern wie eine Versagerin. Eine Versagerin, die nicht stark genug ist, um gegen eine lächerliche Krake anzukommen.

„Wollen Sie denn stationär aufgenommen werden?", fragt Frau Rathgeb vorsichtig. Die Stimme der Krake und die Erfahrungen des letzten Aufenthalts bringen mich dazu, dass ich den Kopf energisch schüttele. Freiwillig in die Klinik zu gehen würde bedeuten, dass ich mir erlauben müsste, dass es mir besser ginge. Und das darf ich erst dann, wenn ich richtig dünn wäre.

„*Richtig dünn* wird nie eintreffen, weil Sie sich durch Ihre Krankheit nie dünn genug fühlen werden! Damit geben Sie wieder Kontrolle ab, weil irgendwann andere entscheiden müssen. Dann nämlich, wenn Ihr Leben erneut auf der Kippe steht. Damit bleiben Sie weiterhin in der Opferrolle, aus der Sie doch eigentlich raus wollen!", entgegnet die Therapeutin, „Ich habe den Eindruck, dass Sie sich niemals zugestehen würden, Hilfe zuzulassen. Sie sind einfach zu sehr gefangen von der Krankheit, um realistisch zu sehen und Hilfe anzunehmen."

Ich bin tatsächlich gefangen. In den Fangarmen der Monsterkrake.

„Warum bringen Sie sich nicht in einen Zustand, wo andere keine Macht mehr über Sie haben? Es gibt ja ein Zwischending zwischen 37 und 70 Kilo!"

„Weil das hieße: ZUNEHMEN, ZUNEHMEN, ZUNEHMEN!!!", sage ich mit einen Anflug von Entsetzen in meiner Stimme.

„Sie können jederzeit wieder kommen, wenn Sie doch bereit dazu sein sollten. Auch zur Krisenintervention, wenn Sie keine Kraft mehr haben", bietet die Therapeutin an.

Ich verstehe nicht ganz: „Physisch oder psychisch keine Kraft?", will ich darum wissen.

„Beides. Aber wenn Sie physisch keine Kraft mehr haben, wird wohl eher ein Aufenthalt auf einer anderen Station nötig sein. Wir werden Ihnen heute noch Blut abnehmen und Sie rufen morgen wegen der Werte an. Dann sehen wir weiter", erklärt die Therapeutin.

Ich fange an zu weinen. Vielleicht sind es Tränen der Verzweiflung?

Oder der Erschöpfung? Vielleicht Tränen der Erleichterung darüber, wieder gehen zu dürfen? Vielleicht auch Tränen der Angst vor dem, was morgen sein wird, denn ich ahne, dass die Blutergebnisse nicht gut ausfallen werden. Vielleicht aber sind es auch Tränen der Angst vor der Krake, die ganz sicher hinter der Tür auf mich lauert?

„Erlauben Sie sich jetzt ein bisschen Ruhe! Wir sprechen uns morgen wieder!", sagt Frau Rathgeb, als wir uns verabschieden. Seltsamerweise fühle ich mich unendlich einsam, als ich das Zimmer verlasse. Auch berührt es mich, dass sie mir Erholung gönnt – ganz im Gegensatz zu der immerfort drohenden Anorexie-Krake.

„Es geht um Sie, und dass Sie leben!", hallt es in meinem verwirrten Kopf wider. Bevor ich nach Hause gehe, setze ich mich im Park auf eine Bank und schreibe in mein Tagebuch.

Zwischen Himmel und Erde,
zwischen Tag und Nacht,
zwischen Hell und Dunkel,
Laut und Leise,
zwischen Freude und Leid,
Liebe und Hass,
zwischen Lachen und Weinen,
Schreien und Schweigen,
zwischen Sommer und Winter,
Wärme und Kälte,
zwischen Krake und Verstand,
Klinik und Zuhause
...bin ich.
Ich suche,
suche das Leben,
suche den Sinn.
Ich suche
und suche,
ver-suche,
ver-sucht-e.
Und such(t)e endlos,
bemerke nicht,
dass alles, wonach ich such(t)e,
gerade an mir vorüberzieht.

26. Juli | 39,7 Kilogramm

Die Ungewissheit vor dem, was mich am nächsten Tag erwarten würde, hält mich in der folgenden Nacht wach. In die dunkle, einsame Stille schieben sich immer wieder schwere Gedanken und füllen meinen Kopf schließlich komplett aus. Sie nutzen die Gelegenheit, in der ich endlich einmal nicht vor ihnen wegrennen kann.

So nehme ich den Zwiespalt, in dem ich mich befinde, wahr: inmitten zweier Bedrohungen. Die eine Bedrohung heißt *Klinik,* die zweite *Krake*. Dazwischen stecke ich fest. Ich kann nie beiden Seiten gerecht werden – eine davon ist immer unzufrieden und zieht mich dann noch mehr in ihre Richtung. Das wiederum macht die Gegenseite unzufrieden, etc., etc. Mal zieht die eine Seite, mal die andere. Nichts als Fremdbestimmung! Wer bin ich? Und was will ich?

Im Grunde will ich geliebt werden, genau so wie ich bin – ohne dafür bestimmte Forderungen erfüllen zu müssen. Ich will frei werden und endlich er-leben. Doch die Krake hält mich zu sehr fest. Sie redet mich klein, entwertet mich. Es darf mir nicht gut gehen, denn ich verdiene es nicht So erlaube ich mir nicht, Hilfe anzunehmen, bleibe weiterhin gefangen und unzufrieden. Und meine Gegner ebenfalls. Insgeheim scheine ich immer darauf zu hoffen, dass andere (Ärzte, Therapeuten, Betreuer) mir die Entscheidung abnehmen und mir durch eine erzwungene Einweisung dazu verhelfen, dass es mir besser geht. Denn somit kann ich mich vor der Krake mit dem Argument rechtfertigen, dass nicht ich das will, sondern dass ich es nur tue, weil andere es verlangen. Dieses Schema hatte sich zu jenem Zeitpunkt schon einige Male wiederholt: Es ging mir kurzfristig während der Klinikaufenthalte besser. Sobald ich jedoch wieder zu Hause war, handelte ich nach den Befehlen der Krake. Folglich ging es mir sehr schnell wieder schlecht. Damit schloss sich der Kreislauf: Ich musste es mir noch schlechter gehen lassen, damit andere dafür sorgten, dass es mir wieder besser gehen durfte.

In dieser Nacht wird mir das zum ersten Mal wirklich bewusst. Aber auch mit der neu gewonnenen Erkenntnis schaffe ich es nicht, mein Verhalten zu verändern, sondern werde stattdessen sehr, sehr verzweifelt. Suizidgedanken kommen auf. Gleichzeitig wünsche ich mir, ich würde leben wollen. Die Gratwanderung der Anorexie scheint einen idealen Kompromiss zwischen Leben und Tod zu bieten.

Schließlich gebe ich den Versuch, doch noch einschlafen zu können, auf und setze mich nach nur einer knappen Stunde Schlaf mit meinem Tagebuch an den Schreibtisch.

Tiefe, dunkle, stille Nacht.
Nichts als Sinnlosigkeit,
einsame Leere, Kälte
und Gedanken an den Tod.
Nur mein Atmen,
das Knurren meines Magens
und mein Herzschlag
lassen mich spüren,
dass ich noch am Leben bin.

Gegen Mittag rufe ich – wie vereinbart – in der Klinik an, um nach den Blutergebnissen zu fragen. Gedanklich habe ich mich schon auf eine erneute Einweisung eingestellt und eine entsprechende To-Do-Liste im Kopf erstellt.

„Wie sind die Werte denn gewesen?“, hauche ich aufgeregt mit wild klopfendem Herzen in die Sprechmuschel. Meine Hände zittern so sehr, dass mir der Telefonhörer beinahe aus der Hand fällt.

„Genau so, dass Sie keiner zwingen kann, sich in eine Klinik zu begeben!“, sagt Frau Rathgeb am anderen Ende der Leitung. Ich höre an ihrem Tonfall und der Wortwahl, dass sie damit nicht zufrieden ist, und kann mir ihre Mit-mir-ist-nicht-gut-Kirschen-essen-Miene dazu bildlich vorstellen. Trotzdem frage ich, ob ich die exakten Werte bekommen dürfe.

„Die Blutwerte können Sie schon haben“, antwortet sie verärgert, „Damit Sie noch genauer wissen, wie viel Kalium Sie nehmen müssen, um genau nicht eingewiesen werden zu können.“ Sie hat mich durchschaut. Um an die Werte zu gelangen, nehme ich ihren Unmut aber in Kauf. Denn nach wie vor sind Blutergebnisse fast genauso wichtig für mich wie das Gewicht. Je schlechter diese ausfallen, desto zufriedener ist die Krake. Es verhält sich damit ähnlich wie beim Körpergewicht: Es gibt nie ein Zu-Schlecht. Denn ich bin ja meiner Ansicht nach auch unendlich schlecht.

„Heute ist Dienstag. Kommen Sie bitte Freitag noch einmal zur Kontrolle“, unterbricht Frau Rathgeb meine Gedanken.

„Freitag schon? Wir hatten doch aber vereinbart, dass die Werte nur einmal pro Woche überprüft werden!“, versuche ich zu verhandeln. Ich möchte dieselbe Ungewissheit nicht in drei Tagen erneut erleben müssen.

„Frau Schwarz", sagt die Therapeutin, „wenn Sie sich in solchen kritischen Bereichen bewegen, müssen wir eben mehr darauf achten. Sie allein haben das in der Hand!"

Damit gibt sie die Kontrolle an mich ab. Zurückblickend glaube ich, dass mir die Therapeutin damit die Möglichkeit einräumen wollte, zu zeigen, dass ich nach den schlimmen Erfahrungen im Isolierzimmer keine derartige Fremdbestimmung mehr brauche. Dass ich daraus gelernt habe und nun selbst Verantwortung für mich – und letzten Endes mein Leben – übernehmen würde. Doch die Chance konnte ich zu diesem Zeitpunkt (noch) nicht wahrnehmen. Somit begann der Zwiespalt zwischen Klinik und Krake auf's Neue...

Die Tage und Nächte vergehen. Ich (über-)lebe, aber er-lebe nicht. Ich nehme teilnahmslos an den Veranstaltungen der betreuten Wohngruppe teil und ziehe mich immer mehr in mich zurück. Zu anstrengend ist der Krakenkampf und zu gefangen bin ich darin, als dass ich Zeit und Kraft für andere Dinge oder Menschen übrig habe. Die einzigen, um die ich mich immer kümmere, sind meine Tiere. Ich habe eine derart schlechte Meinung über mich selbst, dass ich meine Mitmenschen nicht schon durch meine bloße Anwesenheit belästigen möchte. Dies wird durch Aussagen bezüglich meines erschreckenden Aussehens oder Kritik meines (Ess-) Verhaltens noch bestätigt. Ich hasse alles an mir: nicht „nur" den Körper – ich erschrecke teils sogar selbst über meinen Anblick – sondern auch meine Gedanken, meine Stimme, meinen Schreibstil – generell alles, was auch nur im Entferntesten mit mir zu tun hat.

In diesen Tagen führe ich kein Tagebuch. Mir fehlen die Worte, ich bin verstummt. Darum zeichne ich sehr viel. Alles in schwarz. Entweder mit Zeichenkohle oder mit schwarzer Tinte. Einige Bilder (ich bezeichne sie als *PAINtings*) nehme ich am Abend mit an die nahegelegene Bahnschiene. Dort klebe ich sie auf den Gleisen fest und hoffe darauf, dass der Zug sie zerreißt. So, als würden damit auch meine Ängste und Zwänge zerstört werden. Meist fliegen die Zeichnungen aber mit dem Luftzug des vorbeirasenden Zuges einfach davon. Doch trotz massiver Suizidgedanken würde ich mir – entgegen den Befürchtungen der wenigen Mitmenschen, die davon wissen – dort nicht das Leben nehmen. Es ist ein Ort, an dem ich für kurze Augenblicke ein Gefühl von Erleichterung verspüre.

Vielleicht ist das der Grund dafür, warum sich diese Ausflüge an die Gleise einige Monate später zu einem Ritual ausweiten sollten.

Was mir in dieser Zeit abgesehen vom Zeichnen hilft, sind einerseits meine Tiere und andererseits die Musik. Ich höre immer wieder das Lied „Angel“ von Apocalyptica, und kuschele mich dabei in das warme, seidene Fell meines Kaninchens. Prinz ist das einzige Wesen, bei dem ich körperliche Nähe zulassen und sogar ein Stück weit genießen kann. Sein gleichmäßiges Atmen wirkt zusammen mit der Musik beruhigend auf mich. Es scheint, als würde ich in solchen Momenten in eine andere, bessere Welt eintauchen...

Weit weg

Von nebenan dringt Lachen
wie durch einen Schleier zu mir durch
– berührt mich nicht.
Das sind die Anderen.
Die Lebenden.
Seltsam. Jedoch nicht traurig.
Ich – weit weg von allem Schweren.
Fast leblos liege ich.
Leicht, unbeschwert fühlt sich die Seele,
gleichzeitig wiegt tonnenschwer der Körper.
Nur die Seele ist frei;
gespalten Körper und Seele.
Dahinschweben... loslösen... frei sein...
Weit weg vom Leben...

03. August

Wie nicht anders zu erwarten war, sind die Blutergebnisse drei Tage später nicht besser geworden, sondern haben sich so weit verschlechtert, dass ich unverzüglich in die Klinik muss. Dieses Mal werde ich auf die Intensivstation gelegt. Der Satz: „Wenn Sie nicht freiwillig kommen, müssen wir Sie richterlich entmündigen und zwangsweise dort unterbringen!“ führt dazu, dass ich mich – im Gegensatz zu sonst – kaum dagegen sträube.

Als hätte mein Körper nur auf diesen Moment gewartet, bekomme ich in der Klinik noch in der Patientenaufnahme einen langen und äußerst schmerzhaften Krampfanfall.

Zuerst werden nur die Finger pelzig, meine Hände laufen blau an und verkrampfen sich. Dasselbe passiert mit den Füßen. Dann weiten sich die Verkrampfungen schließlich auf den ganzen Körper aus. Ich liege von Kopf bis Fuß völlig entstellt da und kann mich nicht mehr bewegen. Zwar höre ich anfangs noch alles, was um mich herum geschieht und was zu mir gesagt wird, doch kann ich nicht darauf reagieren, weil auch mein Mund fischmaulartig verzerrt ist und sich meine Kiefer fest gegeneinander pressen. Der Kopf ist nach hinten übergestreckt und meine Augen geschlossen. Auch meine Luftröhre scheint sich versteift zu haben; sie fühlt sich an wie ein dünnes Rohr, dessen Durchmesser mit jedem Atemzug immer geringer wird. Kurz darauf bekomme ich keine Luft mehr. Schließlich beginnt mein Herz zu flattern und setzt immer wieder für ein paar Sekunden, die wie Minuten wirken, aus.

Ich habe Todesangst.

Ich denke wieder einmal: „Jetzt sterbe ich!"

Ein paar Tage später bestätigen die Ärzte diesen Gedanken. Als ich die Augen öffne, steht eine ganze Schar Weißkittel wie hochgewachsene Bäume um mein Bett herum. Sie blicken zu mir herunter, als wäre ich ein frisch aus dem Boden geschossener Pilz und als würden sie sich darüber beraten, ob ich genießbar sei. Einer der Bäume sieht mich an und sagt: „Sie waren körperlich in Todesnähe! Sie hatten immer wieder Krampfintervalle, die von massiven Elektrolytentgleisungen ausgelöst wurden!"

Ein anderer Baum ergänzt: „Solche Krämpfe sind besonders in der Herzgegend sehr gefährlich, da sie Herzrhythmusstörungen verursachen können. Ihr Herz hätte ganz plötzlich aufhören können zu schlagen, und selbst hier, wo sofort ein Arzt zur Stelle gewesen wäre, wäre es möglich gewesen, dass wir Sie nicht mehr hätten zurückholen können!"

Diese Worte lassen mich nicht ganz kalt. Genaugenommen erschrecken sie mich, zusammen mit dem Anblick vieler Apparate und Schläuche um mich herum und einer Kanüle, die in meiner Halsschlagader steckt.

„Sie sind einfach schwer krank, Frau Schwarz", sagt der erste Baum, „Sie erkennen den Ernst der Lage nicht! Aber wir können Ihnen hier nur körperlich weiterhelfen – was den anderen Teil anbelangt, müssen Sie für sich selbst schauen, wie Sie sich arrangieren. Darum werden wir jetzt folgendermaßen weiter vorgehen: Ihre Blutwerte müssen noch einen Tag ohne Infusionen stabil bleiben.

Denn wenn wir Sie so entlassen, haben wir den Ping-Pong-Effekt und Sie sind in ein paar Tagen wieder mit einem Kaliumwert von 1,9 hier. Und wenn die Werte soweit stimmen, können Sie dann nach Hause gehen."

Zwei Tage später werde ich für einen ungiftigen Pilz erklärt und darf die Waldlichtung verlassen. Irgendetwas ist verändert. Irgendwer ist verändert: Mein Körper! Ich habe durch die Infusionen knappe 5 Kilo zugenommen. Doch noch etwas ist verändert: Die Krake. Und mit ihr meine Gedanken. Denn in erster Linie beschäftigt mich nicht das Gewicht, sondern die Frage nach dem Warum: „Wieso kam der Anfall gerade da, als ich im Krankenhaus ankam? Wieso hatte ich keinen Herzstillstand? Warum lebe ich noch?", überlege ich. „Ist das ein Zeichen? Ein Signal dafür, dass ich weiterleben soll, vielleicht noch eine Aufgabe auf dieser Erde zu erfüllen habe?" Plötzlich glaube ich zu wissen, dass es etwas geben muss, was mich im Leben erwartet...

„Ich sah den Tod lächeln. Ich wünsche mir nun, dass das Leben mich auch wieder anlacht, und dass ich zurücklächeln kann!", schreibe ich abends in mein Tagebuch.

erwacht

Vom Alptraum erwacht sitze ich
am geöffneten Fenster,
blicke erwartungsvoll
in den noch dämmrigen Himmel.
Ein guter neuer Morgen,
der Tag erwacht langsam,
und der Gesang eines Vogels lässt erahnen,
dass der Sonnenaufgang nicht mehr weit ist.
Noch kühler Wind spielt mit meinem Haar
und bläst mir sanft ins Gesicht.
Ich atme tief ein,
sauge mich voll mit klarer, reiner Luft,
mit Sauerstoff und Leben.
Die Nacht ist vorbei,
Helligkeit vertreibt
nach und nach die Finsternis
und ich bin voller Lust auf Leben.

14. August

In den folgenden Tagen kommt es mir vor, als hätte ich dieses Mal tatsächlich einen Seelen-, nicht nur einen Körperwandel gehabt. Von dem neuen aufregenden Gefühl erzähle ich meinen Mitmenschen bei jeder passenden und unpassenden Gelegenheit. Denn ich bin auf eine seltsame Weise nicht nur froh darüber, sondern erfüllt es mich auch mit Stolz. Ich möchte alle wissen lassen, dass ich anders bin. Anders als sie zu wissen glauben. Ich will ihnen zeigen, wie sehr sie sich stets irren, wenn sie mir vorhalten, dass ich es nicht ohne die Hilfe einer Therapie schaffen werde, mein Verhalten zu verändern.

Und einigen von ihnen will ich auch die Angst um mich nehmen. Denn es tut mir bestimmten Menschen gegenüber oftmals von Herzen leid, dass ich ihnen solch massive Sorgen bereite. Auch wenn mir das zugegebenermaßen oftmals gut tut. Denn das lässt mich spüren, dass ich ihnen nicht egal bin und dass es ihnen nicht gleichgültig ist, wenn ich sterben würde. Ein für die Krankheit typisches Empfinden. Süchtig nach mehr von diesem Gefühl war ich bisher stets bereit, noch mehr dafür zu geben. Sprich: Mich in einen noch kritischeren Zustand zu bringen.

Dieser Hunger nach Liebe war geradezu unstillbar. Doch nun wird sich alles ändern, ich werde allen beweisen, dass ich keine Versagerin bin. Und dass ich es schaffen werde, „einfach nur wieder zu essen“ – wie ich unzählige Male zu hören bekomme.

Leider ernte ich zumeist nur (aus heutiger Sicht verständliche) skeptische Blicke oder höre Sätze wie: „Danach sieht es aber gar nicht aus! Wenn du das wirklich ernst meinen würdest, würdest du eine stationäre Therapie machen!“

Der hungrigen Krake kommen diese Aussagen gerade recht. Sie sind ein gefundenes Fressen für sie. Langsam und heimlich pirscht sie sich wieder aus dem Hinterhalt an mich, ihre Beute, heran. Das nimmt meiner anfänglichen Euphorie den Wind etwas aus den Segeln.

Aber ich denke trotzig: „Jetzt erst recht! Sie werden schon alle sehen!“ Damit tue ich es wieder nicht für mich, sondern für andere.

Es tut mir leid

Du sitzt mir gegenüber,
blickst mich über den Esstisch an.
Etwas liegt schwer in der Luft,
und die Teller zwischen uns
wirken bedrohlich.
Deine Augen,
sie sehen so müde und traurig aus.
Tot-traurig.
Sie schimmern gläsrig,
als würdest du Tränen unterdrücken.
Ich habe Angst davor,
dass du im nächsten Augenblick
zu weinen beginnst.
Wegen mir.
Es tut mir unendlich leid,
tut mir im Herzen weh,
dich so zu sehen.

Zu wissen,
dass ich dir im Herzen wehtue,
ist beschämend und unangenehm,
darum versuche ich weiterzuessen,
und stecke mit zittriger Hand
einen weiteren Löffel Suppe in den Mund.
Möchte schlucken,
doch mein Hals ist wie zugeschnürt.
Etwas ist da in meinem Hals.
Ein riesiger Widerstand,
eine Blockade.
Auch du hast vermutlich einen Kloß im Hals.
Einen nicht-essbaren Kloß,
der deine Tränen zurückhält.
Ich schöpfe noch einen Löffel Suppe aus dem Teller vor mir,
der nicht leerer, sondern immer voller zu werden scheint.
Möchte mit der Suppe die Barriere im Hals hinunterspülen.
Möchte „einfach" essen.
Nicht für mich.
Für dich.

Eines Nachmittags habe ich plötzlich das Bedürfnis, Frau Rathgeb anzurufen, um ihr von all den Ereignissen zu erzählen. Zudem vermisse ich sie, und es würde bis zu unserem nächsten Gesprächstermin noch eine ganze Weile dauern.

Aber ich kann sie telefonisch nicht erreichen. Nach mehreren vergeblichen Versuchen sagt mir eine Schwester, dass die Therapeutin im Urlaub sei. Erst da erinnere ich mich daran, dass sie das während des Entlassgesprächs nach dem Aufenthalt im Isolierzimmer sogar erwähnt hatte.

„Warum ist nie jemand da, wenn ich jemanden brauche?", denke ich traurig, als ich den Hörer aufgelegt habe, und fange an zu weinen. Diese Gedanken entsprechen nicht der Realität: Ich bin nicht alleine. Ich mache mich nur einsam.

Denn ich lebe in einer Wohngemeinschaft mit vier Borderlinerinnen zusammen und wir haben begleitende Unterstützung von einer Betreuerin und ihrem Kollegen.

Ich fühlte mich dort von Anfang an nicht wohl und wohne da nur, weil ich nicht alleine sein möchte und nicht weiß, wo ich sonst hin könnte. Da mein Problem nicht die Borderline-Erkrankung, sondern die Essstörung ist, komme ich mir wie ein Eindringling, ein Kuckuckskind vor. Darum schaffe ich es nicht, eine wirkliche Beziehung sowohl zu den Betreuern als auch zu den Mitbewohnerinnen aufzubauen. Zwei von ihnen wachsen mir im Laufe der Zeit zwar ans Herz, doch auch sie haben jeweils ihre eigenen, ganz anderen Probleme zu bewältigen und so ist es nicht möglich, dass wir uns gegenseitig Halt geben.

Auch die Betreuer können mir in dieser Zeit (noch) keine Hilfe sein, da ich sie als Bedrohung empfinde. Als Gegner, die mir das Letzte, was ich habe (die Krankheit), nehmen wollen. Sie arbeiten mit dem Personal der Klinik zusammen und dementsprechend ordne ich sie in meinem Klinik-Krake-Zwiespalt der Klinikseite zu.

Augenblicke

Ich blicke in den Spiegel.
Erkenne mich nicht.
Sehe verschwommen,
bin nicht fähig zu fokussieren.
Fokus – Zentrum des Interesses;
lateinisch „Opferstelle".
Bemühe mich, dieses „Opfer" klarer zu sehen:
ein fahlgraues, eingefallenes Gesicht
starrt mir mit leblosem Blick,
ausdruckslosen Lippen entgegen.
Lila-graue Ringe schimmern unter den müden, matten Augen.
Stumpfe Haare wirken um das kantige Gesicht
wie eine künstliche, viel zu große Perücke.
Mein Blick verschwimmt erneut,
entzieht sich dem Interesse dieses aufgeopferten Anblicks.
Ich gerade ins Wanken.
Die knochigen, eiskalten Hände
umklammern den Rand des Waschbeckens,
und ich fange mich.
Wieder interessiert schweift mein Blick zurück.
Ich strecke den Kopf näher an den Spiegel,
kneife die Augen zusammen,
fokussiere dieses Spiegelgesicht erneut.
„Wer bist du?", frage ich still,
„Was ist geschehen, dass du so geworden bist?"
Mein Blick konzentriert sich auf die Augen,
die nun stechend, fast hypnotisierend wirken,
als stünde darin die Antwort geschrieben.
Ich tauche ein in das tiefdunkle Grün-Braun dieser Augen.
Ein Sog, eine Reise in die Vergangenheit,
die nur schwer zu ertragen ist,
Bilder eines Opfers, die ich
noch wesentlich weniger sehen kann,
als diesen beängstigenden Anblick
meines Spiegelbildes im Jetzt.
Wenn ich mich doch nicht als Opfer sehe,
warum lasse ich mich dann so aussehen?

05. September

Anfang September kommt der Tag, an dem sich der altbekannte Kreislauf erneut schließt. Der Tag, an dem nicht mehr zu übersehen ist, dass die Krake wieder sowohl mein Vorhaben, mich anders zu verhalten, als auch einen Großteil meines Körperumfangs aufgefressen hat. Auch wenn ich bemerke, dass ich müde und erschöpft aussehe, so nehmen meine Mitmenschen mein Aussehen noch deutlicher wahr als ich selbst.

Die Betreuerin der Wohngruppe ist es, die mich – als wir auf dem Weg zum Einkauf für das bevorstehende Kochen sind – darauf anspricht. Es ist ein Donnerstag. Ich mag Donnerstage prinzipiell nicht, weil da die Kochgruppen stattfinden. Entgegen der weitverbreiteten Annahme, dass sich Essgestörte gerne mit Lebensmitteln und allem, was dazugehört, beschäftigen, bringt mich das Kochen und anschließende Essen in der Gemeinschaft jedes Mal in Situationen, vor denen ich mich nur zu gerne drücken würde. Denn ich esse natürlich nichts. Dabei geht es in erster Linie nicht einmal um die Kalorien. Ich habe selbst bei der sogenannten Kaffeerunde, wo wir nur zusammensitzen, reden und eigentlich genüsslich eine Tasse Kaffee oder Tee trinken, Probleme damit, vor den Augen der anderen zu trinken. Ich kann einfach nicht essen oder trinken, wenn mir jemand dabei zusieht! Es ist geradezu beschämend für mich. Ja, ich schäme mich dafür, offen zu zeigen, dass ich einen Körper habe, der Bedürfnisse (Durst, Hunger, Schlaf) hat, und denen ich „gierig" nachgehe. Ich schäme mich für mein undiszipliniertes Verhalten.

„Du bist sehr blass heute!", sagt Gitta, die Betreuerin, zu mir, als die anderen Mädchen ein paar Schritte hinter uns herlaufen. Ich marschiere, ganz wie ich es durch die antreibende Stimme der Krake gewohnt bin, schnellen Schrittes den Berg hinauf, allen voraus. Auch die Einkäufe trage ich. Die Taschen habe ich regelrecht an mich gerissen und verärgert reagiert, als eines der Mädchen mir ihre Tasche zunächst nicht geben wollte.

„Hmmm...", murmle ich und tue, als wäre mir Gittas Aussage egal. Im Grunde aber freue ich mich darüber. Es freut mich, dass Gitta mich zwischen den anderen Mädchen der Wohngruppe wahrnimmt. Dass sie sieht, dass es mir nicht gut geht, und dass sie sich offensichtlich für die Hintergründe interessiert, mir helfen möchte (und damit signalisiert, dass ich es ihrer Ansicht nach wert bin, dass es mir wieder besser geht).

Oft habe ich damals das Gefühl, als können meine Mitbewohnerinnen ihren Schmerz durch die offensichtlichen, selbstzugefügten Wunden wesentlich deutlicher zeigen als ich. Und dass sie darum mehr Aufmerksamkeit und Hilfe der Betreuer bekommen. Im Grunde aber handeln wir in ähnlicher Weise: Jede von uns hat keine verbale Möglichkeit dafür gefunden, das, was uns belastet, zu äußern. Darum lassen wir unsere Körper sprechen. Ja, geradezu um Hilfe schreien.

„Jetzt trägst ausgerechnet du die Einkaufstaschen nach Hause!", setzt Gitta zu einem neuen Versuch an, mit mir ins Gespräch zu kommen. Ich ahne, dass sie die Absichten hinter meinem Verhalten kennt – zumindest eine davon. Die Betreuerin weiß, dass ich es nur tue, um ein paar zusätzliche Kalorien zu verbrauchen. Ein weiterer Grund ist wieder einmal, dass ich mich für wertloser halte, als es die anderen sind. Somit muss ich den anstrengenderen Part des Nach-Hause-Laufens übernehmen.

Wieder gebe ich Gitta keine Antwort, sondern zucke nur mit den Schultern und blicke stur geradeaus vor mich auf den Fußweg. Doch die Betreuerin gibt nicht nach. Wir sind alle ziemliche Sturköpfe, und oft erstaunt mich, wie ruhig Gitta bleiben kann, wenn wir uns so verhalten. „Du dürftest eigentlich überhaupt nicht mehr spazieren gehen!", sagt sie.

Und dieses Mal reagiere ich. „Warum?", frage ich, als wüsste ich nicht ganz genau, was sie damit meint.

„Du warst vor noch nicht allzulanger Zeit noch kurz davor zu sterben! Und an diesem Zustand hat sich meiner Meinung nach nichts wesentlich geändert", sagt Gitta. „Wir haben momentan alle den Eindruck, dass du den Ernst der Lage nicht erkennst. Wir erreichen dich gar nicht!"

Auch ich habe das Gefühl, als ob uns eine dicke, hohe unsichtbare Mauer trennt.

„Euer Eindruck täuscht", sage ich kühl, „ich habe heute Nacht einfach nur schlecht geschlafen!" Es stimmt zwar, dass ich kaum geschlafen habe, aber auch ich merke, dass es mir körperlich tatsächlich wieder jeden Tag schlechter geht. Dies zuzugeben hätte jedoch bedeutet, meine Maske abzulegen, und einzugestehen, dass ich es doch nicht geschafft habe, mein (Ess-)Verhalten dauerhaft zu ändern.

In diesem Moment rufen die anderen Mädchen von hinten und unterbrechen damit unsere „Unterhaltung". Während des Kochens und Essens bemühe ich mich darum, Gitta zu beweisen, dass es mir wirklich nicht schlecht geht. Ich mache Scherze und gebe mich gutgelaunt. Zudem will ich mit diesem Verhalten davon ablenken, dass ich nichts esse.

Als meine Mitbewohnerinnen nach dem Essen schon in ihren Zimmern verschwunden sind, kommt Gitta noch einmal auf mich zu. Ich habe mich aus demselben Grund, aus dem ich vorher die Taschen nach Hause trug, freiwillig dazu bereit erklärt, das Geschirr zu spülen. Einer der Teller ist unbenutzt geblieben. Mein eigener.

„Ich habe vorhin mit deiner Therapeutin telefoniert“, sagt Gitta vorsichtig.

„Du hast waaas???!“, frage ich entrüstet und stelle eine Tasse unsanft auf den Tisch. „Darum war sie also kurz verschwunden!“, denke ich, das Geschirrtuch ebenfalls auf den Tisch schleudernd. Sollte die Betreuerin ruhig sehen, dass mich ihre Aktion ärgert!

„Setz dich mal“, sagt Gitta mit gewohnt ruhiger Stimme.

Ich ziehe mit einem starken Ruck einen der Stühle zurück und setze mich hektisch auf die Kante. Im selben Moment schieße ich wieder in die Höhe, weil meine Po-Knochen wehtun.

„Warum hast du das getan?“, frage ich Gitta aufgebracht, „Ohne mir vorher was davon zu sagen!“

Die Betreuerin deutet auf meinen Stuhl, ich setze mich dieses Mal etwas sanfter, und dann erklärt sie: „Es geht dir einfach zu schlecht. Ich kann und will die Verantwortung nicht alleine tragen.“ Gewöhnlich würde sie sich mit Fred, ihrem Kollegen, beratschlagen, aber der hat zu dieser Zeit Urlaub.

„Ja, uuund, was hat Frau Rathgeb gesagt???!“, will ich wissen. Ich befürchte, dass Gitta mir nun sagt, dass ich meine Taschen packen soll und dass sie mich in die Klinik fährt.

„Du sollst morgen zu einem Gespräch zu ihr kommen“, sagt die Betreuerin und erklärt: „Du bist einfach zu krank, um selbst auf dich aufpassen zu können.“

Ich stehe ruckartig auf und räume das saubere, bereits trockene Geschirr in den Schrank. „Ihr wisst genau, wie ich es hasse, wenn ihr über meinen Kopf hinweg einfach Entscheidungen trefft!“, sage ich wütend und schließe die Schranktür mit einem lauten Knall. So, als würde ich damit auch alle Wut im Schrank einschließen können.

Im Grunde bin ich nicht nur auf Gitta und die Therapeutin wütend sondern auch auf mich selbst.

Und auf die Krake.

Ich bin enttäuscht darüber, dass sich alles zum zigsten Mal von vorne zu drehen beginnt und dass ich dem Zwiespalt von Klinik und Krake wieder nicht entkommen bin.

Nur müde sein.
Nichts mehr hören.
Nichts sehen.
Nichts fühlen.
Nicht(s) mehr sein.
– Nicht mehr (da) sein.

06. September

Die Tatsache, dass ich am nächsten Tag nicht zur Klinik laufe, sondern mit dem Bus fahre, könnte darauf schließen lassen, dass die Krake noch nicht völlig die Oberhand gewonnen hat. Ich tue es jedoch nicht aus diesem Grund, sondern weil ich die Strecke selbst mit dem Bus kaum bewältigen kann.

Auf dem Klinikgelände spricht mich ein wildfremder Mann an: „Sie sind aber DÜNN! Sind Sie in der Kinderklinik?", will er wissen. Ich bin damals 23 Jahre alt und somit altersgemäß absolut kein Kind mehr. Nur mein Gewicht entspricht dem eines zehnjährigen Kindes. Mich erfreuen die Worte des Mannes, da ich mir – davon abgesehen gar keinen Körper zu haben – nichts mehr wünsche, als einen Kinderkörper zu haben. Ein meinem Alter entsprechender Körper mit weiblichen Rundungen ist für mich hingegen eine Vorstellung, die immense Angst auslöst. Todes(s)angst...

Ich trage ausschließlich schwarze Kleidung. Auch meine Haare färbe ich schwarz und lackiere ab und an meine Nägel schwarz. Das einzige, was an Schminke in mein Gesicht kommt, sind schwarzer Kajalstift und schwarze Mascara. Ohne fühle ich mich nackt und noch hässlicher. Für die meisten Menschen wirkt mein dünnes, schwarzes Äußeres abschreckend – und das gefällt mir. „Fräulein Rühr-mich-nicht-an" nennen mich meine Mitmenschen manchmal spöttisch. Werde ich jünger geschätzt, als ich bin, freut mich das fast so sehr, wie wenn ich zu hören bekomme, wie mager ich bin. Ich möchte Blicke auf mich ziehen, ja. Jedoch keine bedrohlichen Männeraugen, sondern viel mehr beschützende, wachsame Augen. Mein Ziel ist es, mehr als nur schlank auszusehen. „Schlank = weiblich. Dünn = kindlich." So meine Ansicht.

Je dünner, desto besser, desto weniger nah an der gefährlichen Weiblichkeit. Ich will kindlich und niedlich aussehen. Sehr gerne wäre ich sieben Zentimeter kleiner und damit nur 1,60 m groß.

Ich habe als Kind nie mit Barbie-Puppen gespielt, tanzte kein Ballett, und träumte nie von einer Karriere als Model. Auch heute möchte ich weder groß noch schlank sein – geschweige denn sexy wirken! Nicht einmal für Geld würde ich freiwillig mit knalligem Lippenstift, bunt lackierten Fingernägeln, tiefem Brustausschnitt, kurzem Rock und High-Heels herumlaufen!

„Nein, nein!“, sage ich zu dem Mann vor der Klinik, „Ich bin nur zu Besuch hier.“ Doch es soll nicht bei einem Besuch bleiben: Es folgt der nächste Klinikaufenthalt, der mehrere Monate andauert.

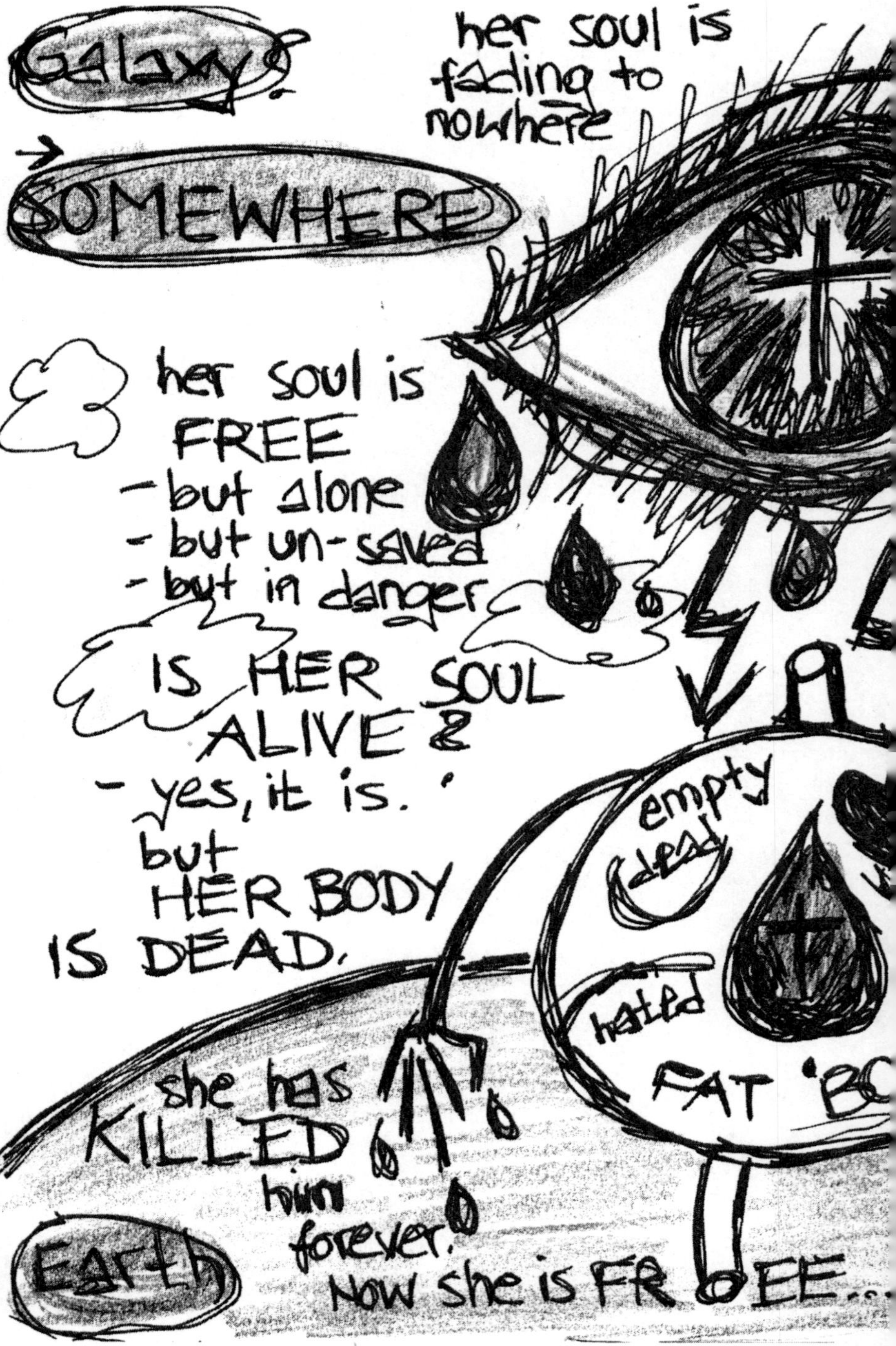
Galaxy
SOMEWHERE
her soul is fading to nowhere
her soul is FREE
- but alone
- but un-saved
- but in danger
IS HER SOUL ALIVE ?
- yes, it is.
but HER BODY IS DEAD.
empty
dead
hated
FAT
she has KILLED him forever.
Now she is FREE...
Earth

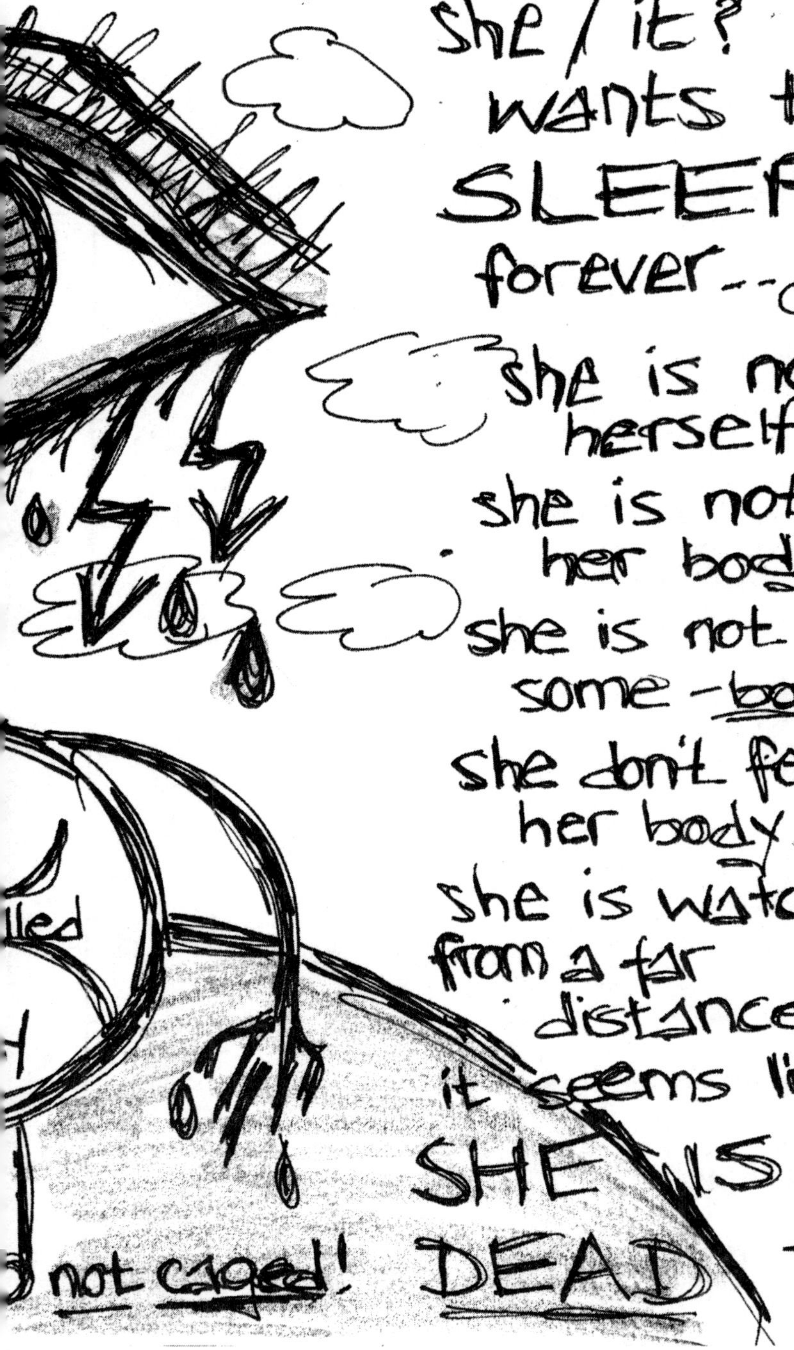

she / it?
wants to
SLEEP
forever...

she is not
herself.
she is not
her body.
she is not
some-body.
she don't feel
her body..
she is watching
from a far
distance.
it seems like
SHE IS
DEAD †

3. Hauptgang: Der Fremdkörper

September

Wie in der Wohngemeinschaft gibt es auch in der Klinik eine Kochgruppe. Diese findet mittwochs statt und ist eine Pflichttherapie für alle Patientinnen, die ein aus der Norm fallendes Essverhalten haben. Wie in der WG würde ich zu gerne nicht daran teilnehmen. Ich bin nicht die Einzige, der es so ergeht, denn kaum eine meiner essgestörten Leidensgenossinnen findet Geschmack an den Kochgruppen. Somit bleiben unsere Therapeutinnen und die Ernährungsberaterin die einzigen, die sich dafür begeistern können. Der einzige Vorteil ist, dass ich die Station hierzu verlassen kann, um zum Nebengebäude, in dem die Kochgruppen stattfinden, zu gelangen. Das darf ich selbst dann, wenn ich mich laut Therapievertrag nur auf der Station aufhalten soll – was der Regelfall ist.

Wie ein Rudel ausgehungerter Wölfinnen stehen wir dann jedes Mal mit Messern und Schneidbrettern bewaffnet vor unserer Beute und überlegen, wie wir sie am Besten erlegen können. Obwohl wir alle essgestört sind, verhalten wir uns doch sehr individuell. Wir teilen uns in zwei Gruppen auf: in die Bulimikerinnen und in die Anorektikerinnen. Die Bulimikerinnen essen stets mit viel Soße, Anorektikerinnen mit möglichst viel Salat. Anorektische Patientinnen beherrschen die Kunst, möglichst wenig Nahrung auf dem Teller nach möglichst viel aussehen zu lassen, Bulimikerinnen hingegen haben das gegenteilige Talent.

Unter Magersüchtigen herrscht ein Konkurrenzkampf um den kalorienärmsten Tellerinhalt, unter Bulimikerinnen der um den besterbrechbaren. Jede von uns hat also ihre ganz persönliche (Eigen-) Art zu essen. Nur genießen kann es keine. Eisiges Schweigen herrscht, wenn wir uns so am Tisch gegenübersitzen und hoffen, dass keine der anderen (besonders die Ernährungsberaterin) unsere Tricks durchschaut. Es ist deutlich zu spüren, wie angespannt die Situation jedes Mal wird, wenn der bulimische Teil bereits mit dem Essen fertig ist, während der anorektische Teil noch vor vollen

Tellern sitzt und nicht abzusehen ist, dass sich daran in den nächsten Minuten etwas ändern wird. So zieht sich die Tischrunde teilweise fast eine Stunde lang hin. Denn bei den Kochgruppen-Essen müssen alle warten, bis auch die letzte Patientin aufgegessen hat. Dann erst dürfen wir aufstehen und das Schlachtfeld „Küche" in Ordnung bringen. In Anbetracht dessen, dass die Bulimikerinnen das Ziel verfolgen, möglichst schnell aufzuräumen, um dann verschwinden zu können, verwundert es nicht, in welch kurzer Zeit alles weggeräumt ist und wie neu glänzt. Es scheint geradezu so, als wären Heinzelmännchen am Werke gewesen. Dann gehen wir alle unsere eigenen Wege, um irgendwie das eben Geschehene ungeschehen zu machen.

Mein Weg führt nie auf direkter Strecke zurück auf die Psychotherapiestation, obwohl mir das strikt angeordnet wurde und die Möglichkeit besteht, dass ich dabei gesehen werde. Meist nutze ich die Gelegenheit, um noch eine Runde auf dem Gelände der Klinik umherzulaufen. Manchmal gehe ich zuerst an „meiner" Toilette vorbei. Die Toilette, die ich nach ambulanten Wiegeterminen mehrfach aufgesucht habe, um meine übervolle Blase zu entleeren. In den Fällen nach dem Kochen tue ich es jedoch, um die – meiner Ansicht nach – viel zu vielen Kalorien aus meinem Magen zu befördern. Die Toilette befindet sich im Kellergeschoss des Kliniktraktes, in dem sich unter anderem die Psychotherapiestation befindet, und dieses stille Örtchen scheint außer mir niemand zu kennen. Ich erzähle ganz bewusst niemanden davon, da ich befürchte, eine Bulimikerin könne demzufolge einmal im alles entscheidenden Moment, in dem jede Sekunde zählt, dieselbe Idee haben wie ich.

Oktober

Mitpatientinnen kommen und gehen, nur ich bin nach mehreren Monaten immer noch in der Klinik, da ich nicht zu-, sondern eher abnehme. Jedes Mal, wenn eine Patientin entlassen wird, befürchte ich, es könne an deren Stelle eine Magersüchtige kommen, die womöglich dünner ist als ich. Denn ich will auf Biegen und (Er) Brechen die Dünnste sein und bleiben! Jede Essgestörte ist somit eine Konkurrentin für mich. Ein krankheitsspezifisches Denken.

Doch dann kommt Sybille. Wie es der Zufall will, wird gerade an diesem Tag ein Bett in meinem Zimmer frei.

Sybille ist Bulimikerin und sie macht vor mir keinen Hehl daraus. Denn sie weiß, dass ich Schweigen darüber behalte, dass es ihr sehr häufig zum Kotzen geht oder dass sie etwas ankotzt. Genauso ist es auch umgekehrt: Ich kann ebenfalls sicher sein, dass sie mich nicht verrät. So wird aus einer Konkurrentin eine Verbündete. Wir sprechen uns beispielsweise – um uns im Ess-O-Ess-Notfall nicht in die Quere zu kommen – darüber ab, wer wann ins Bad darf. Wenn eine von uns beiden einmal zurück ins Zimmer kommt und sieht, dass die Badezimmertür verschlossen ist, rufen wir: „Ich bin es nur!" Damit symbolisieren wir der anderen, dass sie ungestört ihrem (V) Erbrechen weiter nachgehen kann. Auch wenn aus dem CD-Spieler, der auf dem Tisch in der Mitte des Zimmers steht, laute Musik ertönt, wissen wir, wer da gerade im Bad ist und was hinter der Tür geschieht.

Sybille ist, wie die Mehrheit der Bulimiekranken, normalgewichtig und infolge dessen darf sie – ganz im Gegensatz zu mir – Ausgang nehmen. Alle Patienten der Station haben nämlich gewöhnlich die Möglichkeit, zwischen 17:30 und 19:30 Uhr das Klinikgelände zu verlassen. Einige nutzen die Gelegenheit, um einen Spaziergang zu machen. Andere – zu denen Sybille gehört – laufen in die Stadt. Sybille geht also nach dem Abendbrot zuerst auf die Toilette (genauer gesagt: über die Toilette) und anschließend zum nächstgelegenen Supermarkt, um sich mit neuem „Stoff" zu versorgen. Auch für mich besorgt sie das, was ich dringend „brauche", und ich „brauche" jeden Tag dasselbe: gesalzene Cashewkerne, eine bestimmte Sorte Gummibärchen und Vollkornkekse. Ich brauche diese Lebensmittel, nicht weil ich sie essen möchte, sondern um sie zu haben.

Einmal bringt Sybille die falsche Sorte Gummibärchen mit. Das führt dazu, dass ich anfange zu weinen, als sie die Packung aus einer ihrer prall gefüllten schweren Taschen zieht, mir reicht und mich dabei erwartungsvoll ansieht. Denn gewöhnlich falle ich ihr vor Freude und Dankbarkeit um den Hals. Meine unendliche Enttäuschung an diesem Tag kann Sybille nicht nachvollziehen. Denn für sie ist in erster Linie wichtig, dass das „Futter", wie sie es selbst bezeichnet, billig ist und gut flutscht. „Gut flutschendes Futter" sind demnach Lebensmittel, die leicht zu erbrechen sind. Auch Gummibärchen und alles, was mit Gelatine versehen ist, gehören dazu. Ob das nun spezielle Sorten sind oder nicht, ist für Sybille völlig egal. Darum sieht sie mich hilflos und enttäuscht an, als ich in Tränen ausbreche, weil es nicht die richtigen Gummibären sind.

Dass sie neben der Essstörung an Kleptomanie leidet, weil sie ihre Sucht bereits in den finanziellen Ruin getrieben hat, erzählt sie mir erst einige Zeit später.

Im Laufe der Zeit horte ich immer mehr Lebensmittel. Das Essen wird von der Küche in einem schweren silbernen Wagen auf die Station gebracht, der dann von den Schwestern in den stationseigenen Speisesaal geschoben wird. Wir Patientinnen müssen uns unser jeweiliges, mit Namen gekennzeichnetes Tablett selbst aus dem Wagen holen und nach dem Essen wieder dorthin zurückbringen. Wenn ich sehe, dass vom Essen der Mitpatientinnen etwas übrig bleibt, was ich gerne essen würde, schleiche ich immer wieder wie ein ausgehungerter, streunender Straßenköter um den Essenswagen, um die Reste zu holen. Diese fülle ich in der Stationsküche eilig in Tassen und kleine Schüsselchen um und verstecke sie anschließend in meinem Schrank. Das ist jedes Mal eine strESSige Angelegenheit. Denn es ist gut möglich, dass plötzlich jemand in die Küche zurückkommen oder mir auf dem Gang begegnen würde. Ungünstigerweise habe ich das Zimmer, das am weitesten vom Speisesaal entfernt liegt.

Was ich anfangs nur ab und an tue, wird schließlich zur Gewohnheit, und entwickelt sich später zu einen Zwangsritual. Anstatt selbst zu essen, beäuge ich dann aufmerksam meine Mitpatientinnen. Neid und Zorn steigen in mir auf, wenn ich ihnen dabei zusehe, wie sie Speisen, die ich mir selbst nicht zu essen erlaube, mit Genuss essen. Ich werde wütend auf sie, wenn sie mir „mein" Essen wegessen. Denn weil ich mir nicht gestatte, diese Dinge zu essen, will ich sie umso mehr haben. Es verhält sich dabei genauso wie mit den Nüssen, Keksen und Gummibären.

Was ich am einen Tag heimlich von den Tabletts in mein Versteck bringe, das muss ich spätestes am nächsten Tag ebenso unauffällig wieder zurückbringen, weil ich es nicht gegessen habe. Dabei ist Sybille, die weiß, dass mein Schrank einer Vorratskammer gleicht, eine Hilfe. Denn sie fragt stets: „Hast du noch irgendwas übrig? Ich bringe dir dafür auch später wieder deine Sachen mit..." Dann gebe ich ihr das, was ich ohnehin nicht mehr essen würde. Auf die Idee, uns nicht gegenseitig in der Erhaltung der Sucht zu unterstützen, sondern gemeinsam dagegen anzukämpfen, kommen wir nicht. Vielleicht liegt es daran, dass es – sowohl für Sybille als auch für mich – nicht der erste (und leider auch nicht der letzte) Versuch einer Therapie ist, und weil wir beide die Hoffnung darauf, unsere Kraken zum Schweigen zu bringen, längst verloren haben. Unsere Seelen scheinen geradezu unersättlich zu sein und weil wir keine Speise finden, die unseren psychischen Hunger stillen kann, geben wir unseren Körpern entweder gar keine Nahrung oder aber behalten sie nicht.

Eines Nachts wache ich auf und habe den nicht loszuwerdenden Gedanken, dass ich auf der Stelle etwas essen muss. Als ich immer wieder vergeblich versucht habe, wieder einzuschlafen, stehe ich schließlich auf und schleiche an meinen Schrank. Ich hole Nüsse, Kekse und Gummibärchen heraus und kuschele mich damit zurück in mein warmes Bett. Dann beginne ich zu essen. Die Gummibärchen wegen der enthaltenen Gelatine und der „Flutschbarkeit" zuerst. Danach kaue ich zehn Nüsse, jede davon exakt 20 mal. Zum Schluss lutsche ich nach und nach kleine Stückchen von drei Vollkornkeksen so lange im Mund, bis sie, ohne dass ich sie gekaut habe, aufgeweicht sind. Kurz darauf schleiche ich aus dem Zimmer über den ausgestorbenen Gang und öffne mit dem Stiel eines Teelöffels das Schloss der Besuchertoilette. Keine fünf Minuten später ist mein Magen wieder leer.

Praktischerweise steht in diesem Raum auch die Waage, sodass ich anschließend mein Gewicht kontrollieren kann. Ein weiteres Ritual ist nämlich, dass ich abends zwei Thermoskannen Tee koche und morgens vor dem Wiegen genau so viel Tee trinke, dass ich mein laut Therapievertrag vorgeschriebenes Gewicht habe, das ich brauche, um keine Bettruhe einhalten zu müssen. Es gibt auf dieser Station keine Nachtschwester, sondern nur einen Bereitschaftsdienst, den man in Notfällen telefonisch erreichen kann. Somit muss ich bei meinem nächtlichen Treiben keine Angst davor haben, von einer Schwester ertappt zu werden.

Nach mehreren Wochen dieses Verhaltens, dem gegenüber ich mich absolut machtlos fühle, bin ich permanent müde, unausgeglichen und wünsche sehnlichst, ich könne zumindest eine einzige Nacht durchschlafen. Darum mache ich eines Abends kurzen Prozess: Ich nehme die Reisetasche, in der ich meine Sachen in die Klinik gebracht habe, stecke unzählige Packungen Kekse, Gummibärchen sowie Nüsse hinein und trage sie vor das Schwesternzimmer. Eine Schwester kommt entsetzt heraus und glaubt zunächst, ich wolle wieder einmal Hals über Kopf nach Hause gehen. Das ist in Anbetracht dessen, dass ich solche Aktionen schon mehrfach gestartet habe, auch nicht verwunderlich. Ich beichte der Schwester schließlich von meinen nächtlichen Es(s)kapaden und bitte sie, meine Tasche die Nacht über im Schwesternzimmer wegzusperren. Das tut sie dann auch – sichtlich betroffen.

Folglich wird mein Therapievertrag um eine weitere Verhaltensregel ergänzt, die da lautet:

„Ich werde keine Speisen mit auf das Zimmer nehmen und gehortete Lebensmittel nachts beim Pflegepersonal abgeben."

In der folgenden Nacht wache ich wie gewohnt auf und habe das unerträgliche Verlangen danach, essen zu müssen. Ich bin wütend auf mich, dass ich nun nichts mehr habe. Doch dann fällt mir plötzlich eine Dose Mais ein, die ich bei der letzten Kochgruppe heimlich mitgenommen habe. Zu meinem Entsetzen hat die Konservenbüchse keine Schlaufe zum Öffnen und ich besitze keinen Dosenöffner.

„Sybille?", flüstere ich in die Dunkelheit, hoffend, dass sie wach ist und eventuell über einen solchen Gegenstand verfügt. Das wäre nicht erstaunlich gewesen, denn sie hat so ziemlich alles, was man im Zusammenhang mit Essen benötigt.

„Bille?", frage ich ein zweites Mal, „Bist du wach...?" Doch es folgt keine Reaktion. Schließlich gehe ich mit der Dose in unser Badezimmer und versuche minutenlang mit Hilfe von Nagelschere und -feile an den Inhalt zu gelangen. Als ich das endlich geschafft habe, esse ich den Mais an Ort und Stelle mit den Fingern. Dabei schneide ich mich an den scharfkantigen Rändern des Blechs. Aber das ist in diesem Moment nebensächlich. Es zählt nur: Essen! Sofort! Der „junge, zarte Gemüsemais", wie auf dem Etikett steht, schmeckt nicht und mir ist kalt und schwindlig. Dennoch muss ich die Dose leer essen. Anschließend schleiche ich wie gewohnt über den kalten, dämmrigen Gang und tue das, was ich sonst auch tue.

Fortan halte ich mich nicht mehr an die *„Ich-werde-keine-Speisen-mit-auf-das-Zimmer-nehmen-und-gehortete-Lebensmittel-nachts-beim-Pflegepersonal-abgeben-Regel"*, die ich wortwörtlich zum Kotzen finde, und bringe abends nur noch einen Teil meiner Vorräte zu den Schwestern.

Ab diesem Tag

An diesem einen Tag
stand ich morgens ganz gewöhnlich auf
und glaubte, alles würde sein wie immer.
Doch ab diesem Tag
veränderte sich alles,
veränderte sich mein Leben,
meine Seele und mein Körper.
Ab diesem Tag
verschwand meine Unschuld,
mein Lachen, meine Fröhlichkeit.
Ab diesem Tag
lebte ich in versteckt in Angst und Scham,
verstrickt in Lügen und Ausflüchte.
Ab diesem Tag
kannte ich Einsamkeit, Schmerzen und Entwürdigung,
kannte ich Hilflosigkeit, Hoffnungslosigkeit
und auch Todessehnsüchte.
Ab diesem Tag
war ich nicht mehr ich,
war mein Körper nicht mehr meiner.
Ab diesem Tag
lebte ich darin gefangen,
lehnte ich diesen Körper ab,
lehnte ich mich ab,
lehnte ich das Essen ab,
lehnte ich das Leben ab.

November

Sommer und Herbst sind vergangen, der Winter ist gekommen. Wieder sind viele Patientinnen entlassen und neue aufgenommen worden. Leider zählt zu den entlassenen Patientinnen Sybille, die mir im Laufe der Zeit sehr ans Herz gewachsen war. Sie hat ihre (erfolglose) Therapie vorzeitig beendet. Auch ich möchte einmal mehr nach Hause gehen, aber bekomme stets dieselbe Antwort: „Da gibt es im Moment überhaupt nichts zu diskutieren, Frau Schwarz. Mit diesem Gewicht, dem Therapieinhalt und instabilen Blutwerten! Sie würden zu Hause kein Kalium mehr nehmen, kein Fresubin trinken,

Sie würden weiter abnehmen. Sie sind zu sehr eigengefährdend!" Damit ist das Thema *Entlassung* vorerst gegessen...

Ich vermisse nun nicht nur Sybille sehr, sondern auch „meine Seelentröster", die sie mir allabendlich vom Supermarkt mitgebracht hat. Schließlich esse ich wieder fast gar nichts mehr und trinke auch viel zu wenig. Das hat zwangsläufig zur Folge, dass mein Gewicht sehr schnell weniger wird und darum das Thema *Magensonde* aufkommt. Da beide, sowohl Frau Rathgeb als auch Herr Dr. Weiß, aus vergangenen Zeiten wissen, wie ich zu diesem Eingriff, ja, Übergriff auf meinen Körper stehe, dass ich damit das gewaltsame Eindringen eines Fremdkörpers in meinen Körper gegen meinen Willen assoziiere, geben sie mir eine Schonfrist von zwei Tagen. Zu dieser Zeit habe ich mich nämlich endlich auf die Behandlung meines traumatischen Erlebnisses eingelassen und kann ohne medikamentöse Unterstützung die dadurch ausgelösten Angstzustände und Panikattacken nicht bewältigen. Oft sitze ich zusammengekauert in einer Ecke auf dem Fußboden und zittere vor Angst am ganzen Körper. Zudem habe ich Schwierigkeiten damit, an Türen vorbeizugehen, da ich befürchte, es könnte sie jeMANNd just in dem Moment, als ich vorbeigehe, aufreißen und mich überfallen. Um nur zwei Beispiele zu nennen. Auf Details der Traumatherapie möchte ich in diesem Buch nicht ausführlicher eingehen.

Die Therapeutin, der Stationsarzt und ich vereinbaren schließlich angesichts der Problematik von Zwangsernährung kombiniert mit Traumatherapie, dass ich an den folgenden zwei Tagen morgens, mittags und abends jeweils ein Tetrapack Fresubin trinken und von den Mahlzeiten mindestens 1/8 Portion essen muss.

„Sollten Sie dennoch nicht zunehmen, kommen wir um die Magensonde leider nicht herum", lautet die ärztliche Androhung.

„SONDE??!", frage ich aufgebracht und panisch, „Auf gar keinen Fall!!!"

Dr. Weiß setze eine strenge Miene auf und erklärt: „Wir werden Ihnen nicht dabei zusehen, wie Sie sterben. Aus medizinischer Sicht ist ganz klar, dass jetzt ein Punkt erreicht ist, an dem es einfach zu gefährlich ist!"

Ich trinke das Fresubin. Ich zwinge es mir wie schon damals im Isolierzimmer auf die gleiche selbststrafende und -quälende Weise hinein. Denn die Angst vor diesem Fremdkörper ist größer als die Angst des Zunehmens. Somit wiege ich nach zwei Tagen knappe zwei Kilo mehr.

Drei Tage später, es ist ein Sonntag, kommt plötzlich eine Schwester der Spätschicht um 19 Uhr auf mich zu und fordert mich auf, mit ihr zum Wiegen zu gehen. Gewöhnlich werde ich aber nur morgens gewogen und bin darum an diesem Abend völlig überrumpelt. Ich weigere mich schon allein deswegen mitzukommen, weil ich ahne, dass ich erneut unter der vereinbarten Gewichtsgrenze von 38 Kilo liege, ab deren Unterschreitung ich zwangsernährt werden soll.

Als ich noch mit der Schwester diskutiere, kommt Dr. Weiß, der zufälligerweise an diesem Tag diensthabender Arzt der Klinik ist, vorbei und mischt sich in das Wortgefecht: „Sie sollten sich schon wiegen lassen!", sagt er keinen Widerspruch duldend, „Wir brauchen das Gewicht. Ganz einfach deswegen, weil Sie in Lebensgefahr sind!"

Dass ich zu diesem Zeitpunkt gewogen und damit überrascht werden sollte, scheint schon freitags in der Teambesprechung festgelegt worden zu sein. Wütend folge ich der Schwester letztlich und Resultat des Wa(a)gnisses sind 37,7 Kilo. Damit habe ich meine faire Chance unfair verspielt – und komme folglich nicht mehr um diesen angsteinflößenden Fremdkörper herum.

Am Abend und in der Nacht geschieht noch nichts, aber am nächsten Morgen holt mich Frau Rathgeb zu sich, um mit mir bezüglich des Gewichts und der bevorstehenden Zwangsernährung zu sprechen: „Solange Sie die Sonde haben, sind Sie von allen Therapien befreit. Sie sollen absolute Ruhe haben und sich möglichst wenig bewegen. Das heißt Bettruhe. Also kein Tischtennisspielen oder Sportübungen!"

Sie haben also bemerkt, dass ich heimlich Tischtennis spiele und allabendlich im Therapieraum tanze, bis ich vor Erschöpfung auf dem Boden liege...

In meine Gedanken hinein fährt die Therapeutin fort: „Die Sonde bleibt, bis Sie über 40 Kilogramm wiegen, und dann sprechen wir uns wieder."

40 Kilo!!! Ich will keine 4 vorne dran haben! „Reichen denn nicht 39,5 Kilo?", frage ich darum – und ernte ein Kopfschütteln. „Oder zumindest 39,9?", probiere ich es noch einmal. Doch die Therapeutin lässt sich auf keine Diskussion ein. „Die werden schon sehen!", denke ich trotzig, „Ich werde ganz sicher nicht 40 Kilo wiegen! Sollen die ihre fetten 40 Kilo doch selbst wiegen!"

Wenig später sagt Dr. Weiß während des Legens der Sonde: „Sie sind ja vom Fach und kennen sich mit dem System aus. Wir möchten nicht, dass Sie das Manipulieren anfangen. Wie beispielsweise im Badezimmer einen Teil der Ernährung in die Toilette oder in das Waschbecken verschwinden lassen."

„Danke für diesen Tipp, Herr Doc! Wäre ich selbst niemals drauf gekommen!", denke ich zynisch.

Der Arzt setzt erneut an: „Sollten Sie trotz Sondenernährung nicht zunehmen, müssen wir uns Gedanken darüber machen, ob wir Sie nicht eventuell auf eine andere Station verlegen müssen, wo Sie besser überwacht werden können."

Nichts als Drohungen und Befehle! Darauf reagiere ich immer mit Gegenwehr. Und so auch in diesem Fall. Denn natürlich versuche ich – genau auf die Weise, die Dr. Weiß beschrieben hat – zu verhindern, dass ich zunehme.

Spüre, wie jede einzelne Zelle
meines ausgetrockneten
und ausgehungerten Körpers
gierig jede einzelne Kalorie
der Sondennahrung
in sich aufsaugt.
Wie ein trockener Schwamm,
der sich voll Wasser saugt
und dabei
immer größer und schwerer wird,
füllen sich die Zellen
mit Energie.
Über-Lebens-Energie.

Drei Tage sind vergangen, als eine Schwester nachmittags in mein Zimmer kommt und mich bittet, mit ihr zum Wiegen zu kommen. Die Waage zeigt 40,3 kg. Vereinbart war ja, dass die Magensonde ab einem Gewicht von 40 Kilo entfernt werden kann. Ich ziehe mir darum den verhassten Fremdkörper noch an Ort und Stelle eigenhändig heraus, schneller als die verblüffte Schwester schauen kann. Unmengen Schleim laufen aus meiner Nase und Tränen schießen mir in die Augen. Es sind Tränen körperlichen Schmerzes, aber auch Tränen der Wut. Die Tatsache, dass ich über 40 Kilo wiege, ist ein schwerer Schock für mich!

Blind vor unbändiger Wut auf die Menschen, die diese (Fett-) Katastrophe verschuldet, erzwungen haben, und angetrieben durch Aggressionen gegen diesen, meinen Körper haste ich ziellos und unruhig auf der Station hin und her. Ich weiß in diesem Moment nicht, wo ich mit meinen überkochenden Emotionen hin soll. Ohne nachzudenken laufe ich schließlich in die Stationsküche, ziehe das Brotmesser aus der Schublade, stecke es unter meinen Pullover und haste damit zurück in mein Zimmer. Dort schalte ich den CD-Player an und lasse Basis' „Ich will euer Leben nicht" ohrenbetäubend laut abspielen:

Ich bin nicht geschaffen für ein Leben voller Zwang.
Was soll ich also machen, wenn ich auf euch nicht kann?
Ihr Besserwisser wollt mir in mein Leben reinreden,
das muss ich mir nicht geben!
Was immer man auch will, das Leben sagt:
‚Du musst! Tu dies, tu das! Lass dies, lass das!'
Ich hass das!
Denn es ist viel zu krass, was ihr normal nennt!
Ich will euer Leben nicht!
Ich will euer Leben nicht, nein!
Ich will euer Leben nicht!
Ich will euer scheiß Leben nicht!
Ich bin gefangen, in mir selber eingesperrt!
Bevor ich beginne, wird mir alles verwehrt!
Doch ich komme niemals an, wenn ihr mich nicht gehen lasst
und mir nach jedem neuen Schritt eine Leine verpasst!

Rücksichtnahme und Zimmerlautstärke sind mir absolut egal. Sollen ruhig alle hören, wie wütend ich bin! Zitternd und immer noch heulend beginne ich aufgebracht, mit dem Messer in das „Fettpolster", das außer mir niemand sieht, zu schneiden. Das Fettpolster, das meinen Feinden gehört, das ich nicht gewollt habe und es darum so schnell wie möglich weg haben will.

Die „Wiege-Schwester", der aufgefallen ist, dass ich völlig außer mir bin, kommt mir (oder dem Lärm der Musik?) hinterhergelaufen. Sie nimmt mir das blutige Messer aus der Hand, zieht mich sachte vom Fußboden auf mein Bett, setzt sich neben mich, und nimmt mich dann in ihre Arme. „Ist ja gut, ist ja gut... Gaaanz ruuuhig!", sagt sie tröstend.

Ich weiß nicht, ob ich ihre Nähe und liebevolle Ausstrahlung annehmen möchte, oder ob ich sie lieber meinen Hass auf sie und ihr Team spüren lassen will.

Plötzlich werde ich so erschöpft von all der Aufregung, dass ich mich einfach umfallen lasse, und auf der Seite zusammengerollt auf dem Bett liegen bleibe. Die Schwester verschwindet kurz, kommt aber wenige Augenblicke später mit Verbandsmaterial zurück. Sie versorgt meine körperlichen Wunden, deckt mich dann zu, und gibt mir noch eine Tablette Tavor zum Beruhigen. Dieses Medikament, das sich auf der Zunge ohne Wasser auflöst, bekomme ich in dieser Zeit öfter, wenn die durch die Traumatherapie ausgelösten Angstzustände zu massiv geworden sind. Es dauert jeweils nicht lange, bis ich eingeschlafen bin. Auch an dem Tag schlafe ich kurz darauf ein.

Am folgenden Tag kommt die „Wiege-Schwester" auf mich zu. „Kommst du bitte mal mit?", fragt sie. Sie duzt mich immer, wenn wir alleine sind.

„Wohin???", will ich erstaunt wissen. Ich befürchte, dass sie mich wieder wiegen möchte. Doch die Schwester führt mich in den Therapieraum. Dort reicht sie mir einen langen lilafarbenen Schaumstoffschlauch, der gewöhnlich für gymnastische Übungen verwendet wird. Ich sehe sie fragend an: „Was soll ich damit? Bestimmt keine Aerobic machen, oder?"

Das Scherzen soll mir aber noch gehörig vergehen. Ich habe mich bisher erfolgreich vor der Aggressionsgruppe gedrückt. Ziel dieser Gruppe ist es, mit Emotionen besser umgehen zu lernen, wie beispielsweise Auto-Aggressionen umzulenken. Aggressionen machen mir enorme Angst. Ich drücke mich lieber schriftlich oder bildlich aus. Seit dem traumatischen Ereignis reiße ich bis heute die Arme schützend über meinen Kopf und ducke mich, wenn jeman(n)d vor mir steht und unerwartet eine ruckartige Bewegung mit den Armen macht oder mit lauter Stimme spricht.

„Auf wen bist du so wütend?", fragt die Schwester. Ich beiße mir auf die Lippen und verschränke die Arme. „Sag es! Sag es mir einmal!", fordert die Schwester vorsichtig, aber dennoch sehr bestimmt. Bilder kommen in mir hoch. Und mit ihnen Angst. Ich sehe abwechselnd den Schaumstoffschläger und die Schwester an. Diese realen Bilder mischen sich mit Bildern der Vergangenheit.

„Du bist nicht auf uns wütend, und auch nicht auf dich!", drängt die Schwester, „Du hasst nicht deinen Körper! Du hasst jeman(n)d ganz anderen!"

Ich drehe mich weg. Tränen schießen in meine Augen und ich beginne zu schwitzen. Mir wird schwindlig. Schutzsuchend kauere ich mich auf den Fußboden zwischen zwei Stühle, lege meine Stirn auf die Knie, umklammere meine Fußgelenke und möchte mich wieder einmal verdünnisieren. Die Schwester hockt sich vor mich, legt ihre Hand auf meine Schulter. Ich zucke vor Schreck zusammen.

„Ich möchte, dass du aufstehst, den Schläger nimmst, und damit auf den Gymnastikball schlägst!", sagt sie. Die bloße Vorstellung daran löst noch mehr Angst in mir aus. Ich rühre mich nicht, halte die Luft an und versuche mich totzustellen. TODesangst!

Aber die Schwester lässt nicht locker: „Schau mich an!" „Schau mich an!", hallt es in meinem Kopf. Es ist die befehlende Stimme von jeMANNdem. „Schau mich an!", sagt wieder die Schwester. Oder ist sie es nicht? Das Schwindelgefühl packt mich am Hinterkopf und zieht mich zur Seite. Mein Kopf schlägt dumpf auf dem harten Boden auf. So bleibe ich regungslos liegen. Dissoziation.

Tavor.

Aus.

Stunden später erwache ich, mit einer Wolldecke zugedeckt, in meinem Bett. Ich weiß nicht mehr, wie ich dahin gekommen bin.

TOTschweigen

„Schweig oder stirb!"
Ich schweige „ES" tot,
schweige MICH tot.
Bin verschwiegen,
schweigend aus TOD-esangst.
Tod-ESS-angst, Tod-„ES"-angst.
Ich will vergESSEN,
„ES" verg-„ES"-sen.

Das Thema *Sonde* ist noch nicht ganz aus der Welt; ich soll weiterhin Fresubin trinken. Allerdings „nur" noch zweimal täglich. Und da meldet sich die Krake wieder verstärkt zu Wort: Ich beginne auf's Neue, alle zu hintergehen. Schon allein aus dem Grund, weil das zugenommene Gewicht deren erzwungenes Gewicht ist und ich damit nicht einverstanden bin. Es ist eine Rebellion. Die Flüssignahrung soll ich nämlich auf der Bank vor dem Schwesternzimmer zu mir nehmen und anschließend eine halbe Stunde dort sitzen bleiben.

Während dieser 30 Minuten schmiede ich einen Plan darüber, wie ich es schaffen könne, die Trinknahrung nicht wirklich zu trinken, sondern nur so zu tun. Ich trinke widerwillig eine letzte Packung leer und werfe sie nicht in den Mülleimer, sondern spüle sie anschließend im Badezimmer aus. Fortan ziehe ich vor dem Trinken einen Pullover an, auf den vorne eine große Tasche genäht ist, stecke das leere Behältnis hinein, tausche während des „Trinkens" in einem unbemerkten Moment das volle gegen das leere Tetrapack aus, und nuckele dann am Strohhalm des leeren Tetrapacks. Um die sichtbare Delle meines Pullovers zu kaschieren, ziehe ich entweder eine weite Weste darüber, oder binde einen langen, breiten Schal um. Das wirkt nicht verdächtig, denn es ist zum einen durch den Winter kalt, und zum anderen gelten Magersüchtige ohnehin als verfroren. Dieser Trick funktioniert nicht lange. Denn dann kommt der Morgen, an dem die Waage die nackte Wahrheit schonungslos ans Licht bringt. Es soll die nächste Magensonde folgen.

Trotz meines Planes, mich dieses Mal gegen den Schlauch (und das Klinikteam) mit Händen und Füßen zu sträuben und zu wehren, tue ich das, als es schließlich so weit ist, nicht. Ich habe zu viel Angst. Denn damals habe ich „gelernt", dass ES schneller vorbei ist, je weniger ich mich dagegen sträube. Als ich es dennoch tat, wurde ich mit Gewalt dazu gebracht, mich endgültig nicht mehr zur Wehr zu setzen. Auch das ist ein Grund, weswegen ich nicht an der Aggressionsgruppe teilnehmen möchte und warum der Schaumstoffschläger-Versuch der Schwester gescheitert ist.

Als ich nun in der Klinik im Behandlungszimmer des Arztes sitze und der Moment des Sonde-Legens bevorsteht, ist mir äußerlich nicht anzumerken, was in meinem Inneren abläuft. Dr. Weiß und die Stationsschwester stehen neben mir. Sie wirken irgendwie nervös, während sie die Vorbereitungen treffen. Vielleicht weil dies keine alltägliche Arbeit für sie ist? Oder weil sie meine Reaktion nicht einschätzen können?

Wie auch immer – ich sitze also auf der Arztliege, ein Glas Wasser in der Hand, und spüle dann damit ohne verbalen Protest Schluck für Schluck die Sonde hinunter, während Dr. Weiß diese nach und nach durch meine Nase über den Rachen bis in den Magen schiebt. Tränen schießen mir in die Augen. Ich muss würgen und habe das Gefühl, an dem Schlauch zu ersticken. Als der Fremdkörper an Ort und Stelle ist, wird mir mit einer Spritze ein wenig Luft durch den weißen Schlauch in den Magen gespritzt. Dann nimmt der Arzt sein

Stethoskop und horcht meinen Magen ab. Wenn ein Blubbern zu hören ist, gilt das als Zeichen dafür, dass die Magensonde wirklich im Magen und nicht in der Lunge gelandet ist. Das kann leicht passieren, wenn die Sonde im Rachen nicht in die Speise-, sondern in die Luftröhre rutscht. Als laut Dr. Weiß alles in Ordnung ist, wird die Sonde mit einem Pflasterstreifen an meiner Nase befestigt und mit dem Schlauch der Infusion zusammengesteckt. Dann drückt die Schwester auf den Knopf des Infusomaten, der die hellbraune, zähflüssige Nahrung Tropfen für Tropfen in meinen Bauch pumpen soll.

Sowie ich diese Folter überstanden habe, laufe ich – den neuen Begleiter auf Rollen neben mir herschiebend – zurück ins Zimmer. Ich komme mir vor wie ein trauriger, verzweifelter Elefant, dessen Rüssel nicht sein eigener ist und weh tut. Sowie ich die Zimmertüre von innen geschlossen habe, drücke ich denselben Knopf, den zuvor die Schwester betätigt hat. Nun ist die Pumpe ausgeschaltet. Ich kenne mich mit diesen Infusions-Systemen aus (besser als die Schwestern, wie sich noch zeigen sollte).

Als ich alleine bin und realisiere, was soeben geschehen ist, beginne ich zu weinen. Es schmerzt nicht nur in der Nase und im Hals, sondern auch in der Seele. Trotzig, wütend und hilflos nehme ich Zettel und Stift und rechne aus, nach wie vielen Minuten welche Menge aus der Infusionsflasche gelaufen sein muss. Alle 30 Minuten gehe ich fortan ins Badezimmer und lasse die entsprechende Menge in den Ablauf des Waschbeckens fließen. Niemand kommt mir jemals dabei auf die Schliche. Vermutlich liegt das daran, dass auf dieser, einer Psychotherapiestation, derartige (Folter-)Geräte sonst nicht zum Einsatz kommen. Auf dem Infusomaten steht, dass er der Intensivstation gehört – wo er meiner Meinung nach auch hätte bleiben können!

Die folgenden Tage sind von permanentem Stress gekennzeichnet, da ich ständig auf die Uhr sehen muss, um nach spätestens 30 Minuten im Bad zu verschwinden, und doch immer Angst davor habe, dabei erwischt zu werden. Das daraus resultierende Problem ist das des Zunehmens. Denn ich muss es ja, um keinen Verdacht aufkommen zu lassen, schaffen, mein Gewicht trotzdem höher werden oder vielmehr höher erscheinen zu lassen.

Da ich vor dem Wiegen sowieso schon trinke, fällt diese Möglichkeit weg, und weil ich nur mit Unterwäsche bekleidet gewogen werde, kann ich auch keine schweren Dinge in oder unter der Kleidung verstecken. Doch dann kommt mir der Zufall zur Hilfe:

Während der Gestaltungstherapie, an der ich trotz Therapiesperre teilgenommen habe, finde ich Specksteine. „Wie treffend, diese Bezeichnung!", denke ich innerlich triumphierend, als ich heimlich mehrere kleine Steinreste (sie sind eigentlich zum Formen von Figuren gedacht) einstecke. Diese wiege ich später heimlich auf der stationseigenen Küchenwaage, und schreibe die jeweiligen Gewichte mit schwarzem Stift darauf. So weiß ich ungefähr, wie viele Steine ich künftig benötige. Denn ich nehme danach einen viel zu großen Push-up-BH, den Sybille mir geschenkt hat, da er ihr nicht passte, entferne die Polster und stecke stattdessen ein paar der Steine hinein.

Am nächsten Morgen binde ich meine fast taillenlangen Haare so zu zwei Zöpfen zusammen, dass sie nach vorne über die Brustpartie hängen, und somit die seltsam eckigen Ausbuchtungen kaschieren. Eine raffinierte Lösung, wie ich zunächst denke... Aber Lügen haben ja bekanntlich kurze Beine und in meinem Fall haben die Lügen dünne Beine und schwere Steine. Am dritten Morgen geschieht nämlich das, was ich befürchtet habe: Ich bleibe beim Ausziehen des T-Shirts mit den Armen so ungeschickt an dem Stein-BH hängen, dass der Inhalt vor mir auf den Boden fällt. Und mit den Steinen fällt auch der Vorhang meiner Manipulationsversuche sowie das nicht angestiegene Körpergewicht. Fortan behalten mich die Schwestern mehr als vorher im Auge und werfen immer wieder prüfende Blicke auf die Anzeige der Infusionspumpe.

Nun kann ich nicht mehr verhindern, dass der Großteil der Sondennahrung in meinem Magen landet. Für mich ist aber klar, dass das, was in meinem Bauch ist, auch wieder heraus muss. Darum laufe ich alle halbe Stunde „zufällig" bei den Schwestern vorbei, weil ich weiß, dass sie dann schauen, ob alles in Ordnung ist. So kann ich relativ sicher gehen, dass sie in den nächsten Minuten nicht nach mir suchen werden. Dann verschwinde ich im Bad. In diesen Fällen stehe ich jedoch nicht am Waschbecken, sondern vor der Toilette, um die Zwangsnahrung zu erbrechen.

Und da kommt das dicke Ende. Genauer: Das Sondenende!

Als dies zum ersten Mal passiert, durchfährt mich ein gewaltiger Schreck: Der Schlauch führt zwar zur Nase hinein, kommt aber zum Mund wieder heraus. Ich habe darum nur zwei Möglichkeiten: Entweder ich gehe zu einer Schwester (was nicht in Frage kommt), oder aber ich muss die Sonde selbst zurück in den Magen schieben.

Das tue ich dann auch.

Obwohl ich um die Gefahr dessen weiß, was passieren kann, wenn ich den ca. 0,5 cm dicken, weißen Schlauch nicht in den Magen, sondern in die Lunge lege. Denn fließt Sondennahrung in die Lunge, werde ich vermutlich daran ersticken. Doch die Angst vor dem Zunehmen ist größer als die zu sterben. So entwickle ich nach und nach ein Gespür dafür, wie ich den Schlauch schieben und schlucken muss, damit es am Besten funktioniert. Doch daraus ergibt sich sehr bald ein neues Problem. Denn durch das ständige Hinein und Heraus wird meine Schleimhaut dermaßen gereizt, dass ich nicht nur Nasenbluten sowie wahnsinnige Schmerzen im Hals und in der Nase bekomme, sondern dann auch Blut erbreche.

Vor Schmerzen heulend und nur noch krächzen könnend, gehe ich schließlich nach fast drei Wochen zu einer Schwester und beichte alles. Ich habe mit Vorwürfen und Sanktionen gerechnet. Aber entgegen dieser Befürchtung ist die Schwester sehr betroffen, informiert den diensthabenden Arzt, und dieser entfernt daraufhin ganz offiziell den Fremdkörper. Das ist die vierte und zugleich letzte Magensonde, die ich bisher hatte...

Dezember

Kurz vor den Weihnachtsfeiertagen fühlen sich die trüben Tage noch schwerer an, als sie es ohnehin sind: Nach dem Suizid eines von uns allen sehr gemochten und geschätzten Mitpatienten liegt ein Schatten von Trauer, Fassungslosigkeit, Entsetzen und Angst über der Station. Die Nachricht trifft uns alle tief, zumal niemand damit gerechnet hat. Uns allen wird bewusst, wie kurz das Leben sein kann, und wir setzen uns nun – zusätzlich zu unseren in der Therapie angegangenen Themen – auch mit den Themen *Sterben* und *Tod* auseinander. In diesen Wintertagen, in denen jeder von uns noch mehr Geborgenheit und Liebe braucht als sonst, kommen wir uns viel näher, als wir es ohne dieses traurige Ereignis vermutlich je gekommen wären. So werden wir zu einer Art kleinen Familie. Es ist eine sehr schwierige Zeit, die uns aber letzten Endes reifer und tiefsinniger, auch offener für eigene Bedürfnisse und die anderer macht. Wir wollen nicht nur selbst Trost und Geborgenheit bekommen, sondern diese auch anderen schenken.

Ich selbst werde nicht zum ersten Mal mit dem Thema *Freitod* konfrontiert: Auch eine ehemalige Schul- und Reitfreundin wählte Suizid als letzten Ausweg. Zudem besuchte ich zur Zeit meiner

Ausbildung ein „Werden-Sein-Vergehen-Seminar“ und befasste mich auch während der Arbeit im Krankenhaus häufig mit dem Tod. Viele Situationen erlebte ich damals, in denen Menschen mit dem Tod rangen, erfolgreich reanimiert wurden oder aber in meinem Beisein starben. Auch die Versorgung Verstorbener und die Betreuung deren Angehöriger gehörten zu meinem Beruf. Davon abgesehen stand ja auch mein eigenes Leben schon mehrfach auf der Kippe. So habe ich eine ganz persönliche Strategie, diese traurigen Tage auf der Psychotherapiestation zu bewältigen.

Und plötzlich bekomme ich wieder Angst vor der Krake. Denn ich ziehe Parallelen: Auch meinen Mitpatienten hat seine Krankheit (er litt nicht an einer Essstörung!) in den Tod getrieben. Er scheint die Hoffnung auf Heilung verloren zu haben und ein Leben mit der Krankheit muss ihm unerträglich vorgekommen sein. Da treffe ich die (unbewusste?) Entscheidung, der Krake den Kampf anzusagen...

Würde ich heute sterben

Würde ich heute sterben,
würde ich dir morgen vom Himmel aus zulächeln.
Würde ich heute sterben,
würde ich Regenwolken wegblasen.
Würde ich heute sterben,
würde ich Schneeflöckchen für dich rieseln lassen.
Würde ich heute sterben,
würde ich dir Sonnenstrahlen schenken.
Würde ich heute sterben,
würde ich dir Schutzengel schicken.
Würde ich heute sterben,
würde ich dir Sterne glänzen lassen.
Würde ich heute sterben,
würde ich deinen Schlaf vom Mond bewachen lassen.
Würde ich heute sterben,
würde ich dir Sternschnuppen zaubern.
Würde ich heute sterben,
würde ich alles gut werden lassen.

Januar

Ich fange an zu essen. Zwar nach sehr strikten Ritualen, aber ich esse – und tue das freiwillig. Es gibt Farben-, Zahlen- und Buchstabentage. An Farbentagen esse ich nur Lebensmittel in einer bestimmten Farbe. An Buchstabentagen nur Dinge, die mit dem gleichen Buchstaben beginnen. Und an Zahlentagen schneide ich alles in eine bestimmte Anzahl Einzelteile und kaue alles der Zahl entsprechend oft. Wann welche Farbe, Zahl oder welcher Buchstabe an der Reihe ist, lege ich vorher in einem Plan fest. Die Erstellung dessen dauert mitunter mehrere Stunden oder sogar Tage. Diese verkrampfte Art zu essen gibt mir Sicherheit, denn ich weiß genau, was ich „darf" und was nicht. Ich glaube, wenn ich mich in einem selbstabgesteckten, engen Rahmen bewege, kann nichts Schlechtes von außen einwirken. Soll heißen: Ich habe durch Einhaltung meiner Regeln wenig bis keine Angst davor, die Kontrolle über mein Essverhalten zu verlieren und anzufangen „hemmungslos zu fressen". So zeigt die Waage langsam, aber dennoch immer ein paar hundert Gramm mehr an als beim vorherigen Wiegen.

Die Gewichtskontrollen werden von täglich auf zweimal pro Woche reduziert, da ich „gewichtsmäßig aus dem Gröbsten heraus bin" – so Dr. Weiß. Psychisch bin ich jedoch immer noch „im Gröbsten drin": Ich versuche noch immer, meine Vergangenheit zu verarbeiten. Das raubt so viel Kraft, dass ich im Nachhinein der Meinung bin, dass ich damals einfach keine Kraft hatte, zusätzlich gegen Hunger und Müdigkeit anzukämpfen. Es ging mir ja (unbewusst) während des Hungerns und Mich-Quälens im Grunde immer darum, dass ich mich in einen Zustand bringen wollte, in dem es mir so schlecht ging, dass mir Hilfe „zustand". Während des Versuchs zur Aufarbeitung der Vergangenheit ging es mir – meiner damaligen Ansicht nach – schon „schlecht genug" und ich wollte Hilfe. Vermutlich benötigte ich deshalb meinen sonst bewährten Mechanismus nicht und nahm darum zu.

Februar

Eines Nachts (es ist der 25. Februar) wache ich auf. Nicht um – wie gewöhnlich – zu essen, sondern weil ich geträumt habe, dass Prinz, mein über alles geliebtes Kaninchen, gestorben ist. Ein Blick auf den Wecker zeigt, dass es 23:47 Uhr ist.

Ich schalte daraufhin mit einer schrecklichen Vorahnung mein Mobiltelefon an und nach ein paar Sekunden bekomme ich tatsächlich eine SMS von meinem Zwillingsbruder, in der er mir mitteilt: „Prinz ist gerade gestorben. Habe auf dem Stationstelefon angerufen, aber die Bereitschaftsschwester sagte, sie wecke dich nicht extra, nur wegen eines Hasen. Ruf bitte zurück."

Diese Nachricht schickte er um 23:38 Uhr ab.

Ich erstarre vor Angst, Entsetzen und Fassungslosigkeit. Dann nehme ich mein Handy mit zittrigen Fingern und wild klopfendem Herzen und laufe damit ins Badezimmer, um meine Mitpatientin nicht zu wecken. Vor Weinkrämpfen kaum sprechen könnend rufe ich meinen Bruder zurück. Er beschreibt mir die Details und versucht mich zu trösten. Aber es scheint für mich keinen Trost zu geben. Ich kann und will Prinz nicht loslassen! Die Tatsache, dass er einen qualvollen Tod hatte, zerreißt mich beinahe vor Schmerz. Ich schnappe nach Luft, hyperventiliere schließlich, was zu Krämpfen in den Händen führt, und mein armer Bruder, der selbst sehr mitgenommen ist, kann mir durch die Telefonleitung in diesem Moment nicht weiterhelfen. Doch er verspricht, mich am nächsten Tag in der Klinik abzuholen, damit ich Prinz begraben und mich von ihm verabschieden kann. Als wir das Gespräch beenden, ahnen wir nicht, welch einen Kampf es zwischen Stationsteam und uns geben wird, weil ich laut der im Therapievertrag vereinbarten Ausgangsregel nicht das entsprechende Gewicht für eine Ausgangserlaubnis habe...

Ich fühle eine schmerzhafte Traurigkeit, die mir fast das Herz zerreißt. Eine unendliche Sehnsucht nach Prinz und einsame Leere. Prinz, der anfangs „kleiner Prinz" hieß, bis er ausgewachsen 3,7 Kilo wog, war mein Halt. Wir hatten viele Hochs und Tiefs zusammen erlebt und in Zeiten, in denen ich massive Angstzustände hatte, war er immer derjenige gewesen, der mir Frieden, Ruhe und Geborgenheit schenkte, wenn ich mich in solchen Momenten in sein weiches, warmes Fell kuschelte. „Hase, Hase, warum hast du so großen Ohren?", schien ich ihn in diesen Augenblicken nonverbal zu fragen, und er schien ebenso wortlos zu antworten: „Damit ich dir besser zuhören kann!"

In der Nacht des 25. Februars habe ich – mit Ausnahme des Telefongesprächs – einmal mehr das Gefühl, ganz alleine zu sein, und dass es niemanden gibt, der mir beisteht bzw. dies könnte. Weil an Schlafen nicht zu denken ist und ich das dringende Bedürfnis habe, meinen Schmerz, meine Trauer, auch die Angst und

Verzweiflung loszuwerden, hole ich schließlich Zeichenblock und Kreiden aus meinem Schrank, nehme die Malutensilien zurück ins Bad, und beginne dann – auf dem Fliesenboden hockend – zu malen. Unzählige Tränen tropfen auf das Zeichenpapier und lassen es wellig werden. In die Mitte des DIN-A3-Blattes male ich ein großes schwarzes Kreuz. Links daneben ein blutendes rotes Herz. Mit schwarzer Kreide schreibe ich: „Alles wird gut, wenn ich hungere! Dann passiert nichts Weiteres!" und: „Prinz ist gestorben, weil ich gegessen habe. Weil es mir gut ging, musste er sich quälen! Ich bin schuld an seinem Tod!"

Ich habe mir eingeredet, dass es auf der Erde ein gewisses Maß Gutes und ein anderes Maß Schlechtes gibt. Ich stelle mir vor, dass ich einen Teil des Negativen an mich ziehe, wenn ich mich schlecht behandle, und dass somit mehr Positives für die Menschen, die ich liebe, übrigbleibt. Damit will ich Kontrolle über Geschehnisse erlangen, die ich nicht beeinflussen kann, weil ich „nur" ein Mensch bin. Der Tod gehört zu diesen unkontrollierbaren Dingen ebenso wie Krankheiten, Kriege, Naturkatastrophen und Ähnliches. Das Leben macht mir Angst, da ich mich wie ein winziges, unbedeutendes Nichts fühle. Ein unsichtbares, machtloses Etwas, das in der Größe des Planetensystems und der Menschenmasse untergeht. Was bin ich schon im Vergleich zu all dem?! Naturgewalten wüten, Kriege, Morde und andere Straftaten werden begangen, Menschen und Tiere sterben an Krankheiten. Es wird Tag und Nacht, Sommer und Winter, völlig unabhängig von dem, was ich wünsche. Es gibt so vieles, wogegen ich nichts ausrichten kann.

Ich suche Halt, Sicherheit. Ich will Kontrolle, Macht. Ich brauche klare Regeln und Grenzen.

Darum fliehe ich erneut in die Krankheit, in der ich all das zu finden glaube. Ich flüchte in das scheinbar kontrollierbare „Hungerland" der Anorexie und nehme dabei nicht wahr (oder will es nicht), dass ich keine Kontrolle mehr habe. Nicht über mein Handeln (die Krake hat mich längst wieder in ihrer Gewalt und ich agiere nach ihrem Willen und nicht nach meinem), und noch weniger über diesen, meinen Körper.

In den Tagen nach dem Tod meines Kaninchens habe ich ein Gespräch mit Dr. Weiß, in dem mir einmal mehr verdeutlicht wird, was ich tagtäglich verdränge: Der Körper macht nicht mehr das, was er meiner (ess-)gestörten Meinung nach gefälligst zu tun hat.

Es sind nicht mehr „nur" die leicht sichtbaren „Fehlsteuerungen"; Es geht inzwischen viel weiter. Und es ist abzusehen, dass das mit jedem Tag, den ich ihn nicht anders behandle, schlimmer wird. Er ist kaputt. Er ist todkrank. Ich habe ihn zerstört. Und nicht „nur" ihn. Ich habe auch meinen (scheinbaren?) Halt, die Sicherheit und Kontrolle zerstört. Stellt sich dann also die Frage: Was kann wirkliche Sicherheit geben? Auf der Suche nach einer für mich akzeptablen Antwort such(t)e ich weiter. Und immer weiter. Es ist ein Such(t)en, bei dem es scheinbar kein Finden gibt. Dieses „Leben" ist eine Illusion. Ich lebe in einer Scheinwelt, die schon lange keine Traumwelt, kein Zufluchtsort mehr ist...

März

Trotz oder gerade wegen dieser niederschmetternden Erkenntnis kann mich schließlich nichts und niemand mehr davon abhalten, meinen stationären Aufenthalt nach fast sieben Monaten abzubrechen. Als ich meine Entscheidung zunächst den Schwestern und dann auch dem Stationsarzt mitteile, bekomme ich zur Antwort, dass zu einer Entlassung ein Entlassgespräch mit meiner behandelnden Therapeutin gehöre, die noch drei Tage im Urlaub sei. Frau Rathgeb würde erst Montag wieder kommen. Die Schwestern und Dr. Weiß, denen ich permanent damit in den Ohren liege, verweisen mich schließlich genervt auf den Oberarzt. Allerdings spricht dieser nie ohne Gesprächstermin mit uns Patienten. Bis zu einem Termin kann ich aber unmöglich warten, darum fange ich den Oberarzt auf dem Gang ab. „Ohne Entlassgespräch keine Entlassung, das wissen Sie doch!", brummt er mürrisch, „Bis dahin müssen Sie sich einfach noch gedulden!"

„Noch drei lange Tage!", denke ich ungeduldig, „So leicht lasse ich mich nicht abspeisen!" Darum laufe ich dem Oberarzt hinterher: „Dann komme ich eben Montag zu einem Entlassgespräch her!", rufe ich.

„Frau... Äääh... Schwarz", sagt er genervt im Weitereilen, „Ich diskutiere mit Ihnen nicht darüber!" Und dann lässt er mich einfach vor der Tür seines Zimmers stehen. Ich schäume beinahe über vor Wut! Am liebsten würde ich einfach meine Sachen packen und nach Hause gehen. Da ich aber befürchte, dass ich mir damit nur zusätzlichen Ärger, vielleicht sogar eine Unterbringung einhandeln werde, beschließe ich, zwar bis Montag in der Klinik zu bleiben, aber dem

Stationspersonal unmissverständlich zu zeigen, wie sehr mir das gegen den Strich geht.

Schließlich ist es mein Tagebuch, dem ich zwischenzeitlich eine Erholungspause gegönnt habe und dem ich nun doch wieder all meine Emotionen und Gedanken anvertraue: „Mir platzt gleich der Kragen! Ich hab es satt. Das Leben. Das ständige sinnlose Vor-mich-hin-Vegetieren. Es kotzt mich alles an. Die einzige, mit der ich kommuniziere, ist die Toilettenschüssel. Die hört geduldig zu, ohne blöde Ratschläge zu geben. Mein Magen entleert sich mittlerweile ganz von alleine. Selbst ein Glas Wasser oder eine Tasse Tee behält er nicht mehr in sich. Wenn ich mich ausgekotzt habe, ist die Leere wieder da und ich fülle sie erneut mit Essen. Ich liebe es zu essen. Essen ist meine größte Freude und neben dem Erbrechen meine Hauptbeschäftigung geworden. Essen hilft. Ich genieße es und lasse mir Zeit dabei. Verschwinde in ein Schlaraffenland. Dann gehe ich wieder ins Bad, befreie mich von Kalorien, filtere, reinige mich und esse fast direkt im Anschluss weiter.

Mein Konto ist um 310 Euro überzogen, aber das Essen ist ein Zwangsritual geworden. Ich liebe Rituale. Das (Fach-)Personal der Klinik ist so beschäftigt, dass sie weder merken, dass ich fast nonstop esse und kotze, noch dass ich mich überhaupt nicht an die TherapieverNEINbarung halte. Sie merken nicht, dass es mir zum Kotzen oder beschissen geht.

Frau Rathgeb würde es vielleicht auffallen, aber sie ist ja schon seit Wochen nicht da. Erst war sie krank, nun ist sie im Urlaub. Was soll ich also hier? Der Anschluss zur Traumatherapie würde nach dieser langen Zeit nicht ohne weiteres gelingen, ich müsste vermutlich von vorne beginnen. Und ehrlich gesagt bin ich froh darüber, dass es vorbei ist. Lieber fresse und kotze ich mich tot, als diese Todes(s) ängste noch länger durchstehen zu müssen. Zumal die Klinik keine Sicherheit mehr bieten kann, wenn ich Angst habe. Denn sie sind meine Gegner geworden. Sie lösen nur zusätzliche Angst aus.

Ich will hier raus! Montag kommt Frau Rathgeb wieder. Hatte sie nach unserem letzten Gespräch (bevor sie krank wurde) auf den Mond geschickt, oder dahin wo der Pfeffer wächst. Aber soll sie nun doch wieder kommen. Wenn sie mich nicht nach Hause lässt, dann lege ich hier eine Show hin, wie die mich noch nie erlebt haben. Montag hau ich hier ab! Ende, aus, Applaus! Wie im Lied der Onkelz: „Lieber stehend sterben als kniend leben!“

Ich klappe das Tagebuch zu und lege es zurück an seinen Platz im Safe meines Schranks. In diesem Moment kommt Kristin ins Zimmer. Kristin ist meine neue Zimmernachbarin und steht Schmiere, wenn ich mich zum Supermarkt davonschleiche. Wenn ich zurück bin, lasse ich vor dem Gebäudeeingang ihr Handy einmal anklingeln, dann kommt sie herunter, um mich abholen, und hilft mir, wieder ungesehen in unser Zimmer zu gelangen. Kristin passt. Nicht nur deswegen. Umgekehrt verrate ich nicht, dass sie während ihrer „Belastungserprobung", zu der sie an den Wochenenden beurlaubt wird, kifft, und ebenso wenig, dass sie allabendlich im Bett ein Bier trinkt, bevor sie sich ihr Schlafmedikament einwirft.

Ich bin eine Kämpferin,
ich bin eine Kriegerin.
Ich kämpfe, be-kämpfe.
Kilo und Kalorien.
Regeln und Gesetze.
Schwestern und Ärzte.
Bevormunder, Entwürdiger,
ihr könnt mir nichts!
Ihr kriegt mich nicht!
ich wehre mich,
kämpfe, be-kämpfe
– und siege!

Am nächsten Tag nehme ich mein Tagebuch und verschwinde klammheimlich – wieder einmal gegen die laut Therapievertrag angeordnete Zimmerruhe verstoßend – in die Cafeteria. Ich schreibe: „10 Gedanken zu haben, ist nicht schlimm. 10 Gedanken im selben Moment zu haben, ist schlimm. Ich denke zurzeit ständig zu viel gleichzeitig. Denke nichts zu Ende. Chaos im Kopf. Bin gereizt, frech, unruhig, aber körperlich erschöpft. Trinke zu viel Kaffee, um mich wach zu halten. Mir ist ganz schwindlig gerade. Das einzige, was zählt, ist: Die Leere füllen. Und dann die Füllung entleeren. Ich bin ausschließlich damit beschäftigt, zu planen, wann ich als nächstes essen werde. Essen = Erbrechen. Ausgeschlossen, zu essen ohne zu erbrechen. Kein Platz für andere Dinge/Gedanken. Und wenn, dann nur kurzfristig und oberflächlich. Und trotz allem: Ich will es ja doch. Sonst könnte/würde ich es ändern. Zumal ich gerade in einer Klinik dafür bin... Absurderweise habe ich zu Hause nie derartig gegessen und erbrochen! Nicht einmal annähernd! Das ist eine Sackgasse und das Ende ist nicht mehr fern."

Abends finde ich zufällig zwei Stück Marmorkuchen von der Kaffeerunde am Vortag unter meinem Bett, als ich nach einem meiner Schuhe suche. Was sich die Putzfrau wohl gedacht hat? Sie muss den Kuchen gesehen haben! Egal! Es ist mir ohnehin nur wichtig gewesen, ihn „in Sicherheit" zu bringen, bevor ihn mir andere Patienten womöglich weggegessen hätten. Ich nehme ein Einmalhandtuch aus dem Spender im Bad, wickle den Kuchen darin ein, und trage den Teller zurück in die Stationsküche. Besser, der Kuchen landet im sogenannten „Schweineeimer" als in meinem Magen. So haben wenigstens die Schweine noch etwas davon, sollten besser sie fett werden als ich...

Während ich in der Küche meinen Tee für den nächsten Morgen zubereite und darauf warte, dass das Wasser zum Kochen kommt, plane ich meine Entlassung:

Am nächsten Abend werde ich noch einmal Kalinor trinken. Hierfür habe ich extra ein paar Tabletten gesammelt, damit mein Kaliumwert passt, falls sie noch ein Entlass-Labor machen sollten. Für das Gewicht habe ich mir auch schon etwas ausgedacht: Ich muss morgen und übermorgen auf jeden Fall zugenommen haben, bzw. es so aussehen lassen! Heute Morgen habe ich bei der offiziellen Gewichtskontrolle mit der Schwester 40,7 Kilo gewogen.

Unpraktischerweise aber ist die Waage aus der Besuchertoilette in einen anderen Raum weggeräumt worden und darum kann ich die Tür des Raumes nicht mehr mit dem Löffelstiel öffnen, um mich heimlich zu wiegen. So weiß ich morgen nicht, ob ich vielleicht ohnehin zugenommen hätte. Denn wäre das so, müsste ich nicht schummeln. Aber sicher ist sicher, und darum koche ich den Tee für morgen früh. Um trotz des Beschummelns zu wissen, wie viel ich wirklich wiege, habe ich das Wasser mit einem Messbecher abgemessen. Es sind 2x 400 ml. Ob das reicht? Mehr als 800 g zugenommen zu haben, erscheint mir zu auffällig. Denn ich glaube nicht, dass ich heute zugenommen habe. Das Gewicht ist in den letzten Wochen ziemlich konstant geblieben. Der permanenten Fresserei sei Dank... Übermorgen werde ich etwas mehr als 800 ml trinken, meine Haare annässen und die Armbanduhr anbehalten. Die macht 100 g mehr aus. Kleinvieh macht auch Mist. Bitte, bitte, bitte...

Es muss klappen! Ich muss hier raus!

Die müssen mich gehen lassen!

Therapieerfolg = Null.

Dann ist er endlich da, der ersehnte Montag. Ich sitze wie üblich mit meinem Tagebuch ausgerüstet auf dem Gang vorm Zimmer meiner Therapeutin und wartete auf sie. Die große Digitaluhr an der Decke verrät, dass es 9:07 Uhr ist, und ich somit schon seit 30 Minuten warte. Es ist gerade noch Teambesprechung. Die dauert in der Regel von 8:30 Uhr bis 9 Uhr. Nervös vor Ungewissheit schreibe ich mit vor Aufregung zittriger Schrift: „Vielleicht reden sie gerade über mich. Darüber, ob ich gehen darf oder nicht. Vielleicht ist es auch schon entschieden. Sie müssen mich entlassen!!! Ärgere mich über mich selbst, dass ich denen so viel Macht gebe, mich von ihnen einschüchtern lasse und Angst habe/aufgeregt bin! Ich weiß doch, was ich will! Ich bin doch nicht weniger wert als die?! Wir alle sind doch Menschen! Keiner hat mehr oder weniger zu sagen. Auch dann nicht, wenn der andere krank is(s)t! Ich kenne das Argument bezüglich meiner Selbstgefährdung nur zu gut! Sie maßen sich jedoch zu viel an, wenn sie glauben, mich vor mir selbst schützen zu können! Okay, ich wiege knappe drei Kilo mehr als bei der Aufnahme, aber mein Essverhalten hat sich massiv verschlechtert. Muss mir Mut zusprechen! Jetzt ja nicht einschüchtern lassen! Denen nicht zeigen, dass ich Angst vor ihnen habe! Denn wer Angst hat, gibt dem Anderen die Macht – und verliert. Ich werde kämpfen. Gegen ein ganzes Weißkittel-Team. Gegen ein Team, von dem ich mir ursprünglich Hilfe erhofft habe und dem ich mich einmal anvertraut habe. Vielleicht kommt meine Aufregung auch ein stückweit daher, dass ich weiß, dass mein Gehen ein Gang in die kurze Sackgasse ist. Jetzt sind sie fertig mit der Besprechung. Sie kommen gerade den Gang entlang!“

Schnell lege ich das Buch zur Seite und stehe auf. Wie eine Herde weiße Schafe sehen sie aus. Wölfe in Schafspelzen. Und ich bin das schwarze, verlorene Schaf. Unter anderen Umständen hätte ich mich vielleicht sogar gefreut, die Therapeutin nach so langer Zeit wieder zu sehen. Aber ich erkenne schon von weitem, dass sie ihren „Mit-mir-ist-nicht-gut-Kirschen-essen-Blick“ aufgesetzt hat. Und so speist sie mich zunächst ziemlich unsanft ab. Nicht verwunderlich – im Nachhinein betrachtet. Denn sie ist ja lange Zeit nicht da gewesen und hat neben mir auch noch ein paar andere Patienten. Sicher denkt jeder von uns, das persönliche Anliegen sei das Wichtigste. Doch das kann ich in diesem Moment nicht sehen.

Ich laufe schnurstracks zur Stationstür hinaus. „Sollen die Schafspelzwölfe ruhig alle sehen, was ich von ihrer Entscheidung und dem nach wie vor geltenden Therapievertrag (Zimmerarrest) halte!", trotze ich innerlich. Vielleicht will ich auch demonstrieren, dass ich mir nichts mehr gefallen lasse und meinen eigenen Willen habe. Seltsamerweise eilt mir niemand hinterher. Strammen Schrittes stapfe ich wütend quer durch das Klinikgelände. Dann renne ich los. Weit komme ich nicht, denn sehr bald sticht mein Herz so heftig, dass ich gezwungen bin, mich zu setzen.

Als der Schmerz wenig später nachlässt und ich besser Luft bekomme, kehre ich mit trotzig-frechem Blick nach über einer Stunde auf die Station zurück. Dieses Mal brauche ich Kristins Hilfe nicht. Denn erstens hat mich das Team ja ohnehin davonlaufen sehen und zweitens sieht mich niemand wieder kommen.

Auf meinem Bett liegt ein Zettel von Frau Rathgeb: „Bitte bei mir melden, wenn Sie zurück auf Station sind. Danke."

„Oooh, weeeh!", denke ich, „Jetzt kann ich mir gewaltigen Ärger abholen!"

„Wenn-Sie-zurück-sind..." Sie waren sich also sicher, dass ich wiederkommen würde. Das ärgert mich auf's Neue, denn es symbolisiert schon wieder, dass sie sich sicher fühlen und ich nur die kleine, dumme Kranke bin, die nach ihren Regeln tanzt. Aus diesem Grund ist mir vermutlich auch niemand hinterhergelaufen. Ich zögere noch ein paar Minuten. Teils aus Angst vor dem Bevorstehenden, teils um auszutesten, ob jemand nachsehen würde, ob ich noch fort bin.

Nichts geschieht. Also mache ich mich auf den Weg zum Zimmer der Therapeutin. Ich klopfe zögerlich. Plötzlich fühle ich mich nicht mehr trotzig-stark, sondern winzig klein. Wie ein hilfloses kleines Käferchen. Aber als Frau Rathgeb die Tür öffnet, sieht sie nicht mehr nach schlechtem Kirschenessen aus. Sie blickt mich irgendwie traurig an. Das berührt mich und lässt meine Angst ein wenig abflachen. Vielleicht ist es auch der Geruch von Honig und Vanille, der aus einem Duftlämpchen kommt. Ein vertrautes Aroma, das ich mag. Wir setzen uns jede auf ihren Stammplatz an einem kleinen Tischchen, auf dem diverse nicht zusammenpassende Dinge stehen und liegen. Man könnte es auch als Schnick-Schnack bezeichnen. Sicher Geschenke von ehemaligen Patienten. Ich fixiere mein Lieblingsutensil: eine kleine Scheibe aus dunklem, geschliffenem Holz.

„Warum wollen Sie nicht noch hier bleiben?", will Frau Rathgeb in die Stille wissen.

„Wwweil...", krächze ich. Ich nehme das Holzstückchen in die Hand und muss mich räuspern – mein Hals ist vom Rennen völlig ausgetrocknet. „Egal, wie lange ich noch bleiben werde, ich habe den Eindruck, dass ich einfach – was die Essstörung betrifft – auf der Stelle trete und nicht weiter komme." Vielleicht wäre das der Zeitpunkt gewesen, an dem ich offen hätte sagen sollen, wie es wirklich aussah: dass ich nicht nur auf der Stelle trat, sondern einige gewaltige Schritte tiefer in der Sucht steckte. Vielleicht wäre dann vieles anders gekommen...

„Sie waren gerade so am Thema!", sagt die Therapeutin und meint damit die Traumatherapie. Es klingt enttäuscht. Ich bin selbst enttäuscht von mir, denn es fühlt sich an, als hätte ich es mir (zu) einfach gemacht und einfach aufgegeben. Disziplinlos!

„Die anderen Themen, die Angst, die Flash-Backs und die Dissoziationen, das geht sogar", erwidere ich. Das stimmt auch. Vermutlich geht es darum besser, weil ich erstens nicht mehr am Trauma arbeite und weil ich zweitens alle aufkommenden Emotionen, alles, was mir auf den Magen schlägt, durch die ständige Beschäftigung mit Essen und Erbrechen im wahrsten Wortsinne auskotze.

„Solange Sie dünn sind, geht es Ihnen damit ja auch immer besser. Wichtig wäre es, die Gefühle auch dann auszuhalten, wenn Sie mehr Gewicht haben!" Damit hat Frau Rathgeb recht. Die alleinige Vorstellung daran löst jedoch in mir sofort den verstärkten Wunsch der Flucht aus.

„Sie findet mich immer noch dünn!", denke ich erfreut. Ein typisches Verhalten für mich, dass ich in brenzligen Situationen mein Denken auf das Thema „Nicht-Essen" (ab)lenke. Flucht in die Sucht.

„Dass Sie die Therapie abbrechen wollen, hat nichts mit Verstand zu tun", hält die Therapeutin mir in meine Gedanken hinein vor, „Das ist keine rationale Entscheidung, sondern durch die Sucht beeinflusst."

Ich zucke hilflos mit den Schultern und kralle meine Finger noch fester um das Stückchen Holz. „Heißt das... dass ich nicht gehen darf???!"

„Doch. Aber Sie müssen unterschreiben, dass Sie entgegen ausdrücklichem ärztlichen Abratens gehen."

Ich blicke hoch. „Und weiter nichts?", frage ich dann ungläubig.

Diese Formulare habe ich schon einige Male zuvor (und danach) – auch in anderen Kliniken – unterschrieben. Es geht dabei nur darum, dass ich das Klinikpersonal für etwaige „Folgeschäden" nicht verantwortlich machen kann. Immerhin gelte ich hierfür als zurechnungsfähig genug!

„Wir können Sie derzeit nicht gegen Ihren Willen hierbehalten", erklärt die Therapeutin. Sie sagt das in einem Tonfall, der mich vermuten lässt, dass sie es ahnt: „Wie gut, dass ich Vorsorge in Form von Kalinor und 800 ml Tee getroffen habe!", denke ich.

„Der Oberarzt wird allerdings noch heute eine Meldung an das Gesundheitsamt rausschicken, in der er dem Amt mitteilt, dass er der dringenden Ansicht ist, dass Sie einen gesetzlichen Betreuer für die Aufgabenbereiche ‚Gesundheitsfürsorge' und ‚Aufenthaltsbestimmung' benötigen. Das hat er Ihnen ja schon gesagt?"

„Ja." Das hat er in der Tat! Ich war da jedoch noch der Ansicht, das sei nur eine Androhung. Eine Einschüchterung, um mir zu zeigen, dass er der Mächtigere ist. Damit ich ängstlich kuschen und in der Klinik bleiben würde. Aber nicht mit mir! „Ich lasse mir nichts sagen! Von nieMANNdem! Insbesondere nicht von einem MANN, der mir droht und seine Macht ausnutzen will!", habe ich gedacht.

„...Und zusätzlich werden wir hier – wie gehabt – einmal wöchentlich Ihr Gewicht und die Blutwerte kontrollieren. Und wir beide sehen uns einmal im Monat zu einem kurzen Gespräch. Nicht im Rahmen einer Therapie, sondern um zu klären, wie es Ihnen aktuell geht", fährt die Therapeutin fort. Doch das alles ist in diesem Moment nur zweitrangig. Und das Ausmaß dessen, was da noch auf mich zukommen würde, ist mir noch nicht klar. In erster Linie zählt nur, dass ich zuallererst raus komme. Raus aus der Klinik. Wir stehen auf und spüren beide, dass die jeweils andere mit dem Vereinbarten nicht zufrieden ist.

„Seien Sie so selbstfürsorglich wie möglich, wenn es geht", gibt mir die Therapeutin noch mit auf den (Irr-)Weg.

Als ich das Zimmer verlasse, habe ich zwar meine Entlassung erzielt, aber anstelle von Freude und Triumph macht sich eine seltsame Traurigkeit und Leere in mir breit. Ich unterschreibe wortlos bei den Schwestern das Formular, das festhält, dass ich die Klinik gegen ausdrücklichen ärztlichen Rat verlasse. Dann nehme ich meine Taschen und mache mich auf den Nachhause(irr)weg in die Sackgasse...

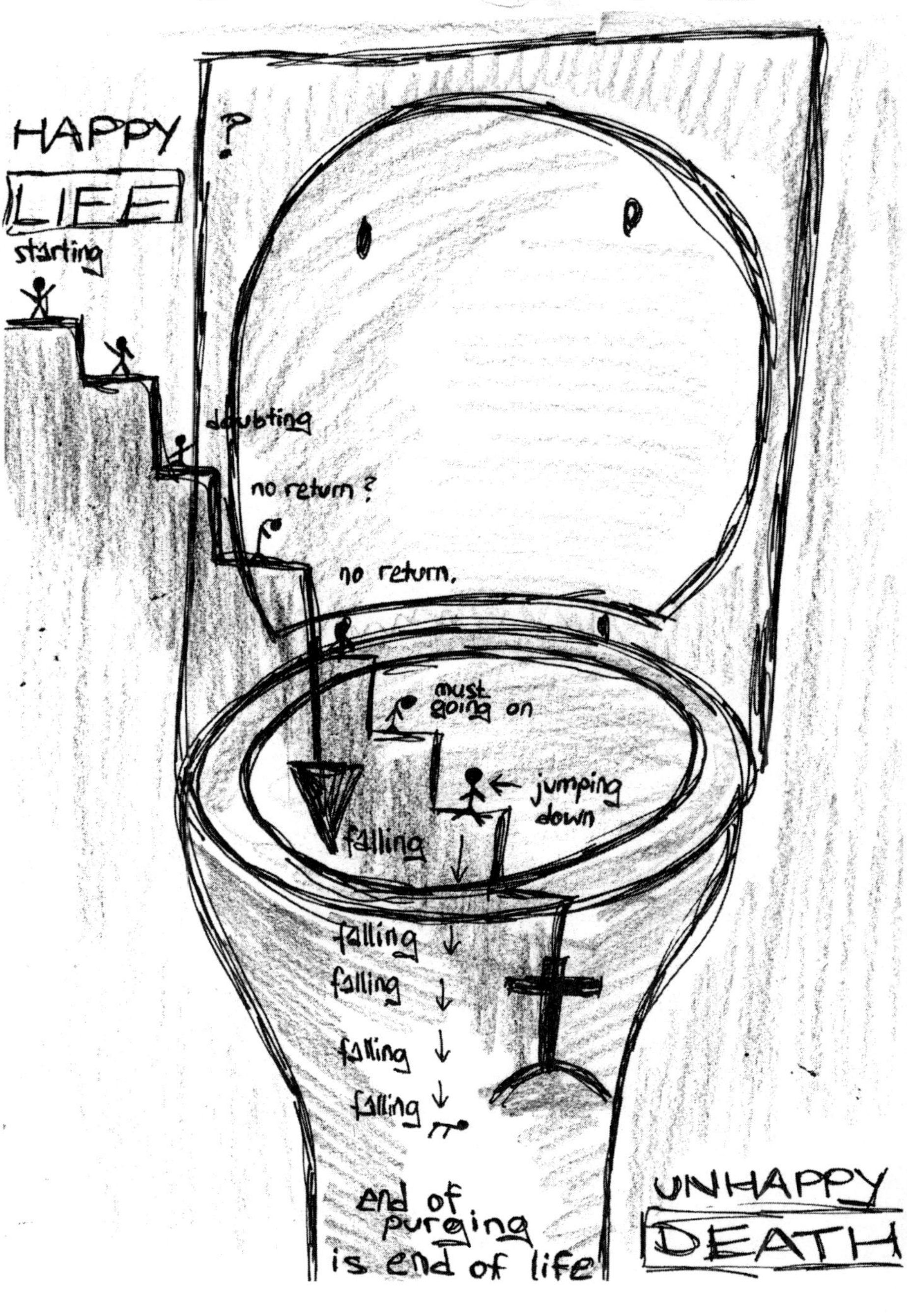
HAPPY ?
LIFE
starting
doubting
no return ?
no return.
must going on
jumping down
falling
falling
falling
falling
falling
end of purging is end of life
UNHAPPY
DEATH

4. Hauptgang: Die Raupe (N)Immersatt

April

Daheim fehlt etwas. Genauer: Es fehlt mein Prinz. Die Trauer überfällt mich erneut. Zudem tut mir Paulchen, sein kleiner Freund, leid, weil er nun so einsam ist. Ich möchte wieder ein kleines „Ninchen", wie ich es bezeichne.

Am Samstag nach meiner Entlassung holt mich meine Mutter ab. Meine Familie wohnt eine Stunde Autobahnfahrt entfernt, und ich habe kein eigenes Auto mehr. Der TÜV hat uns ganz dem Aufkleber „Mindestens haltbar bis: Siehe Bodenblech" entsprechend getrennt... Im wunderschönen, parkähnlichen Garten meiner Eltern ist Prinz beerdigt. Ich will ihn unbedingt besuchen. Am Grab unter einem Baum weine ich so sehr, dass mich selbst Black, unser großer, schwarzer Mischlingshund, nicht trösten kann. Immer wieder legt er seinen über alles geliebten Tennisball neben mir ab und bellt mich, zum Spielen auffordernd, wild mit dem Schwanz wedelnd, an.

„Ihr Tiere seid einfach die besseren Menschen!", sage ich zu ihm, „Weißt du, dass Prinz im Hasenhimmel ist?" Black wedelt nicht verstehend weiter mit dem Schwanz und legt seinen Ball noch näher neben mir ab. „Meinst du, ich soll mir wieder ein kleines Ninchen holen?"

„Wuff!" Das ist zwar nur die Aufforderung dazu, seinen Ball erneut zu werfen, aber ich stehe schließlich auf und gehe zusammen mit meiner Mutter in eine Zoohandlung.

Dort sitzen unzählige winzige Langöhrchen. Einige mümmeln genüsslich am Heu, andere kuscheln sich aneinander. Mein Herz wird ganz warm bei diesem harmonischen Anblick. In dem Gatter ist die Welt in Ordnung – ganz im Gegensatz zu meiner eigenen. Auch Jahre später besuche ich, wenn es mir psychisch einmal nicht so gut geht, eine Zoohandlung. Ich stehe dann minutenlang vor dem Gehege der Ninchen, und wenn ich den kleinen Tierchen zusehe, fühle ich mich jedes Mal schlagartig besser. An diesem Apriltag ist es aber etwas ganz Besonderes, denn ich würde eines von ihnen aussuchen und ihm ein schönes Leben schenken können. Am liebsten würde ich sie alle mit nach Hause nehmen...

Ich möchte unbedingt ein Kaninchen, das Prinz ähnlich sieht. Es soll hellbraun sein und ein weißes Bäuchlein haben. So habe ich mich schließlich endlich für eines entschieden, als die Verkäuferin zögernd sagt: „Einen hätten wir allerdings noch..."

„Aber?"

„Wir mussten ihn von den anderen Kaninchen ausrangieren, weil er alle aufgemischt hat!"

Das gefällt mir. Denn das zeugt davon, dass er ein kleiner Rebell ist und es ihm gut geht.

„Darf ich ihn mal sehen?", bitte ich.

Und dann sitzt er da, eine Etage tiefer, in einer Box zusammen mit einem Chinchilla. Das Chinchilla kauert verschüchtert in der hinteren Ecke und er guckt mich neugierig durch das Gitter an. „Na, du?", frage ich und stecke meinen Zeigefinger durch die Stäbe. Er schnuppert daran. Damit ist es entschieden. Mein Herz sagt: „Den will ich haben!"

Sowohl die Verkäuferin als auch das Chinchilla sind anscheinend erleichtert, dass ich ihn auswähle. Doch meine Mutter äußert Bedenken: „Was ist, wenn er das Paulchen auch aufmischt?", fragt sie auf dem Weg zum Auto. Aber mich kann nichts mehr davon abbringen, den kleinen namenlosen Rebellen mitzunehmen. Voller Liebe und mit einem andauernden Strahlen auf dem Gesicht drücke ich die kleine Transportbox behutsam an meine Brust. Immer wieder muss ich hineinsehen und sagen: „Er ist soooo putzig! Schau mal, die großen, dunklen Augen!" Da empfinde ich endlich einmal wirkliche Er-Füllung. Eine Füllung, die ich sonst mit Essen gefüllt habe, das ich wenige Minuten später erbrach.

Es geht gut: Paulchen und „der Neue" verstehen sich auf Anhieb. Als ich ihn einmal nach längerem Suchen schließlich in meinem Vorratsschrank neben einer Tüte Erdnussflips finde, bekommt er den Namen Flipp – zumal er so ein kleiner, flippiger Zappelphillipp ist.

Doch von meinem kleinen neuen Freund abgesehen geht es mir nicht gut. Dass ich die Therapie abgebrochen habe, betrachte ich trotzdem nicht als Fehler. Denn ich bin überzeugt davon, dass mir in der Klinik nichts und niemand mehr hätte weiterhelfen können. Die einzige Chance auf Besserung wäre vielleicht gewesen, dass ich schonungslos erzählt hätte, was hinter verschlossenen Türen abgelaufen ist. Sprich: wie sehr es mir zum Kotzen geht. Was mich davon abhält, die Wahrheit ans Tageslicht zu bringen, ist die Angst. Ich habe Angst davor, was kommen würde, wenn ich mein (Ess-)Verhalten ändern würde. Angst vor der Leere, die ich dann nicht mehr mit Essen füllen könnte. Und auch Angst vor den Konsequenzen. Angst vor noch mehr Überwachung. Angst davor, vielleicht wieder im Isolierzimmer eingesperrt zu werden. Nicht zuletzt habe ich Angst davor, dass die Leere durch die erneute Auseinandersetzung mit meiner Vergangenheit gestopft werden solle. Diese Ängste sind größer als die Angst zu sterben.

„Und wenn du es noch einmal in einer anderen, einer Spezialklinik probierst?", werde ich besorgt gefragt. Das kommt für mich nicht in Frage. Denn ich bin in den vorausgegangenen zehn Jahren der Erkrankung in unterschiedlichsten Kliniken quer durch ganz Deutschland gewesen. Unter anderem auch in einer Klinik am Chiemsee, die auf die Behandlung von Essstörungen spezialisiert ist. Die Aufenthalte sind jeweils ohne den geringsten Erfolg geblieben. Ich habe sowohl die Hoffnung auf Heilung als auch das Vertrauen in helfenkönnende Menschen verloren.

Die einzige kleine Hoffnung, die ich noch habe, ist die, dass ich aufhören kann, permanent zu essen und zu erbrechen. Denn die Anorexie-Krake ist trotz allem besser erträglich als die Bulimie-Krake; die anorektische Kontrolle über körperliche Bedürfnisse zu haben, ist das exakte Gegenteil zum bulimischen Kontrollverlust. So hoffe ich, dass ich die Leere zu Hause besser (auf andere Art) füllen kann als in der Klinik, wo ich mich den ganzen Tag nur im Zimmer aufhalten durfte.

Schon bald nach der Entlassung merke ich, dass ich völlig in meinem alten, vertrauten Verhaltensmuster feststecke. „Es passiert von alleine. Aus Gewohnheit", schreibe ich in mein Tagebuch. „Ich muss gestehen, dass ich gar nicht ernsthaft versuche, gegenzusteuern. Denn was mich im wahrsten Sinne des Wortes belastet, ist mein Gewicht. Es ist zu viel. Viel zu viel. Seit ich in der Klinik zweimal hintereinander beim Wiegen geschummelt habe, habe ich tatsächlich zugenommen! Fast zwei Kilo!"

Weil ich hoffe, dass diese zwei Kilo nur Wassereinlagerungen sind, trinke ich eine riesige Dosis Bittersalz. Daraufhin bekomme ich aber nur wahnsinnigen Durst und gleiche mit „zügellosem

Trinken", wie die Krake schreit, den Wasserverlust (und somit das Gewicht) wieder aus. Ich fühle mich zunehmend runder, weicher, fetter und unwohler. Unzufriedener. Ich befürchte, es nie wieder zu schaffen, abzunehmen, stattdessen die Kontrolle vollends zu verlieren – und schließlich übergewichtig zu werden. „Einmal Essstörung – immer Essstörung! Wenn ich die Veranlagung zu Anorexie und Bulimie habe, warum dann nicht auch zu Adipositas?", überlege ich panisch. Mir fällt ein Gespräch wieder ein:

„Wieso wurde bei mir eigentlich Anorexie, nicht Bulimie diagnostiziert?", fragte ich Frau Rathgeb einmal, als ich noch ganz neu in der Klinik war.

Die Therapeutin hatte geantwortet: „Weil bei Ihnen vordergründig massives Untergewicht und der Wunsch, noch dünner zu werden, stehen. Bulimiker essen mehr und wollen nur schlank sein, sie haben meist kein massives Untergewicht."

„Aber ich habe auch oft Fressanfälle!", entgegnete ich.

Die Therapeutin hatte daraufhin auf eines meiner (Fr)Essprotokolle getippt, die ich zu diesem Zeitpunkt noch wahrheitsgemäß ausfüllte: „Das, was Sie als Essattacken bezeichnen, ist bei weitem nicht das, was einer normalen Portionsgröße entspricht, Frau Schwarz. Wenn ich höre, dass Sie zum Frühstück nur eine Scheibe Knäckebrot mit Quark bestellen..."

Diese Scheibe Knäckebrot aß ich – wenn ich sie überhaupt aß – immer auf eine spezielle Weise: Ich bestrich die Seite, auf der keine Löcher waren, mit ein wenig Quark. Zu meinem Entsetzen gab es keinen Magerquark! Die löchrige Seite beschmierte ich aus dem Grund nicht, weil sonst mehr Quark darauf (in den Löchern) gewesen wäre. Dann streute ich so viel Pfeffer auf den Nicht-Magerquark, bis fast kein Weiß mehr zu sehen war. Anschließend wartete ich kurz, bis das harte, trockene Brot vom Quark etwas aufgeweicht war. Dann erst schnitt ich es in exakt zwölf Stücke. Alle mussten möglichst gleich groß sein, und wenn ein Stück davon beim Schneiden zerbrochen war, durfte ich es nicht mehr essen. Dieses Ritual dauerte länger, als meine Mitpatienten für eine Schüssel Müsli, zwei Butterbrötchen mit Wurst, Käse, Honig, Marmelade oder Nutella brauchten.

„Ob die Therapeutin auch dann noch sagen würde, dass meine Essanfälle keiner normalen Portionsgröße entsprechen, wenn sie jetzt, Monate später, wüsste, wie meine Keks-Gummibären-Cashew-Es(s)kapaden aussehen?", überlege ich. Verglichen mit Sybilles

Essattacken fielen meine tatsächlich sehr mager aus. Ich esse zwar oft, immer häufiger, und auch immer größere Mengen, aber nie so wahllos und immens viel wie Sybille oder andere Bulimikerinnen, die ich später noch kennenlerne. Einige von ihnen essen pro Essattacke sogar so viel, dass sie „zwischenkotzen" müssen, wie sie es selbst bezeichnen. Wenn ihr Magen so randvoll ist, dass sie nur noch gekrümmt auf die Toilette kriechen können, erbrechen sie und essen direkt im Anschluss weiter. Es gibt unter Ess-Brechsüchtigen sogar vereinzelte Fälle, in denen es zu Magenrupturen kommt!

Doch meine Angst bleibt. Ich will die anorektische Form einer Essstörung. Ich will weder „enden" wie die „richtigen" Bulimikerinnen, geschweige denn möchte ich adipös werden! Ich habe den Eindruck, dass Ess-Brechsüchtige von der Gesellschaft als abartig und disziplinlos angesehen werden, während Magersüchtige eher für ihre Willensstärke bewundert werden. Nach jedem Essen konsequent zu erbrechen und alles, was dazugehört, wie Toilette reinigen, Zähne putzen (was man nicht tun soll, da man sonst die Magensäure in den Zahnschmelz reibt!) etc., kommt mir fast anstrengender vor, als gleich gar nichts zu essen. Was mich zunehmend ärgert, weil ich während der Klinikaufenthalte erlebt habe, wie sehr Ess-Brechsüchtige leiden, ist die weitverbreitete Ansicht in der Gesellschaft, dass Anorexie die „schlimmere" Krankheit sei. Sie ist zwar die mit der höchsten Sterblichkeitsrate unter allen psychischen Erkrankungen, doch kann man den Leidensdruck nicht am Aussehen der Betroffenen allein festmachen. Dem überwiegenden Teil der Bulimikerinnen sieht man ihre Krankheit nämlich nicht an. Begegnet man ihnen auf der Straße, fallen sie nicht auf. Und es gibt Magersüchtige, die (noch?) keinen Body-Mass-Index von unter 17,5 haben, ab dem die Diagnose „Anorexia nervosa" laut ICD 10-Schlüssel gestellt wird, aber deren Denken und Handeln eindeutig anorektisch ist.

In einer Zeitschrift lese ich: „Jeder 3. Bundesbürger hat Übergewicht! 20 % aller Magersüchtigen können nicht geheilt werden. 17 % sterben an den Folgen der Mangelernährung. 4 % beenden ihr Leben durch Suizid."

Ich rechne mir nun zu Hause aus, dass ich auf 39 Kilo abnehmen kann, ohne bei der nächsten ambulanten Gewichtskontrolle in der Klinik Probleme zu bekommen. Denn die *„Ab-einem-Gewicht-von-unter-40-Kilo-erfolgt-die-stationäre-Aufnahme-Vereinbarung"* gilt nach wie vor. Ein Kilo kann ich leicht schummeln. Zumal die Waage in der Klinik immer 300 g mehr anzeigt als meine eigene. Somit ist jeder Wert, der über 39 Kilo liegt, ein Gewicht, das ich nicht zwangsläufig haben muss und darum auch nicht haben will. Deswegen heißt mein erstes Ziel: knallhart zu mir sein und schnellstmöglich auf 39 Kilo zu kommen. Dazu brauche ich die Anorexie-Krake... Obwohl ich das Bittersalz kaum noch hinunterbringe, weil allein die Vorstellung daran Übelkeitsgefühle verursacht, zwinge ich mich dazu, noch einmal eine Überdosis zu trinken. Das ist Plan 1.

Plan 2 sieht so aus:

Weniger essen, sprich: mengenmäßig weniger und kalorien-/fettärmere Dinge als zuletzt in der Klinik. Mindestens 30 Minuten pro Tag joggen gehen. Sollte ich mich zu schwach fühlen und die Gefahr, auf offener Straße umzukippen, zu groß sein, muss ich stattdessen 30 Minuten im Zimmer auf der Stelle joggen.

Wir wohnen zu fünft in der Wohngruppe, aufgeteilt auf zwei Wohnungen. Ich habe das Glück, dass sich mein Zimmer nicht in der 3-er-Wohnung befindet und ich die Wohnung darum nur mit Ina teilen muss. So habe ich nur eine Mitbewohnerin, die mich im Ablauf meines süchtigen Treibens stören kann. Und ich fühle mich gestört. Diese eine Person ist *eine* Person zu viel! Zumal auch Gitta und Fred, unsere beiden Betreuer, ein wachsames Auge auf mich haben. Doch ich weiß, was ich zu tun habe. Und ich gebe keinem dieser Störenfriede, dieser Eindringlinge, so viel Macht, dass ich mich von ihnen daran hindern lasse, meine Pläne umzusetzen! Notfalls ziehe ich eben aus und suche mir eine eigene Wohnung.

Ich habe eine Aufgabe, ein Ziel. Und das heißt: 39 Kilo (vorerst). Das ist nicht schwer, das schaffe ich! 39 Kilo sind traumhaft. Aber kein Traum. Ich werde meinen Traum Wirklichkeit werden lassen. 39 Kilo und kein einziges Gramm mehr!

Am Tag darauf habe ich tatsächlich bis abends keinen Bissen gegessen, mein Sportprogramm sogar zweimal durchgezogen und mein Magen knurrt unüberhörbar laut. Ich freue mich, dass ich es geschafft habe, nicht zu essen – und insbesondere nicht zu erbrechen. Das habe ich seit mehreren Wochen nicht durchgehalten. Ich sehe das als erneute Bestätigung dafür, dass es die richtige Entscheidung war, nicht in der Klinik zu bleiben.

Um 22 Uhr schleiche ich in die Küche, zünde zwei Kerzen an und schiebe jeweils eine tiefgekühlte Spinatlasagne und eine Lasagne

Bolognese in den Backofen. Die beiden Gerichte habe ich im Tiefkühlfach gefunden. Sie gehören Ina, meiner Mitbewohnerin. Die schläft um diese Zeit immer schon. Zu meinem großen Ärgernis schließt sie ihre Zimmertür nie – auch nachts nicht. Sie hört dann die ganze Nacht hindurch ein und dieselbe CD, manchmal sogar dasselbe Lied. Das wäre nicht so schlimm, wäre es nicht solche Musik! Denn Ina hört mit Vorliebe Schlager, wofür ich sie mehr als einmal nur zu gerne erschlage! An diesem Abend bekomme ich „Verdammt, ich lieb dich..." von Matthias Reim auf die Ohren.

„Verdammt, ich lieb Lasagne... Ich lieb sie nicht. Verdammt, ich brauch sie... Ich brauch sie ni-iiicht!... Ich will Gewicht verliiier'n", denke ich innerlich zwangsläufig mitsummend, als ich im Kerzenschein vor dem warmen, erleuchteten Backofenfenster sitze und hineinglotze. Ich habe mich nicht für eine der beiden Lasagne entscheiden können, obwohl ich gar kein Fleisch esse und somit die eine Sorte wegfallen würde. Aber ich habe gar nicht vor, diese fettigen Gerichte auch zu essen. Ich möchte sie wieder einfach nur haben. Riechen. Mich damit beschäftigen. Im Grunde bin ich so müde, dass ich auf der Stelle einschlafen könnte. Aber die Beschäftigung mit dem Essen hält mich wach. Der Reiz des Verbotenen, sozusagen. Die Unentschlossenheit darüber, ob ich nicht doch noch etwas essen werde, bevor ich schlafen gehe, hält mich oft bis weit nach Mitternacht davon ab, ins Bett zu gehen. Mit vor Müdigkeit brennenden Augen sitze ich an diesem Abend minutenlang hungrig vor dem Backofen. Erst als das Lied aus dem Nebenzimmer zum geschätzten zehnten Mal abläuft und die Stoppuhr des Ofens laut *kliiiing* macht, schrecke ich zusammen. Ich schalte den Backofen aus, puste die Kerzen aus, und lege mich dann in meinem Zimmer auf den Rücken auf den Fußboden, ohne das Licht einzuschalten. Jeder einzelne Knochen tut weh. Ein beruhigendes Gefühl...

„Ich muss Ina morgen die Lasagne gleich ersetzen!", denke ich und schlafe dann, ohne es zu wollen (dürfen), sofort ein. Die Krake erlaubt es nicht, schon vor 1:23 Uhr faul in „Energiesparhaltung" zu verfallen.

Am nächsten Morgen gibt es – verständlicherweise – ziemlichen Ärger wegen der geklauten Lasagne. „Wenn du sie wenigstens gegessen hättest...!", schimpft Ina.

„Dann was?"

„Ach, vergiss es! Dir ist echt nicht mehr zu helfen!"

Obwohl ich mich (vermutlich wegen des Abführmittels) körperlich extrem schlecht fühle, gehe ich in die Stadt, um Ina ihre Lebensmittel zu ersetzen. Das ist das mindeste, was ich tun kann. Um mein schlechtes Gewissen etwas zu besänftigen, kaufe ich ihr auch noch eine Tafel ihrer Lieblingsschokolade. Bei jeder kleinen Anstrengung bekomme ich Herzrasen und an der Kasse im Supermarkt sackt mein Kreislauf so sehr in die Füße, dass mir kurz schwarz vor Augen wird. Die Kundin hinter mir fragt mich besorgt, ob ich einen Arzt brauche.

„Alles, aber keinen Arzt!", denke ich entsetzt, versuche zu lächeln und sage dann zu der hilfsbereiten Frau: „Nein, nein, danke, es geht schon wieder!" So schnell ich kann, fliehe ich aus der Gefahrenzone. Ich torkele durch das Einkaufscenter, als wäre ich sturzbetrunken.

Am Abend wünsche ich mir nichts sehnlicher, als in der Nacht nicht wieder aufzuwachen, zu essen und zu erbrechen. Die vorausgegangene Nacht ist die erste seit Monaten gewesen, in der ich einmal nicht aufgewacht bin.

Ich schaffe es in der folgenden Nacht wieder nicht ohne das nächtliche Essen. Gegen zwei Uhr wache ich auf und irgendetwas zwingt mich dazu, mich mit aller Gewalt wachzuhalten. Um nicht wieder einzuschlafen, setze ich mich im Bett auf, weil mir die Augen immer wieder zufallen. Dann stehe ich fast schlafend auf, gehe barfuß im Dunkeln zu meinem Vorratsschrank, hole das Übliche heraus und nehme meine Seelentröster frierend mit zurück ins warme, kuschelige Bett.

Ich beginne wieder mit den Gummibären. Danach kaue ich wie gewohnt zehn Nüsse, jede exakt zwanzig mal. Zuletzt lutsche ich nach und nach die drei Vollkornkekse. Erst da werde ich richtig wach. Mit dem Wachsein erwacht auch die Krake, die mir befiehlt: „Hör sofort das Fressen auf! Aber sofort! Du disziplinlose, verachtenswerte Person! Erst große Sprüche reißen, von wegen, du willst 39 Kilo wiegen, das schaffst du leicht! Und wie war das doch gleich? Wenn du nicht mehr in der Klinik bist, hörst du auf, diese Fressgelage zu veranstalten?! Ha, darüber kann ich nur lachen!"

Der Keks bleibt fast im Halse stecken. Nun kommt der unangenehmste Teil der nächtlichen Aktion: Ich muss aus dem warmen Bett kriechen und zur Toilette gehen. In diesen Momenten ist Ina wieder einmal ein Störenfried. Und wieder einmal nervt es mich, dass sie ihre Türe nicht schließt!

Bulimikerinnen können gut planen und organisieren. Anders lässt sich ihre Sucht nicht verheimlichen. Außerdem muss es im entscheidenden Moment schnell gehen. Ess-Brechsüchtige denken immer mindestens fünf Schritte (auch die ihrer Mitmenschen!) voraus, und wenn es schließlich so weit ist, ist alles bis ins kleinste Detail schon griffbereit vorbereitet. So habe auch ich eine Handtasche in meinem Zimmer parat, in der alle nötigen Utensilien von WC-Reiniger über Sprühdeo bis Zahncreme stecken.

Ich habe Angst davor, Ina zu wecken. Ich habe Angst, dass sie mein Handeln mitbekommt und mich vielleicht irgendwie daran hindert. Darum schleiche ich schließlich jede Nacht – mit der Handtasche ausgerüstet – im Schlafanzug nach draußen, ins Treppenhaus, wo es noch kälter als in meinem Zimmer ist. Vor allem aber befindet sich da eine Besuchertoilette. Diese ist ab dem Zeitpunkt, als ich sie nachts benutze, immer blitzblank. Ganz im Gegensatz zu sonst. Denn das Reinigen dieses kleinen Raumes gehört zu den Putzaufgaben des jeweiligen Mädchens, das gerade an der Reihe ist. Jede von uns muss alle fünf Wochen neben der eigenen Wohnung auch das Treppenhaus plus die Besuchertoilette putzen. Diese Aufgabe übernimmt gewöhnlich niemand. Das ist schon häufig Streitthema gewesen. Aber wie es so oft im Leben ist, fällt niemandem das Positive auf: Dass die Toilette neuerdings immer sauber und frisch belüftet ist. Auch Ina bemerkt meine nächtlichen „Ausflüge“ nicht. So entwickelt sich ein neues, weiteres Ritual.

Ich versuche noch jahrelang vergeblich, nachts nicht wach zu werden und nicht zu essen! Ich fühle mich absolut machtlos dagegen und wünsche mir oft kaum etwas immenser, als einmal eine einzige Nacht durchschlafen zu können! Als viel später eine Ärztin anbietet, mir ein Medikament zum Durchschlafen zu geben, lehne ich das ab. Zu groß ist meine Angst davor, zwar wach zu werden und zu essen, aber dann plötzlich mit vollem Bauch wieder einzuschlafen.

Mai

An einem der ersten schönen Tage in diesem Jahr, an dem man den Frühling erahnen kann, machen wir fünf Mädchen aus der Wohngruppe zusammen mit Gitta einen Ausflug zu einer nahegelegenen Burg. Dieser soll etwa sechs Stunden dauern. Meine Begeisterung dafür hält sich – milde formuliert – in Grenzen. Ich befürchte nämlich, dass mich unterwegs urplötzlich der Drang überkommt, dass ich auf der Stelle essen (und erbrechen) muss, und dass ich das dann nicht tun kann. Diese Angst ist nicht ganz unbegründet, denn in der letzten Zeit geschieht so etwas öfter. Ich habe deswegen sogar schon Verabredungen kurzfristig abgesagt. Ich hoffe nun, dass ich unterwegs nichts essen werde, und plane, das nachzuholen, wenn wir wieder zu Hause sind. Denn ich weiß, dass Ina anschließend einen Arzttermin hat und ich somit sturmfreie Bude habe.

Vor der Abfahrt sitze ich auf der Gehsteigkante vor dem Haus und warte auf Gitta und meine Mitbewohnerinnen. „Da wir 1,5 Stunden hin und auch wieder zurück fahren, kann ich mir in dieser Zeit im Auto mal Gedanken darüber machen, was ich momentan so veranstalte! Und wie das noch endet, wenn ich nichts dagegen unternehme. Das ist bitter nötig!", überlege ich, „Heute Nacht habe ich nicht nur einmal, sondern sogar zweimal gegessen und erbrochen. Meine Augen sind daher nur Schlitze, mein Gesicht ist weiß und aufgedunsen. So wie der restliche Körper auch..."

Missmutig laufe ich während des Ausfluges hinter den anderen her. Werde ich angesprochen, antworte ich nur knapp und schroff. Ich möchte in Ruhe gelassen werden. Als wir die Burg betraten, habe ich nämlich am Eingang einen Kiosk entdeckt. Dieser spukt die ganze Zeit in meinem Kopf herum.

„Auf dem Rückweg werde ich mir dort etwas zu essen besorgen!", denke ich und überlege, was ich kaufen werde. Ich bin gereizt, weil ich schnellstmöglich zurück zum Auto (zum Kiosk) gehen möchte, während meine Begleiterinnen hingegen in aller Ruhe die „Guck doch mal, so eine wunderschöne Aussicht!" genießen. Schließlich kaufe ich wie üblich Gummibären und Kekse. Aber es sind die falschen, denn meine Sorte gibt es dort nicht. In unserem Kleinbus setze ich mich absichtlich alleine auf die hinterste Sitzreihe. Zwei der Mädchen sitzen ganz vorne bei Gitta, die das Auto steuert. Auf der mittleren Sitzreihe sitzen die zwei anderen Mädchen, und so ist bei ihnen noch ein Platz für mich.

„Komm doch zu uns!", sagt Verena und klopft mit der Handfläche auf das Polster neben ihr.

Ich schüttle den Kopf: „Ich sitze lieber hier hinten!"

„Du bist manchmal echt komisch!", sagt Verena. Und Gitta ergänzt: „Die ist heute nicht gut drauf."

„Nein, sie ist wirklich nicht gut drauf! Weil sie nämlich heute Nacht zweimal gefressen hat, während ihr friedlich geschlafen habt!

Und weil sie so verfressen ist, dass sie nicht mehr warten kann, bis wir zu Hause sind! Sie wird nämlich schon während der Fahrt wieder anfangen zu fressen!", denke ich.

So kommt es dann auch. 20 Kilometer bevor wir zu Hause sind, versuche ich heimlich die Gummibären-Packung aufzureißen, ohne dass es raschelt. Aber noch nie in meinem Leben hat eine solche Verpackung so laut geraschelt! Darum bitte ich Gitta darum, das Radio lauter zu stellen, weil ich „hinten nichts höre und gerade eines meiner Lieblingslieder läuft". Gitta erhöht die Lautstärke und ich beginne zu essen.

Fast die ganze Packung der Gummibären habe ich schließlich während der Fahrt leergegessen. In der Wohngruppe zurück verkrieche ich mich in mein Zimmer und lutsche noch ein paar Nicht-Glückskekse. Ich sitze wie auf Kohlen und hoffe darauf, dass Ina möglichst schnell zum Arzt aufbricht. Doch sie macht keine Anstalten zu gehen. Wut steigt in mir hoch. „Hau endlich ab!", schreie ich ihr durch die Wand lautlos zu. Nichts geschieht. Also gehe ich in unser gemeinsames Badezimmer und „dusche".

Als ich fertig bin, ist Ina immer noch da. Das kann ich an ihrem Türschild sehen. Denn ich habe dafür gesorgt, dass erstens Ina ihre Tür nicht mehr permanent offen stehen lassen darf, und dass wir zweitens beide ein Schild an unserer Zimmertür hängen haben: „Bin da!" bzw. auf der Rückseite: „Bin nicht da!" Ich argumentiere, dass es gut sei, das zu wissen, um ggf. Rücksicht auf die jeweils andere nehmen zu können. In Wahrheit geht es mir nur darum, zu wissen, ob ich ungestört kochen, essen und erbrechen kann.

„Dann bleib doch da!", fauche ich Ina still zu, als ich wieder in meinem Zimmer bin. Kurz darauf gehe ich – obwohl ich mich körperlich extrem schlecht fühle – noch in die Stadt. Jeder Schritt ist mir zu viel, doch ich muss ein Abführmittel besorgen. Am Abend nehme ich die 15-fache Tagesdosis auf einmal und habe folglich eine weitere schlaflose Nacht, weil ich heftigste Magen- und Darmkrämpfe bekomme.

Jedes Mädchen, das in der Wohngruppe wohnt, hat einmal in der Woche ein Einzelgespräch mit Gitta und Fred. Wie Max und Moritz sehen die beiden aus, wenn man sie nebeneinander stehen sieht: Fred ist groß, eher schmal gebaut und hat helle Haare. Gitta ist wesentlich kleiner als er, dafür etwas fülliger und ihre Haarfarbe ist dunkel. In diesen Einzelgesprächen soll es darum gehen, was gut und was weniger gut läuft, denn die WG ist als Übergangslösung gedacht. Für Menschen mit Borderline-Erkrankung, die nach einem Klinikaufenthalt noch nicht wieder soweit gesund sind, dass man sie in den gewöhnlichen Alltag entlassen kann. Ziel ist also, mit Unterstützung der beiden Betreuer zurück in die Normalität zu finden.

Ich bin weder eine typische Borderlinerin, noch verfolge ich das Ziel der Normalität. Denn ich will in keiner Weise normal sein. Ich will auffallend anders sein. Alles ist okay, nur Hauptsache nicht der Norm entsprechend. Ich will nicht nur unnormal dünn sein, ich kleide mich auch ausschließlich schwarz und mein Zimmer ist ebenfalls komplett in Schwarz gehalten. Ich will außerdem keinen normalen Tagesablauf. Generell reizt es mich nicht, normal zu leben. Ich finde es nicht erstrebenswert, ein Leben wie beispielsweise das Klinikpersonal, die Betreuer oder auch meine Eltern und Geschwister zu führen. Es erscheint mir nicht wichtig, Karriere zu machen, eine Familie zu gründen, ein großes Haus zu bauen oder ein schickes Auto zu fahren. All das kommt mir oberflächlich und sinnlos vor. Das alles ist vergänglich. Wozu also für etwas kämpfen, was endlich ist?

Auf der Speisekarte des Lebens scheint es nichts zu geben, was mir schmeckt und was mich wirklich erfüllt. Viel mehr interessiert mich, was nach dem irdischen Leben kommt. Ich glaube an ein Leben nach den Tod. Ich stelle es mir so vor, dass nur unsere Körper auf der Erde zurückbleiben und die Seelen vom Körper getrennt woanders weiterexistieren. Je nachdem, ob man ein guter oder schlechter Mensch war, im „himmlischen Paradies“ oder in der „ewigen Verdammnis“.

Der Sinn des Lebens

Wir streben nach immer Höherem.
Wir führen Kriege, weil wir uns mächtig fühlen wollen.
Wir sind schnell, wollen noch schneller sein als andere.
Wir sind laut, bunt, hochgebildet.
Wir tragen Designerkleidung, weil das unseren Wert widerspiegeln soll.
Wir hungern, weil wir Schönheit als wesentlich erachten.
Wir essen im Übermaß, weil wir mehr wollen.
Wir wollen so viel, dass wir nie satt werden.
Und weil wir wissen, dass das, was wir an Nahrung zu uns nehmen,

nicht er-füllt, erbrechen wir es wieder –
oder verhungern von vornherein unsere Bedürfnisse.

Wir übernehmen, was die Welt vorgibt:
Wir glauben, diese Werte sind das Wichtigste, das Einzige, was zählt.
Wir nehmen uns in der Hektik der Zeit und in der Fülle an Informationen darüber, wie wir (nicht) zu sein haben, nicht die Zeit, zu überlegen, ob wir wirklich dieser Ansicht sind.
Wir sind so überzeugt und mitgerissen, dass wir dabei völlig übersehen, dass es auf all das eigentlich überhaupt nicht ankommt...

Bei geschätzten 7 Milliarden Menschen auf diesem Planeten ist jeder einzelne davon ein Unikat, ein Individuum.
Ist man es da nicht wert, so zu sein, wie man eigentlich ist?!
Ist es nicht völlig in Ordnung, dass man genau so ist?!
Ist es nicht schade, wenn man seine Einzigartigkeit, seine Persönlichkeit verschenkt, wenn man sich oben genannten Dingen einfach unterwirft?!
Man sollte sich nicht für andere Menschen verändern, nur um nicht aufzufallen oder um jemandem zu gefallen.
Das Wichtigste ist, dass man sich selbst gefällt.

Jeder Mensch lebt doch sein ganz eigenes Leben, das über dieses irdische Leben hinausgeht. Eines Tages wird man auf sich selbst gestellt seinen persönlichen Weg alleine (weiter-)gehen, ohne einen Menschen an der Seite.

Was nutzt es, wenn man dann zwar der Gesellschaft gefällt, aber nicht zu sich selbst stehen kann?!

Was nutzt es, wenn man sein Leben lang versucht hat, es allen – nur nicht sich selbst – Recht zu machen?!

Was nutzt dann Ansehen, Aussehen, Geld oder Bildung?!

Der größte Sinn des Lebens – liegt er nicht darin, dass man am Ende in sich selbst geborgen, ruhig ist?!

Dass man Halt verspürt, Frieden mit sich geschlossen hat, dass man so gefestigt ist, dass man keine Angst vor dem ungewissen Neuen verspürt?!

So ist es nicht verwunderlich, dass meine Einzelgespräche niemals zufriedenstellend verlaufen. Weder für die beiden Betreuer noch für mich. Jedes Mal fühle ich mich auf's Neue so, als säße ich auf der Anklagebank und als wären Gitta und Fred Richter, die mich für mein unnormales (Fehl-)Verhalten verurteilen. Es gibt keinen Freispruch – ich gebe mir die Todes(s)strafe. Ich verschließe mich den Richtern gegenüber, fühle mich angegriffen und missverstanden. Fast jedes Mal enden diese Gespräche damit, dass ich entweder heulend dasitze und nichts mehr sage oder dass ich aus dem Zimmer laufe.

„Wir können nicht auf deine Eigenverantwortung setzen, weil du zu sehr von der kranken Seite gesteuert bist!", sagt Fred. Gitta ergänzt: „Du siehst deinen Zustand nicht realistisch! Du bist magersüchtig. Ob du es zugibst oder nicht."

Wieder stelle ich mir die Frage, ob ich mit meinen kleinen Gummibären-Keks-Nuss-Es(s)kapaden unter „Bulimie" oder „Anorexie" falle. Denn davon abgesehen esse ich kaum etwas. Höchstens Kürbiskernbrötchen ohne Belag oder Äpfel oder Karotten. Alles auf sehr unnormale Weise. Während ich noch überlege, sagt Fred in meine Gedanken hinein: „Wir unterstützen dich nicht dabei, wie du dich tothungerst und auf die 30 Kilo zusteuerst. Du hast sichtbar wieder abgenommen!"

Dass ich dünner aussehe, freut mich nur teilweise. Normalerweise ist das ja das Schönste, was man mir sagen kann, aber 30 Kilo sind wirklich maßlos untertrieben! „

Ihr seht es zu ernst, ihr überdramatisierst!", sage ich darum.

„Nein", widerspricht Fred, „du hast keinen Blick mehr für die Realität und verschönerst! Du spielst allen was vor, deiner Therapeutin in der Klinik auch. Und du manipulierst nicht nur dein Gewicht, sondern auch deine Blutwerte. Du nimmst das Vitamin B12 gar nicht und das Kalium immer erst am Tag vor der Blutabnahme. Wenn die dir mal unangekündigt Blut nehmen würden, würden sie aus allen Wolken fallen!"

„Sollen sie doch aus den Wolken fallen! Oder noch besser: Alle auf dem Mond verschwinden!", denke ich trotzig. Den Ernst der Lage verkennend muss ich bei der bildlichen Vorstellung dessen, wie alle meiner Gegner wild mit Armen und Beinen strampelnd aus einer Wolke fallen oder in einem Raumschiff zum Mond abheben, innerlich schmunzeln.

Gitta nickt zustimmend. Ich schweige. Denn Fred hat damit recht, dass ich das Vitamin B12 gar nicht einnehme (denn es wird bei den Blutkontrollen nicht untersucht, weil es kein Routine-Befund ist) und das Kalium immer erst am Tag vor einer Blutuntersuchung trinke.

„Wir beide haben darum beschlossen, dass wir dich künftig nicht mehr an körperlich anstrengenden Veranstaltungen teilnehmen lassen“, verkündet Gitta. Davon gibt es einige.

„Aha“, sage ich scheinbar ungerührt. Doch im Grunde freut mich das sogar. Denn damit habe ich künftig öfter sturmfreie Bude, weil Ina ja von den entsprechenden Gruppen nicht ausgeschlossen ist, und alle Gruppen verpflichtend sind.

Es gibt – außer montags – jeden Nachmittag von 14 bis 16 Uhr eine Gruppe. Dienstags findet meine Lieblingsgruppe statt, die Kreativgruppe. Da malen oder basteln wir etwas. Mittwochs ist Spielenachmittag. Meist wollen die anderen Mädchen „Tabu“ oder „Uno“ spielen. Ich mag viel lieber „Rummikub“, aber da ich jedes Mal gewinne, verliere ich im Laufe der Zeit Mitspieler. Donnerstags ist die Freizeitgruppe. Daran werde ich nun „leider“ nicht mehr teilnehmen dürfen, da Ausflüge unternommen werden. Und freitags findet die Hausversammlung statt, in der der Putzdienst eingeteilt wird und Gelegenheit für sonstige Anliegen ist. Zudem sind Dienstag- und Freitagvormittag die Sportgruppen. Auch davon bin ich nun also befreit. Dienstags gibt es zudem die sogenannte Kaffeerunde, wo wir uns alle zusammensetzen und einen Tee, Kaffee – oder wie die Kalorienjunkies einen Cappuccino – trinken. Und donnerstags ist die schlimmste aller Gruppen: das Kochen. Somit habe ich fortan den ganzen Montag frei sowie Dienstag und Freitag vormittags und Donnerstag nachmittags keine verpflichtenden Gruppen, und werde demzufolge in aller Seelenruhe meinem süchtigen Treiben nachgehen können, ohne Angst haben zu müssen, dass mir jemand in die Quere kommt. „Uns ist schon klar, dass du deine Kalorien an anderer Stelle abtrainieren wirst“, unterbricht Gitta meine Pläne.

„Aber was du für dich alleine tust, ist deine Sache“, ergänzt Fred. „Wir werden uns jedenfalls nicht länger dafür verantwortlich machen. Wenn dir nämlich was passiert, sind wir beide dran!”

Ich fahre zu dieser Zeit nie mit dem Fahrrad. Generell mag ich das Radfahren nicht. Aber an diesem Tag beschließe ich, eine Runde zu fahren. Vermutlich ist es eine Trotzreaktion. Ich komme tatsächlich nicht sehr weit und muss schon nach ein paar Minuten wieder umkehren.

„Faule Sau!”, schimpft die Krake, „So schnell gibst du auf! Wenn du nicht so schwer wärst, kämst du den Berg locker hoch!

Ich hab's dir ja schon immer gesagt: Du bist einfach zu faul und zu disziplinlos!"

„Ich will nur nicht vom Rad fallen und von einem Auto überrollt werden! Ich werde dafür zu Hause im Zimmer auf der Stelle joggen! Wenn ich tot umfalle, dann möchte ich zumindest keinen anderen Menschen mit reinziehen!", versuche ich mich zu rechtfertigen. Just in dem Moment, als ich meinen Drahtesel mit letzter Kraft, vor Schwindel taumelnd und nach Luft japsend in die Garage schiebe, kommt ausgerechnet Fred. „Machst du das jetzt aus Trotz? Wegen unserem Gespräch?", will er wissen.

„Nööööö!", sage ich schnippisch.

„Ich bin auf deine Fassade auch erst reingefallen! Aber als ich dich gestern gesehen habe, und heute auch..."

„Da was?!", frage ich noch schnippischer.

„Da ist mir klar geworden, dass das alles nur Schein ist. Du siehst aus wie der Tod von Forchheim. Deine Augen liegen so tief in den Augenhöhlen, dass sie fast zum Hinterkopf rauskommen!" So ist Fred. Zu diesem Zeitpunkt kann ich mit seiner teils sehr sarkastischen Art absolut nicht umgehen. Erst viel später merke ich, wie gut mir Ironie oftmals tun kann. In dieser Situation aber sehe ich wirklich nicht nur wie der Tod aus, sondern fühle mich auch so.

„Mist! Sie hatten wohl doch recht! Ein bisschen zumindest", denke ich am nächsten Morgen.

Ich bin mit Kribbelgefühlen in den Händen und dem linken Arm sowie Krämpfen in den Füßen aufgewacht. Zudem drückt ein Engegefühl im Brustkorb und zeitweise sticht mein Herz. Ich versuche alles zu ignorieren und gehe wie gewöhnlich in die Stadt, um „Stoff" zu besorgen. Genaugenommen fahre ich mit dem Bus. Ich habe Angst, dass es mir später noch schlechter geht und ich dann nicht mehr in der Lage bzw. vielmehr im Stande bin, einkaufen zu gehen. Wieder zu Hause putze ich die Wohnung.

„Es kann schließlich gar nicht so schlimm sein, wenn ich gestern noch alles tun konnte und sogar auf die Idee kam, Fahrrad zu fahren!", rede ich mir ein. Doch es hilft einfach nichts. Mittags werden die Krämpfe so stark, dass ich mich hinlegen muss. Da hat selbst die Krake nichts mehr zu befehlen.

Irgendwie schaffe ich es mit verkrampften Händen noch, eine Kalium-Brausetablette aufzulösen und zu trinken. Denn mir ist klar, dass die Symptome eindeutige Anzeichen dafür sind, dass meine

Elektrolyte wieder einmal völlig aus dem Gleichgewicht geraten sind. Die Brausetablette landet keine 20 Minuten später ohne mein beabsichtigtes Zutun von selbst in der Toilette. Ich sinke schwach auf den Fliesenboden und bleibe regungslos liegen. Mein Herz fühlt sich an, als sei es aus starrem Blei, die Luftröhre ebenfalls. Ich bekomme keine Luft. Todesangst erfüllt mich. Ich kann keine Hilfe holen und auch als das Schlimmste vorbei ist, rede ich mit keinem darüber. Sie würden mich – ob ich will oder nicht – sofort in die Klinik bringen und sagen, dass Lebensgefahr besteht. Was vermutlich auch so ist.

Um 14 Uhr muss ich mich regelrecht dazu zwingen, aufzustehen und nach unten zur Gruppenveranstaltung zu gehen. Ich fühle mich so müde und schlapp, dass jede Bewegung einem Kraftakt gleicht. Es ist Mittwoch, ein Spielenachmittag. Im Gruppenraum, der – genau wie das Büro der Betreuer – eine Etage unter unserer Wohnung liegt, habe ich bereits nach drei Minuten zu viel. Meine Mitbewohnerinnen und die Betreuer haben sichtlichen Spaß beim Tabu-Spielen. Damit kann ich mich rein gar nicht identifizieren. Tabu ist für mich tabu! Ich stehe einfach auf und gehe.

„Ich muss kurz raus!", hauche ich, kaum Luft bekommend. Ob jemand mitbekommen hat, wie schlecht es mir geht – ich weiß es nicht. Jedenfalls folgt mir niemand. Ich schleppe mich die Treppe wieder hoch und werfe mich mit wild klopfendem Herzen, als wäre ich soeben einen Marathon gelaufen, in meinem Zimmer auf's Bett. Ich heule, heule, heule.

Länger als zwei Stunden. Denn als ich noch so daliege, höre ich, dass Ina die Wohnungstür aufschließt und von der Gruppe zurückkommt. Dann schlafe ich ein.

Um 17:55 Uhr esse ich mein übliches Abendessen, das aus einem trockenen Kürbiskernbrötchen und einem halben Apfel oder zwei Essiggurken besteht, und verschwinde kurz darauf im Bad. Ich esse das Abendbrot immer erst um exakt 17:55 Uhr. Keine einzige Minute früher. Denn das ist disziplinlos und ich möchte meine Fressanfälle ja in den Griff bekommen... Als ich im Badezimmer fertig bin, bekomme ich so massiven Unterzucker, dass mir schwarz vor Augen wird. Nur ein neonfarbener Fleck in 8-Form leuchtet grell in dem Schwarz und springt hin und her. Solche Zustände treten seit ein paar Tagen öfter auf. Sie kommen etwa fünf Minuten, nachdem ich mich übergeben habe und äußern sich durch Zittern, Unruhe, Tachykardie, Müdigkeit, Muskelschwäche, Heißhunger, kalte Schweißausbrüche und manchmal auch leichte Krämpfe. Was anfangs nur ab und zu vorkommt, wird schließlich die Regel.

Eine Ärztin erklärt mir später, dass mein Körper so durcheinander war, dass er zunächst im ausgehungerten Zustand freudig die zugeführten Nährstoffe aufspaltete. Also auch den Zucker. Er sendete das Signal: „Zucker! Insulin muss her!" Während er dann fleißig Insulin ausschüttete, entzog ich ihm gleichzeitig durch das Erbrechen ebenfalls Zucker. So rauschte ich in Blutzuckerwerte von oftmals nur knapp 40 mg/dl. (Bei Hypoglykämie-Werten unter 50 mg/dl ist in der Regel keine „normale" Hirntätigkeit mehr möglich!)

An dem geschilderten Tag kann ich nicht mehr aufstehen, um mir selbst Traubenzucker zu holen. Ich muss Schwäche gestehen und Ina rufen. Sonst würde ich vielleicht ins Koma fallen. Ich merke, dass ich einen Schritt zu weit gegangen bin. „So geht es nicht weiter! Ich will nicht in die Klinik! Ich will aber auch nicht so fett bleiben!", denke ich verzweifelt.

Am Tag darauf gibt es ein außerplanmäßiges Gespräch zwischen Fred und mir. Gitta ist aus irgendeinem Grund nicht da. Ich höre schon durch die geschlossene Tür, dass Ina „petzt", obwohl sie hoch und heilig versprochen hat, nichts zu sagen.

Kurz darauf klopft es an meiner Zimmertür. Dann kommt Fred herein, nimmt meinen Schreibtischstuhl und zieht ihn vor mein Bett, auf dem ich sitze und schreibe. Das sieht nach einem längeren Gespräch aus und lässt nichts Gutes verheißen.

„Jetzt ist Klinik angesagt!", eröffnet Fred das Gespräch und schlägt die Beine übereinander.

Ich schieße sofort in die Höhe, stehe senkrecht vor dem Bett. „Es geht mir aber wirklich wieder besser!", sage ich erschrocken und setze mich wieder. Das ist nicht gelogen. „Ich habe heute Nacht sogar drei Schokomuffins gegessen!" Auch das entspricht der Wahrheit. Selbst erbrochen habe ich sie nicht, weil mir schon während des Kauens des letzten Muffins die Augen zugefallen sind. Am Morgen war das Entsetzen, als ich die Krümel und die Verpackung sah, so groß, dass ich mich nicht getraut habe, mich zu wiegen

Bei der Vorstellung, dass Fred mich weder zum Einkaufen für die Kochgruppe am Mittag noch am Nachmittag zur Freizeitgruppe mitnimmt, fühle ich mich wie eine simulierende Schulschwänzerin, weil es mir ja so gut geht. „Kein Wunder, wenn ich nicht abnehme!", denke ich. „Wenn ich nur faul auf dem Bett sitze, nur weil ich mich mal ein bisschen schlecht fühle! Ich sterbe deswegen nicht gleich, ich bin ja nicht kachektisch. Ich lasse mich zu sehr von den anderen einlullen!"

Da Fred nicht auf meine Aussage bezüglich der Muffins antwortet, sondern mich nur (zu Recht) skeptisch ansieht, wiederhole ich: „Es geht mir wirklich besser!" Wir einigen uns schließlich darauf, dass er mich am folgenden Tag ohne weitere Diskussion in die Klinik fährt, falls es mir wieder schlechter geht. Ich nehme mir ernsthaft vor, alles dafür zu tun, um das zu umgehen. Tatsächlich esse und trinke ich an diesem Tag, der Krake zum Trotz, ohne zu erbrechen und nehme sogar noch zwei Kalinortabletten.

So fühle ich mich tags darauf tatsächlich besser. Fast wie neugeboren. „Du hast deine Fassade also wieder aufrecht!", sagt Fred in einem Tonfall, der mich mutmaßen lässt, dass er mich lieber in die Klinik bringen würde.

„Hab keinen Bock auf die Todkranke!", schreibe ich kurz darauf in mein Tagebuch. Das stimmt wohl nicht ganz, denn sonst würde ich entsprechende Taten folgen lassen...

Liebe Leser,

nervt Sie der sich ständig wiederholende Kreislauf? Ist Ihnen schon ganz schwindlig von den Worten „Hunger", „Gewicht", „Kalium", „Tod" und „Klinik"? Haben Sie genug davon und würden Sie das Buch jetzt gerne zur Seite legen, um sich schöneren Themen zu widmen?

Wenn ja, geht es Ihnen ähnlich wie mir damals! Doch ich konnte das Buch nicht einfach zuschlagen. Und weil ich verdeutlichen möchte, wie zermürbend das endlose Kreisen war, vermeide ich die Wiederholungen auch beim Aufschreiben meiner Geschichte nicht. Es geht mir darum, zu verdeutlichen, dass es mehr als schwierig ist, den Suchtkreislauf zu unterbrechen. Wenn Sie weiterlesen, werden Sie merken, dass es genaugenommen kein einfacher Kreislauf, sondern eher eine Spirale ist, deren Radius immer enger wird. Und Sie werden erfahren, wie das Ende dieser Spirale aussehen kann...

Juni

Die „Muffin-Phase“ ist somit eröffnet: Seit ich nämlich in dieser einen besagten Nacht die drei Schokomuffins gegessen habe, bekomme ich weder den Geschmack noch den Geruch aus meinem Kopf. Immerfort spuken Muffins durch meine Hirnsynapsen. Ich beginne, Muffins regelrecht zu sammeln, so wie andere Leute Modellautos sammeln. Nur stelle ich sie nicht dekorativ in eine Glasvitrine. In jeder nur erdenklichen Sorte, aus verschiedensten Supermärkten – ich muss alle Muffins haben! Es sind meine Muffins! Angetrieben von unbändiger Gier nach diesen Köstlichkeiten führt mein Weg quer durch die ganze Stadt, um noch mehr Muffins zu besorgen. Ich kaufe sogar ein Muffin-Backbuch sowie dazugehörige Förmchen.

Mein kleiner Vorratsschrank in meinem Zimmer reicht schließlich nicht mehr aus, um darin unzählige Packungen Muffins unterzubringen und ich muss auf die Küche ausweichen. Völlig außer Acht lassend, dass ich selbst noch vor ein paar Wochen Inas Lasagnen ungefragt genommen habe, lässt mich der Gedanke nicht los, dass Ina von meinen Sachen etwas wegfressen könnte! Ich lege sogar eine Art Inventur-Liste an und führe Buch darüber, wie viele Packungen Kekse, Gummibären und Nuss-Dosen ich habe...

Die Muffins verfolgen mich sogar bis in den Schlaf. Ich träume davon, wie ich den lockeren, weichen Teig mit der Zunge an den Gaumen drücke und den Saft (das Fett!) herauspresse. Ich träume, dass meine Fingerspitzen und die Lippen ölig glänzen. Ich träume, dass mir das Fett zu den Mundwinkeln herausläuft, und am Hals entlang hinunterrinnt. Ich träume, wie mich eine Muffin-Duftwolke umgibt.

Nur essen tue ich die Muffins nie wirklich. Zu abschreckend nehme ich die fettigen Vorstellungen wahr. Die Pro-Ana-Regel „Eine Sekunde an den Lippen – für immer auf den Rippen!” kommt mir plötzlich wieder in den Sinn, obwohl ich schon seit längerer Zeit keine entsprechenden Seiten mehr im Internet besuche. Also entwickle ich einen Kompromiss, wie ich die Muffins zwar schmecken kann, aber trotzdem nicht zunehme. Und das ohne zu erbrechen: Ich trenne den Muffins zunächst die „Köpfe“ ab. Diese zerbrösele ich in 15 möglichst gleich große Teile. Die knete ich zu Kügelchen. Dann nehme ich jeweils eine der Kugeln, stecke sie in den Mund und lasse sie aufweichen. Und da kommt der entscheidende Punkt:

Ich schlucke den flüssigen Brei nicht hinunter, sondern spucke ihn in ein kleines Schüsselchen. Das wiederhole ich beliebig oft, maximal jedoch 15 Mal.

Diese zunächst scheinbar geniale Idee entpuppt sich sehr bald als Irrweg. Denn erstens ekelt mich das Ausspucken mehr als das Erbrechen, zweitens habe ich immer Angst davor, aus Reflex doch versehentlich zu schlucken, und drittens er-füllt es mich nicht. Auch meine Bauchspeicheldrüse rächt sich für diese Überlistungsversuche: Die Unterzuckeranfälle werden noch massiver. So gebe ich das „Chew and Spit“ (das als nicht näher bezeichnete Essstörung gilt) sehr schnell wieder auf.

Schließlich flattert doch noch ein angekündigtes Schreiben ins Haus. Ich habe gehofft, dass es nicht mehr kommt. Jeden Tag bin ich heimlich zum Briefkasten geschlichen, um nachzusehen, ob es dieses Mal dabei ist. Nun ist es also soweit: Der Oberarzt hat seiner Androhung tatsächlich Taten folgen lassen! Es ist ein Beschluss des Amtsgerichts. Darin werde ich, die Angeklagte, darüber informiert, dass mein Urteil gefällt und mir nun eine gesetzliche Betreuerin zugeteilt ist, die für die Bereiche „Aufenthaltsbestimmung“ und „Gesundheitsfürsorge“ zuständig ist. „Hochachtungsvoll, Name des Richters am Amtsgericht“. Ich habe keinen Appetit auf Speisegerichte – und noch weniger auf Amtsgerichte!

Aufgebracht stürme ich mit meinem Strafbescheid (immerhin kein Haftbefehl!) in das Büro der Betreuer. Dort treffe ich auf Fred.

Der sagt in einem Tonfall, der mich noch wütender werden lässt, als ich es ohnehin schon bin: „Die Klinik hat es auf ‚sehr dringend‘ gemacht. Normalerweise dauert so etwas länger. Und ich stimme dem zu! Die Gesellschaft kann dir nicht dabei zuschauen, wie du dich zu Tode hungerst. Und die Ärzte gleich zweimal nicht! Was du machst, ist Selbstmord auf Raten.”

„Na, danke für deine hilfreiche Unterstützung! Das habe ich jetzt gerade noch gebraucht!”, fauche ich. Erstaunlicherweise wachsen mir keine Hörner... Am liebsten würde ich den Brief auf der Stelle durch den Papierwolf jagen. Und Fred sowie den Richter und den Oberarzt gleich hinterher!

„Aber du hast es ja provoziert“, sagt Fred unbeeindruckt von meiner Rage, „Du hast es provoziert, indem du dein Gewicht und deine Blutwerte auf minimalstem Niveau hältst!”

„Und was hätte ich deiner Meinung nach tun sollen?”

„Iss halt einfach!"

„Einfach...! Und wie soll das gehen?"

Schulterzucken.

„Du verlangst etwas von mir, von dem du selbst nicht weißt, wie es gehen soll!", denke ich innerlich knurrend. Wütend die Tür des Büros hinter mir zuknallend dampfe ich wieder ab. Die Worte „Iss halt einfach!" hallen in meinem Hirn nach. Wo gibt es „Einfach" denn zu kaufen? Wie bereitet man „Einfach" zu? Wie schmeckt „Einfach"? Und besonders: Wie isst man „Einfach"???

Kaum bin ich oben in meinem Zimmer angekommen, klingelt das Telefon. „Waaaas?!", fauche ich in den Hörer und gehe davon aus, dass es Fred sei, der von unten hochruft. Aber er ist es gar nicht. Es ist eine gewisse Frau Pötzel, die mich anruft, „weil ihr zu Ohren gekommen ist, dass ich eine Betreuerin suche". Zugegeben, sie klingt am Telefon ganz okay. Aber trotzdem: Sie gehört zu *denen*. Zu meinen Feinden, die mich als unzurechnungsfähig einstufen. Wir vereinbaren, dass wir uns gleich am folgenden Tag treffen werden.

Sowie ich den Telefonhörer aufgelegt habe, greife ich wie üblich zu meinem Tagebuch und lasse meinen Gedanken freien Lauf: „Bin so wütend! Fühle mich ohnmächtig! Schluss mit Freiheit und Selbstbestimmung! Wie war das? Hatte Frau Rathgeb nicht etwas von „Seien Sie selbstfürsorglich" gesagt?! Jetzt haben die mich wieder. Obwohl ich nicht mehr in der Klinik bin! Nicht einmal zu Hause können sie mich in Ruhe lassen! Nun dürfen sie mit mir machen, was sie wollen! Jetzt ist Krieg angesagt! Die haben nicht das Recht, mir meinen Willen zu rauben! Ich kann selbst entscheiden was ich tue! Ich bin nicht plem-plem, ich will nur meinen Traum endlich wahr werden lassen: 36 Kilo – und kein Gramm mehr! ‚Träume nicht dein Leben, lebe deinen Traum!' So heißt es doch?! Also, dann haltet's Maul!"

Frau Pötzel, die ich Sylvia nennen darf, und ich haben uns in einem Café auf neutralem Boden verabredet. Eine junge, hübsche, modisch gekleidete Frau mit schulterlangem braunem Haar und dunklen Augen sitzt mir gegenüber, und obwohl ich mir vorgenommen habe, es nicht zu tun, finde ich sie auf Anhieb sympathisch. Und sie mich auch, wie mir scheint. Es wirkt, als ob die Chemie zwischen uns stimmt.

Meine dringendste Frage ist natürlich die, ob es irgendeine

Möglichkeit gibt, dieses ganze Betreuungsverfahren doch noch zu umgehen. Aber Sylvia schüttelt den Kopf. Sie erklärt mir die Einzelheiten und was die ganze Angelegenheit genau für mich bedeutet. Im Grunde geht von ihr keine Gefahr aus, denn sie ist nur Vermittlerin zwischen den Ärzten und mir. Sie hat nicht – wie ich anfangs befürchte – zu entscheiden, ob ich in eine Klinik eingewiesen werden muss oder nicht. Das bestimmen nach wie vor die Ärzte. Sylvias Aufgabe ist nur, in einem solchen Fall dafür zu sorgen, dass ich auch wirklich in der Klinik erscheine. „Und wenn ich mich dann einfach weigere?", möchte ich wissen.

„Dann muss ich notfalls die Polizei einschalten."

„Oha! Und die führen mich dann wie im Krimi so richtig mit Handschellen ab?", frage ich ungläubig.

„Ja", antwortet Sylvia, „aber wir wollen doch beide hoffen, dass es nicht so weit kommt?!"

„Aber ganz, ganz sicher!" Einen Vorteil hat Sylvia: Ich muss nun nicht mehr selbst jede Woche in der Klinik anrufen, um nach meinen Blutwerten zu fragen. Das nämlich mag ich überhaupt nicht. Ich rufe generell nirgendwo gerne an, und bei den Telefonaten bezüglich der Blutwerte muss ich oft mehrere Anläufe starten, bis ich endlich einen Arzt in der Leitung habe. „Wie lange haben wir beide jetzt das Vergnügen zusammen?", frage ich.

„Im Normalfall sind das sechs Monate."

„Und wenn ich mich als Normalfall bis dahin gut führe..."

„...Dann bist du mich wieder los!", lacht Sylvia.

„Hehe, und du mich! Warte erst mal ab, bis du mich besser kennst. Du wirst mich noch früh genug auf den Mond schicken wollen!"

„Das glaube ich nicht. Weißt du, für mich ist nicht wichtig, wie viel – oder besser: wenig – du wiegst und wie deine Blutwerte ausfallen!"

„Ahaaa! – ?"

„Mir geht es nur darum, dass es dir wieder besser geht!" Mit diesen letzten Sätzen mag ich sie noch ein wenig mehr. Ich freue mich sogar schon auf unser nächstes Treffen in zwei Wochen. Dazwischen ruft sie mich wegen der neuen Blutergebnisse an.

Zurück in der Wohngruppe wollen die Betreuer neugierig wissen, wie das Treffen verlaufen ist. Sie haben mich nur wutschnaubend weggehen sehen und bekommen mich nun gutgelaunt zurück. Ihre Reaktion, als sie mich so sehen, lässt mich mutmaßen, dass sie sich den Ausgang anders erhofft haben. Ich fühle mich gut bei dem Gedanken, dass ich alle „enttäuschen“ muss, die geglaubt haben, ich werde mich weiterhin trotzig verhalten und mich gehörig ärgern. Besonders dem Oberarzt gegenüber freut es mich, dass sein versuchtes Machtgehabe, als das ich den ganzen Prozess weiterhin ansehe, gescheitert ist.

„Sylvia wird mich gar nicht einfach in die Klinik stecken!”, verkünde ich fast stolz. Als habe ich einen Sieg errungen.

„Solange du nicht bereit dazu bist, mindestens 50 Kilo zu wiegen, brauchst du auch gar nicht in eine Klinik gehen. Dann würdest du sowieso nur wieder alle hintergehen und nicht gesund werden wollen“, hält mir Gitta vor. 50 Kilo habe ich zuletzt vor knappen 1,5 Jahren gewogen. Als ich in die WG einzog und davor 11,5 Monate am Stück in der Klinik war.

„Gefällst du dir so überhaupt noch? Mit deinen 37 oder sogar nur noch 36 Kilo?”, fragt Gitta mit einem Blick an mir herab.

„Nein!”, denke ich trotzig, „Ich gefalle mir so ja eben gerade nicht! Darum will ich doch dünn(er) werden!” Dabei weiß ich ganz genau, dass Gitta es anders meint. Da ich nicht antworte, ergänzt die Betreuerin: „Findest du dich nicht viel hübscher mit 50 Kilo? Da siehst du wenigstens wie eine Frau aus!”

Die beiden Betreuer wissen an diesem Tag noch nichts von meiner Vergangenheit. Somit ahnen sie auch nicht, wie sehr mich die bloße Vorstellung daran, wie eine Frau auszusehen, erschreckt. Wieder einmal verletzt mich Gitta an jenem Tag darum mit ihrer Frage – wenn auch ungewollt. Ich laufe in mein Zimmer. Plötzlich ist meine eben noch gute Stimmung auf dem Nullpunkt. Und wieder muss mein Tagebuch herhalten:

„MEINE PRINZIPIEN:

– Zum Schutz meiner Seele und meines Herzens –

Nieman(n)den an mich ranlassen! Von nieman(n)dem bevormunden, beeinflussen, unter Druck setzen, einschüchtern lassen! Von nieman(n)dem abhängig machen! Keiner kennt mich besser als ich mich selbst! Freund kann schnell Feind werden! Manche Menschen lächeln nur, um mein Vertrauen zu gewinnen und es dann zu MISSBRAUCHEN. Oder um Geld damit zu verdienen! Niemals Schwäche zeigen, sonst fühlen DIE sich stark und machen Dinge mit mir, die ich NICHT will!”, schreibe ich.

Und darunter: *„IHR DÜRFT MIT MIR NICHT EINFACH TUN, WAS IHR WOLLT!”*

Juli

Schließlich ist (selbst für mich) nicht mehr zu übersehen, dass ich dünner denn je bin. Ich esse nicht nur wie ein Spatz, sondern sehe auch aus wie ein zerbrechliches Vögelchen. Selbst auf offener Straße werde ich manchmal von fremden Personen misstrauisch beäugt. Zwar habe ich stets das Gefühl, alle würden mich anstarren, doch an diesen warmen Sommertagen werde ich auch mehrfach angesprochen. Auch ich selbst erschrecke teils, wenn ich mich unerwartet irgendwo spiegele.

Ich erinnere mich noch heute an eine spezielle Situation: Wie die meisten meiner essgestörten Artgenossinnen blicke ich nicht in Schaufenster, um die Warenauslage zu betrachten, sondern um meinen Umriss in der Glasscheibe zu sehen. So laufe ich einmal in der Stadt auf ein Kaufhaus zu. Auch in den Glastüren am Eingang kann man sein Spiegelbild sehen. Von weitem sehe ich in der sich spiegelnden Menschenmasse zwei dünne Beine. Neidisch denke ich: „So dünn wäre ich auch gerne!" Erst als ich ein paar Schritte weiter gelaufen bin, merke ich, dass das meine eigenen Beine sind. „Das ist nur eine optische Täuschung!", sagt die Krake. Denn sie bangt um ihr Leben. Um meines sorgt sie sich nie.

Wo ich gerade beim Thema *Schaufenster* bin: Wussten Sie, dass Schaufensterpuppen seit 1950 immer dünner werden und dass sie heute so dünn sind, dass sie unfruchtbar wären, wenn sie denn überleben könnten?!

Raupe Immersatt

Es lohnt sich nicht zu essen,
(nur) um zu (über)leben.
Die Raupe ist appetitlos.
Leblos.
Lehnt es ab, zu essen.
Lehnt (ihr) Leben ab;
es hat ihr auf den Magen geschlagen.
Der Appetit ist ihr vergangen.
Sie ist satt.
Lebens-satt.
(Für) immer-satt.

August

An einem Nachmittag Anfang August wiege ich 34,8 Kilo. Morgens sind es noch 35,2 Kilo gewesen. Somit habe ich einen neuen Niedrig-Gewichtsrekord, denn so wenig habe ich noch nie zuvor gewogen. Die Euphorie hält jedoch nur für ein paar Sekunden an. Dann überkommt mich Angst, Todes(s)angst. Ich fühle mich absolut macht- und hilflos der Krake gegenüber. Ich stehe am Fenster, blicke hinaus in den sommerlichen Garten der Wohngruppe, und höre andere Bewohnerinnen lachen. Dort ist das Leben.

Ich fühle mich tot und fremd im Leben. Eine Außenseiterin. Weil ich zu schwach bin, um länger als fünf Minuten stehen zu können, laufe ich traurig zum Bett und schreibe meine Gedanken auf:

„Was, um alles im Leben, soll ich tun? Wenn ich esse, geht es mir schlecht, wenn ich nicht esse, geht es mir auch schlecht. Wohin nur???

Es ist so einfach für die anderen, der Weg ist ihnen klar: *mehr essen*; das Ziel auch: *zunehmen*. Doch dieser Weg ist nur auf den Weltkarten anderer zu erkennen, ich selbst kann ihn nur blind erahnen. Mit einem Blindenstock irre ich suchend umher und spüre dabei keinen Boden unter den Füßen. Ich falle, stürze ab, hinein in ein tiefes, tiefes schwarzes Loch. Die Höhle der Anorexie. Und diese wiederum ist auf den Weltkarten anderer nicht eingezeichnet und sie können nur blind erahnen, wie es darin aussieht..."

Als ich zum zweiten Mal nicht zur Gewichts- und Blutkontrolle in der Klinik erscheine, wird Sylvia vom Stationsarzt über mein Fernbleiben informiert. Ich habe nach dem ersten Mal gehofft, dass es auch beim nächsten Mal so sein wird. Aber Fehlanzeige! Sylvia ruft an: „Warum bist du nicht hingegangen?", möchte sie wissen.

„Weil ich Angst vor den Konsequenzen habe."

„Dir muss doch aber klar sein, dass das nicht ohne Folgen bleiben wird?"

„Ja, schon...", murmle ich.

Sylvia schlägt vor: „Pass auf, ich hole dich morgen früh ab und dann fahren wir gemeinsam in die Klinik."

„Ich werde aber nicht dortbleiben!", erwidere ich energisch. Sylvia bleibt ruhig: „Lass es doch erst mal auf dich zukommen. Noch hat keiner was in diese Richtung gesagt."

„Und wenn ich einfach nicht mitkomme?"

„Damit machst du es doch nur schlimmer!"

Ich gebe mich geschlagen: „Na, gut... Dann machen wir es eben so."

„Sehr gut!", antwortet Sylvia zufrieden. „Ich hole dich um 8 Uhr ab."

Selbst mit massiven Tricks kann ich am nächsten Tag nicht länger verheimlichen, wie es um mein Gewicht steht. Wieder muss ich auf Frau Rathgeb und Herrn Dr. Weiß warten. Nur bin ich dieses Mal nicht alleine. Sylvia an meiner Seite zu haben, ist ein beruhigendes Gefühl.

„Frau Schwarz", eröffnet die Therapeutin das Gespräch, „das ist verdammt gefährlich jetzt! Wir müssen echt was tun!"

„Nein!", sage ich entsetzt, obwohl mir klar ist, dass es so kommen wird. „Bitte, bitte nicht!!! Ich bin doch gerade erst entlassen worden und war so lange in der Klinik!"

„Haben Sie manchmal Herzstechen?", will nun der Stationsarzt wissen.

„Das ist eine gefährliche Frage", weiche ich aus. Dr. Weiß stellt fest: „Also ja."

„Aber nur ganz selten... Und nicht lange!"

Frau Rathgeb schüttelt den Kopf: „Frau Schwarz! Sie haben viel abgenommen. Wir sollten ganz schnell was unternehmen. Was für uns heißt: Möglichst schnell aufnehmen."

„Nein! Nein, nein! Ich will das nicht!" Hilfesuchend schiele ich zu Sylvia. Die sieht mich nur schulterzuckend an. Sie kann ja nichts beeinflussen. Dr. Weiß fährt ungerührt fort: „Es geht in Ihrem Zustand nicht mehr um Wollen, sondern um Müssen!"

Ich starte einen letzten vagen Versuch: „Bitte, nein! Geben Sie mir noch eine Chance, bitte!"

Doch der Arzt und die Therapeutin schütteln die Köpfe: „Sie wissen selbst, dass Sie das nicht schaffen!"

„Aber...!"

„Kein Aber! Wenn Sie nicht freiwillig hier bleiben, müssen wir das Gesundheitsamt einschalten. Das läuft dann auf Unterbringung hinaus. Sie sollten es nicht darauf ankommen lassen!", rät Dr. Weiß. Es klingt wie eine Drohung. „Ich werde aber nicht wieder hierher kommen!", sage ich verzweifelt. Zwar weiß ich nicht, wo ich sonst hin soll, aber alles wäre besser, als wieder dort eingesperrt zu werden. Denke ich.

„Gut, das müssen Sie dann mit Ihrer Betreuerin klären. Sie hat das Aufenthaltsbestimmungsrecht“, sagt Frau Rathgeb, und blickt dabei Sylvia an. Die nickt. Schließlich einigen wir uns darauf, dass ich mein Blut bei einem anderen Arzt kontrollieren lasse. Es kommt mir fast so vor, als wären Frau Rathgeb und Dr. Weiß erleichtert über diese Entscheidung. „Wir verlassen uns darauf, dass Sie da wirklich hingehen. Und dass Sie alles sagen! Also auch von den Herzbeschwerden“, sagt die Therapeutin, und zu Sylvia gewandt: „Sie haben da ja ein Auge drauf?”

Sylvia nickt wieder. Irgendwie sieht sie traurig und müde aus – wie Frau Rathgeb auch. Vielleicht ist es auch Betroffenheit. Sie haben mit mir einen mageren, aber dennoch fetten Fisch an der Angel... Mir ist in dem Moment alles recht, Hauptsache ich muss nicht in der Psychiatrie bleiben. „Und was ist, wenn der Arzt mich auch einweisen will???”, frage ich Sylvia auf dem Weg zum Auto.

„Na, dann weist er dich ein. Es geht um Leben oder Tod! Sag mal... hast du eigentlich keine Angst zu sterben?”

„Vor dem Sterbeprozess schon, aber vor dem Tod an sich nicht, nein.” Plötzlich wirkt Sylvia verändert. Sie redet genauso, wie die Therapeutin und der Stationsarzt zuvor. Scheinbar haben die beiden etwas Abfärbendes. Denn es kommt mir vor, als ob auch Gitta und Fred nach 3-er- oder 4-er-Gesprächen fast wortgetreu das übernehmen, was zuvor die Leute in der Klinik sagten. „Ich kann dir nur raten, freiwillig in stationäre Behandlung zu gehen!”, sagt Sylvia.

Ich schweige. Nicht weil ich nichts sagen möchte, sondern weil ich nicht weiß, was ich sagen sollte. Ich bin müde. Verwirrt. Verunsichert. Verängstigt. Und besonders: Verzweifelt. Ich habe das Gefühl, dass mir niemand helfen kann. Auch ich mir selbst nicht.

Ich ver-hungerte

Ich hungerte, als ich auf der Suche war.
Ich hungerte, um zu finden, was nicht vorhanden war.
Ich hungerte weiter, als aus der Suche eine Sucht wurde.
Ich hungerte, als ich keine Speise fand, die mich (er)füllte.
Ich hungerte, als ich das Gefühl hatte, nie satt werden zu können.
Ich hungerte, um die Leere zu füllen.
Ich hungerte weiter, als die Leere im Nichts verschwand.
Ich hungerte, als ich Erwartungen nicht gerecht werden konnte.
Ich hungerte, um (mir) dennoch zu zeigen, dass ich etwas konnte.

Ich hungerte weiter, als Erwartungen in leise Hoffnungen umschlugen.
Ich hungerte, als ich unsicher war.
Ich hungerte, um Kontrolle zu erlangen.
Ich hungerte weiter, als aus Kontrolle Machtlosigkeit wurde.
Ich hungerte, als ich nicht wusste, wer ich war.
Ich hungerte, um mich zu identifizieren.
Ich hungerte weiter, als meine Persönlichkeit vom Hunger aufgefressen wurde.
Ich hungerte, als ich glaubte, in der Menschenmasse zu verschwinden.
Ich hungerte, um besonders zu sein.
Ich hungerte weiter, als das seelische Gefühl zu verschwinden körperliche Tatsache wurde.
Ich hungerte, als etwas Schreckliches geschah und ich alleine war.
Ich hungerte, um darauf aufmerksam zu machen.
Ich hungerte, als ich mich verbal nicht äußern konnte.
Ich hungerte, um meinen Körper sprechen zu lassen.
Ich hungerte weiter, als vom Körper fast nichts mehr übrig war.
Ich hungerte, als ich Angst hatte.
Ich hungerte, um mich zu trösten.
Ich hungerte weiter, als ich nicht mehr mich trösten,
sondern meinen Freunden die Angst um mich nehmen wollte.
Ich hungerte, als ich Schmerz fühlte, den ich nicht zulassen konnte.
Ich hungerte, um den Schmerz zu lindern.
Ich hungerte, als ich Wut spürte, die ich nicht äußern durfte.
Ich hungerte und richtete die Aggression gegen mich selbst.
Ich hungerte weiter, als aus Schmerz, Wut und Angst
totale Emotionslosigkeit wurde.
Ich ver-hungerte alles.
Ich ver-hungerte das Leben.
Ich ver-hungerte in erster Linie mich selbst.
Ich ver-hungerte den Körper, weil die Seele hungrig war.
Ich ver-hungerte, weil ich alles, was ich zum Leben brauchte, ver-hungerte.
Ich ver-hungerte, weil mein Lebenshunger unstillbar war.
Die Speise, nach der ich (hunger)such(t)e – heißt sie ganz einfach
L E B E N ?!

5. Hauptgang: Das Schmetterlingsherz

Schmetterlingsherz...
du flatterst so unruhig
in meiner engen Brust.
Schnell und hektisch,
dann so langsam,
Schmetterlingsherz...
beruhige dich doch!
Schmetterlingsherz...
klopfst laut und plötzlich still.
Bist schwach und stark
und wieder schwach.
Schmetterlingsherz...
Mal riesengroß,
und plötzlich winzig, zart und matt,
Schmetterlingsherz...
bist du krank?
Schmetterlingsherz...
du zitterst ja immer noch
vor Angst!
Schmetterlingsherz...
bitte flattere nicht so!
Willst heraus
– wo willst du hin?
Schmetterlingsherz...
weißt du nicht,
dass ich dich doch zum Leben brauch?
Schmetterlingsherz...
du machst mir Angst!
Schmetterlingsherz...
Verlass mich nicht!

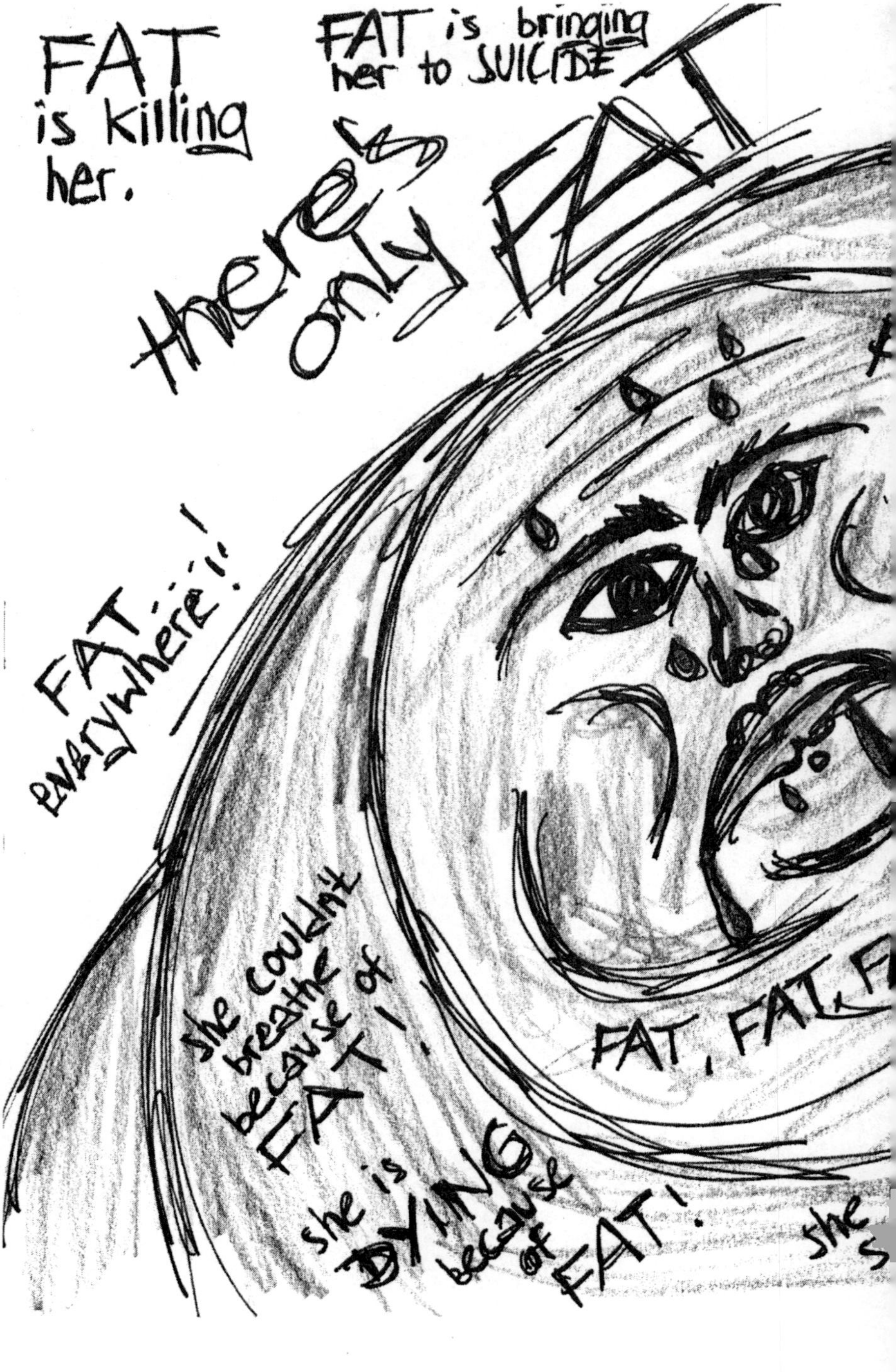
FAT is killing her.
FAT is bringing her to SUICIDE
there's only FAT
FAT... everywhere!!
she couldn't breathe because of FAT!
FAT, FAT,
she is DYING because of FAT!

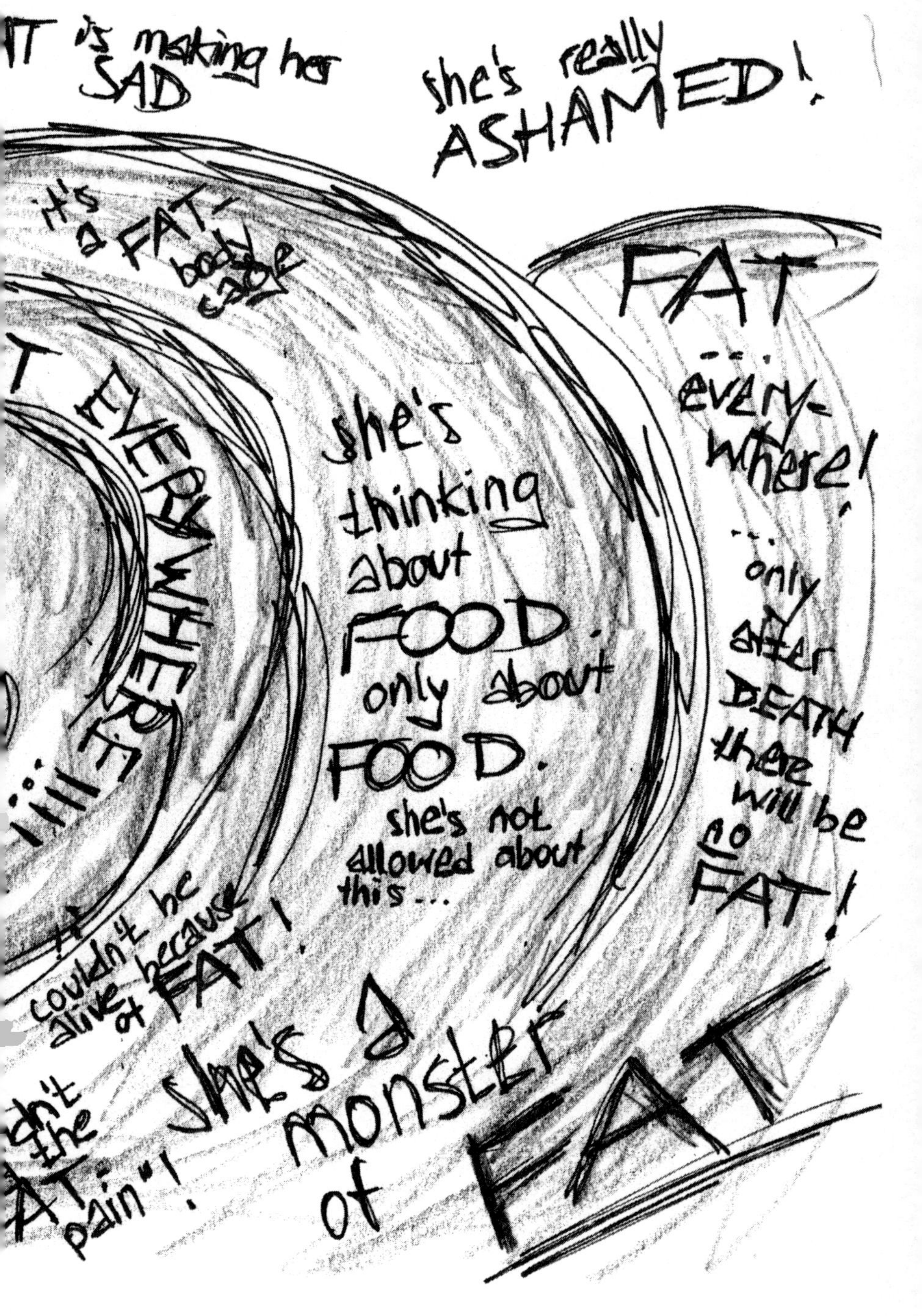
IT is making her SAD
she's really ASHAMED!
it's a FAT body cage
FAT ... every-where! ... only after DEATH there will be no FAT!
EVERYWHERE!!!...
she's thinking about FOOD. only about FOOD.
she's not allowed about this...
it couldn't be alive because of FAT!
she's a monster of FAT
pain"!

Noch am selben Tag fährt Sylvia mit mir zu einem Hausarzt: Ein brummiger, schlaksiger, älterer Weißkittel-Träger mit dicker Hornbrille auf der Nasenspitze, bei dem ich zuvor noch nie gewesen bin – und danach auch nie wieder war. Er schickt mich sofort – ohne auf Blutergebnisse zu warten – in die somatische Klinik. „Jetzt geht's ohne Wenn und Aber sofort ab ins Krankenhaus!", ist so ziemlich alles, was ich mir von unserem „Gespräch" gemerkt habe.

„Immerhin nicht wieder in die Klapse!", denke ich, als ich stillschweigend neben Sylvia im Auto sitze.

Wir haben kurz in der Wohngruppe die nötigsten Sachen geholt und ich habe mich darum gekümmert, dass Flipp und Paulchen versorgt sind, solange ich weg bin. „Ich komme ganz bald wieder!", flüstere ich weinend in Flipps Löffelöhrchen, „Drück mir die Pfoten, dass alles gut wird, ja?!"

In meiner Hand halte ich einen roten Zettel: „Verordnung von Krankenhausbehandlung", steht oben drüber. Geradezu bedrohlich leuchten diese grellroten Buchstaben. Wie eine Warnung vor drohendem Unheil. Weiter unten hat der Arzt in kaum lesbaren Arzt-Hieroglyphen geschrieben: *Diagnose/Befund: ausgeprägte Anorexia nervosa, Kachexie, Tachyarrhythmie, V. a. Elektrolytentgleisung.*

„Ich will heim!", jammere ich wie ein kleines Kind, als Sylvia das Auto vor dem riesigen Krankenhausgebäude abgestellt hat. Obwohl mir der Anblick von Kliniken mittlerweile ja vertraut sein muss, löst der bloße Anblick von außen schon massive Beklemmungsgefühle in mir aus. Sylvia trägt meine Tasche. Wir wissen beide, dass sie mir zu schwer wäre. Ich kann mich selbst ohne Gepäck kaum aufrecht halten. Ein Schwindelgefühl packt mich, weil ich zu schnell aus dem Auto gestiegen bin.

„Glaub mir, ich mache das alles auch nicht gern, aber darum geht es jetzt nicht. Du hast doch gehört, was der Arzt gesagt hat", sagt Sylvia fast entschuldigend, „Du hast selbst oft zugegeben, dass es dir nicht gut gegangen sei. Wahrscheinlich ging es dir sogar noch viel schlechter, als du mir erzählt hast!"

Sylvia ist in den letzten Wochen aber diejenige gewesen, die ich am Nähesten an mich herangelassen habe. Die, der ich am Ehrlichsten von allen erzählt habe, wie ich mich fühle. Ich habe in ihr eine Vertrauensperson gesehen, mich verstanden gefühlt. Während wir langsam auf den Klinikeingang zulaufen, fällt mir unser erstes Treffen ein: Damals hat Sylvia gesagt, sie glaube nicht, dass ich ihr zu viel werden könne.

Nun zweifle ich, ob sie das nach den Geschehnissen der letzten Stunden immer noch sagen würde. Ich habe den Eindruck, dass sie sich die „Zusammenarbeit“ mit mir nicht so schwer vorgestellt hat. Gitta und Fred sowie auch Frau Rathgeb und Dr. Weiß geht es vermutlich nicht anders; auch wenn es bis dato niemand geäußert hat, so glaube ich, dass sie alle genervt von meinem endlosen Kreislauf und sturem Verhalten sind. Mein Handeln tut mir leid, besonders auch meiner Familie und den letzten verbliebenen Freunden gegenüber. Diese Schuldgefühle verstärken mein abgrundtief miserables Selbstachtungsgefühl und so schließt sich der Kreislauf: Ich kann noch weniger irgendetwas zu mir nehmen und bei mir behalten. Ich habe es nicht verdient, weil ich anderen so viel Kummer und Ärger bereite.

In der Patientenaufnahme legt mir ein Arzt eine Kanüle in die rechte Armbeuge, nimmt Blut ab, macht ein EKG, misst meinen Blutdruck mit einer Kindermanschette und schließt mich an eine Infusion an. Der Kaliumwert ist bereits nach zehn Minuten da: Er liegt bei 2,1. Kein Wunder also, dass es mir so mies geht.

Weil auf der Intensivstation kein Bett frei ist, ich aber monitorüberwacht werden soll, telefoniert der Aufnahmearzt lange herum und ich bekomme letzten Endes ein Bett auf der kardiologischen Station, direkt auf dem Gang vor dem Schwesternzimmer. Ich schäme mich für den ganzen Aufwand, den ich dem Krankenhauspersonal mache. Am liebsten würde ich mich wiedereinmal in Luft auflösen, mich verDÜNNisieren...

Obwohl alle freundlich zu mir sind, habe ich den Eindruck, dass sie still denken: „Das wäre alles nicht nötig, wenn sie einfach essen und trinken würde. Wir haben hier genug Patienten, denen es unverschuldet wirklich schlecht geht!”

Auf meinem Oberkörper kleben Elektroden, von denen Kabel zu einem kleinen weißen Kästchen führen, das um meinen Hals hängt: Eine Art Mini-EKG-Gerät. Die Schwestern nennen es „Tele“ (für Telemetrie). Von dem Kasten auf meiner Brust werden per Funk mein Puls, Blutdruck, die Sauerstoffsättigung und das EKG auf einen Monitor hinter der Glasscheibe des Schwesternzimmers übertragen. Bei jedem Pulsschlag ertönt ein Ton. Es hört sich tatsächlich ziemlich unregelmäßig an. Ab und zu setzt der Ton für 1-2 Sekunden aus, die mir wie eine Ewigkeit vorkommen: *Tock-tock... tocktocktock... tock..... tooock-tock.*

Besucher und Personal laufen gestresst oder den Weg suchend an mir vorbei und werfen ab und an neugierige Blicke auf mich. Ich fühle mich wie ein Ausstellungsobjekt. Aber all das ist immer noch das geringere Übel, verglichen mit dem Isolierzimmer!

Sylvia ist inzwischen gegangen. Mir ist eiskalt und ich bin unendlich müde. Darum versuche ich, trotz des hohen Geräuschpegels und der Unruhe um mich herum ein bisschen schlafen zu können. Die Tatsache, dass die Infusion eine Zuckerlösung ist, versetzt mich in Angst. Immer wieder öffne ich die brennenden Augen und sehe nach oben, wo langsam Tropfen für Tropfen in den durchsichtigen Schlauch tröpfelt – und von dort aus in meinen Körper...! Es wirkt beinahe wie Hypnose. *Tropf – tropf – tropf – tropf.* Als gäbe es nichts anderes als dieses gleichmäßige Tröpfeln...

Es soll nicht bei dieser einen Flasche bleiben. Denn als ich fast eingeschlafen bin, steht ein neuer Arzt vor mir und erklärt, dass ich eine zusätzliche Infusion mit Kalium brauche. Diese könne man aber nicht einfach so in (m)eine Vene laufen lassen, weil das Kalium die Venenwand zu sehr schädigen würde. „Was heißt das?", frage ich, obwohl ich es eigentlich weiß. „Das heißt, dass wir Ihnen eine Kanüle in den Hals legen müssen. Das ist nicht sehr angenehm, aber wenn wir es in Ihre Armvene geben würden, wäre das auch sehr schmerzhaft."

„Aha...", sage ich teilnahmslos. Ich möchte einfach nur schlafen.

Als ich die Augen wieder öffne, stehen zwei Ärzte neben meinem Bett. Sie erinnern mich an Ernie und Bert von der Sesamstraße: Der ältere Arzt ist groß, dünn und hat eine ovale Kopfform. Der andere scheint nicht viel älter als ich zu sein, ist wesentlich kleiner und dicker als sein Kollege und er hat einen runden Kopf. Würde ich blaues Fell und große Kulleraugen haben, so würde ich zwischen den beiden Ärzten das Krümelmonster gut abgeben. „Krümel möchte Keks haben!" Oder wahlweise auch Miss Piggy. Der jüngere Arzt wirkt sympathischer. Denn er hat irgendwie lustige Augen und frech-struppig schwarze Haare.

Es ist inzwischen schon dunkel draußen und die Unruhe um mich hat sich ein wenig gelegt. Scheinbar ist die Besuchszeit vorbei. Im Hintergrund sehe ich, dass es mehrere Herzmonitore im Schwesternzimmer gibt. Genaugenommen eine ganze Wand voll.

„Tolles Fernsehprogramm für die Schwestern und Pfleger! Welches wird wohl mein Bildschirm sein?", überlege ich.

Der immer noch andauernd zu hörende Piepton scheint meiner zu sein, denn er ertönt jeweils zum Takt meines Herzschlages. Wenn ich die linke Hand unter der Bettdecke auf meinen eingefallenen Bauch lege, kann ich den Puls der Bauchaorta spüren und daneben die stark herausstehenden Brustrippen. Mein rechter Unterarm liegt auf dem spitzen rechten Beckenknochen, der selbst durch die Bettdecke hart zu fühlen ist. Ich fühle mich nicht dick! Ich spüre, dass ich knöchrig bin. Und ich weiß, dass ich viel zu dünn bin. Aber ich sehe mich anders! Würde ich nicht wissen, dass ich schmaler bin, als ich mich sehe, dann würde ich doch meiner vermeintlichen Körperbreite entsprechend viel mehr Abstand zu Gegenständen, Wänden etc. halten, und mich beispielsweise nicht auf schmale Stühle setzen. Oder?! Das Problem ist das, dass ich das dünne Gefühl angenehm wie nichts anderes sonst empfinde. Es fühlt sich unendlich schön an, jeden einzelnen Knochen und jede Sehne zu spüren. Ganz im Vergleich zu den wenigen weicheren Körperstellen! Ja, ich habe selbst mit einem BMI von 12,5 noch weiche – ich sage nicht fette! – Stellen an mir gefunden...

In vielen auf die Behandlung von Essstörungen spezialisierten Kliniken wird eine Übung angeboten, welche Erkrankten die Differenz zwischen gefühlt/geschätztem und realem Körperumfang verdeutlichen soll. Auch ich habe diese Aufgabe schon des Öfteren gemacht. Hierzu bekam ich zwei verschiedenfarbige Springseile. Zunächst sollte ich nach und nach immer einen Umfang (wie beispielsweise Handgelenke, Hals, Unter-/Oberarme, Bauch, Hüften, Taille, Beine etc.) mit dem einen Seil auf dem Boden legen, so wie ich ihn einschätzte. Danach musste ich dieselbe Stelle meines Körpers mit dem andersfarbigen Seil abmessen. Anschließend wurden beide Seile zum Vergleich nebeneinander gelegt. Als ich diese Aufgabe das erste Mal gemacht habe, getraute ich mich nicht, die geschätzten Umfänge so klein zu legen, wie ich sie vermutete. Es wäre zu erschreckend und zu peinlich gewesen, wenn sich dabei herausgestellt hätte, dass ich doch dicker wäre, als ich glaubte! Demzufolge hatte die anwesende Therapeutin (der gegenüber ich meine Befürchtung nicht äußerte) ihren erwarteten Beweis dafür, dass ich die krankheitsspezifische Körperschemastörung hatte. Als ich denselben Test einmal wahrheitsgemäß durchgeführt habe, war das Ergebnis ein anderes: Ich verschätzte mich nur minimal. Später bat ich eine nicht-essgestörte Freundin, die mit ihrem Aussehen zufrieden war, darum, diese Übung an sich auszutesten.

Das Resultat: Auch sie konnte ihre Umfänge nicht exakt einschätzen! Das ist gar nicht so einfach, probieren Sie es doch auch einmal aus!

Die beiden Ärzte haben ihre Köpfe über meine Patientenakte gesteckt und daher nicht bemerkt, dass ich wach geworden bin. „Allein ihr Gewicht ist lebensbedrohlich!", murmelt Dr. Ernie. „Den habe ich schon irgendwann einmal gesehen", überlege ich schlaftrunken. Dass es der Arzt aus der Notaufnahme ist, wird mir erst am nächsten Tag bewusst.

„Wie sind denn die RRs?", möchte Dr. Bert wissen. RR = Riva-Rocci, ein italienischer Arzt, der die heutige Blutdruckmessmethode entwickelte. Das habe ich in der Ausbildung gelehrt bekommen. Man lernt eben doch nicht nur für die Schule...

„Sie ist hypoton." Hypotonie = niedriger Blutdruck, auch das verstehe ich. In meinem Fall vermutlich durch den Flüssigkeitsmangel ausgelöst. So sieht es auch der Arzt: „Ich setze noch eine zusätzliche Jono an."

„Mach gleich 3x1!", rät Dr. Bert.

„Ja", denke ich, „Oder gleich 100! Dass ich noch schneller schön fett werde! Ihr müsst das Zeug ja irgendwie unter's kranke Volk bringen, nicht?! Schließlich gibt's Mengenrabatt!" Selbst in dieser Situation habe ich noch derart zynische Gedanken. In dem Moment, in dem ich meine Augen wieder schließen und mich schlafend stellen will, um in Ruhe gelassen zu werden, dreht sich Dr. Ernie zu mir: „Ach, Sie sind ja wach!"

„Nein, ich schlafe!", denke ich, „Bitte, tut mir den Gefallen und labert mich jetzt nicht mit eurem Arzt-Gequatsche voll!" Aber Dr. Bert ist kein Gedankenleser. Vielmehr ein Leviten-Leser: „Wie fühlen Sie sich denn jetzt?", will er wissen. Wie oft er das wohl täglich fragt?

„Ich bin müde, aber sonst – geht schon", erwidere ich knapp. Ich möchte besser gar nicht darüber nachdenken, wie es mir geht. Generell will ich nicht realisieren, was passiert ist. Besser schlafen und wegträumen... „Wissen Sie, dass Sie um ein Haar einen Herzinfarkt erlitten hätten?", fragt Dr. Bert mit ernster Arztmiene.

„Oh!?"

„Ihre EKGs haben Vorboten von einem Herzinfarkt abgezeichnet. Dazu Ihr geschildertes Druck- und Engegefühl im Brustkorb..." Ich ziehe die Augenbrauen hoch.

„Wie viel haben Sie zu Hause getrunken?", fragt der Arzt weiter.

„Nicht besonders viel."

„Das heißt?"

„Naja, mehr als 400-500 ml werden es wohl nicht gewesen sein. Ich hab nicht abgemessen." Und ich weiß es tatsächlich nicht. Zumal ich nicht alles, was ich trinke, auch bei mir behalte.

„Flüssigkeitsmangel führt zu Volumenmangel in den Blutgefäßen. Daher kommt der Druck auf Ihrer Brust: Die Blutgefäße haben zu wenig Volumen. Es kommt zu geringerer Versorgung von Sauerstoff im Herzen und daraus resultieren auch Ihre niedrigen Blutdruckwerte." Mein Anatomielehrer hätte das vermutlich nicht viel anders beschrieben. Es folgt noch eine ausführliche Hypokaliämie-Belehrung, die ich schon zig Mal zuvor gehört habe. Ungewollt muss ich an Dr. Weiß und die Psychiatrie denken.

„Darum erhalten Sie jetzt diese ganzen Infusionen – und noch ein paar zusätzliche."

„Ja, danke, Prost! Dr. Ernie, Dr. Bert – auf Sie!", denke ich verärgert, den Ernst der Lage nicht wahrhaben wollend. Dass ich mehr Infusionen bekommen soll, habe ich ja trotz der medizinischen Fachbegriffe schon mitbekommen. Es scheint mir ein wenig so, als hätten sich ausländische Mitbürger in ihrer Muttersprache unterhalten und dabei geglaubt, dass das Gegenüber (ich) nur deutsch verstehen würde. Der Piepser des Bert-Arztes ertönt, und er übergibt mich an seinen Ernie-Kollegen: „Ich muss auf die Intensiv, machst du hier weiter?"

Dr. Ernie nickt. „Kein Wunder, wenn man sich da hundeelend fühlt", sagt er nun wieder mir zugewandt. „Einen Tag länger, und Sie wären jetzt vielleicht tot!" Er sieht sich um, holt dann einen Stuhl von der nahegelegenen Besucherecke und stellt ihn neben mein Bett. Gespannt sehe ich ihm dabei zu. Was würde jetzt wohl folgen? Irgendwie ist er gar nicht so unsympathisch, wie ich ihn gerne sehen würde. Seine lustigen Augen gefallen mir. Bestimmt ist er privat ein witziger, cooler Typ, trägt Jeans, rot-blau-weiß gestreifte Pullover und spielt gerne mit seinem Quietschentchen. Vielleicht ist er ein „AIP-ler" (Arzt im Praktikum)? Ein anderer Arzt würde sich vermutlich nicht so viel Zeit nehmen oder nehmen können.

„Weißt du...", sagt er, und schlägt die Beine übereinander, „Darf ich überhaupt ‚du' sagen?" Ich nicke. „Ich habe einmal miterlebt, wie eine magersüchtige Patientin ganz plötzlich gestorben ist."

„Ja?", frage ich hellhörig.

„Ja", sagt Ernie. Er sieht plötzlich nachdenklich und traurig aus.

Nach einer kurzen Pause fährt er fort: „Das war in einer anderen Klinik. Sie war nicht einmal so massiv untergewichtig wie du. Aber sie hatte auch Hypokaliämie. Ihr Herz ist einfach von einer Sekunde auf die nächste stehengeblieben und als wir sie fanden, konnten wir sie nicht mehr zurückholen."

„Oh!" Mehr fällt mir nicht dazu ein. Zwar weiß ich, dass es so kommen kann, aber bisher habe ich noch nie erlebt, dass jemand tatsächlich eine Betroffene, die gestorben ist, persönlich kennt. „Wie alt war sie denn?", möchte ich wissen.

„Sie war knapp fünf Jahre älter als du." Ich schweige. Ob das stimmt, was er erzählt? Oder will er mir nur Angst einjagen?

„Sie war gerade frisch verheiratet“, erzählt der Arzt weiter, „Ihren Mann hat das zutiefst getroffen, klar!"

„Der Arme!", sage ich berührt. Ich glaube ihm plötzlich. Und ich muss an meine Arbeit als Krankenschwester denken. An Angehörige, die auf unsere Station kamen, um die persönlichen Dinge ihrer verstorbenen Familienmitglieder oder Freunde abzuholen. Ich sehe ihre traurigen Gesichter und rotverweinten Augen vor mir. „Ja“, holt mich Dr. Ernie aus meinen Gedanken zurück, „Ich habe dir das nicht erzählt, um dir zu imponieren. Ich weiß, dass ihr Ärzten gegenüber sehr skeptisch seid. Aber vielleicht bewegt es ja was in dir. Also denk mal drüber nach, hm?"

„Ja, das werde ich auf jeden Fall tun!"

„Kann ich sonst noch irgendwas für dich tun im Moment?"

„Nein, danke“, sage ich, „Das war schon weit mehr als erwartet!"

„Und wenn was sein sollte, melde dich bei mir, okay?"

„Okay." Später frage ich die Nachtschwester nach einem Apfel. Noch bevor sie ihn mir bringen kann, fühle ich plötzlich einen heftig stechenden Schmerz direkt im Herz bis in die linke Schulter und den Arm. Mir stockt vor Schmerz und Angst der Atem. Mir wird heiß und schwindlig. Von weit weg höre ich wie durch eine Wand, dass der *Tock-Ton* meines EKGs sehr, sehr schnell ertönt. Dann eine Pause. Und wieder piept es ganz schnell: *Tocktocktocktock... toockkk..... tocktocktocktockkkkkkkkk.....*

Meine Augen verdrehen sich, fallen dann zu. Ich sehe meine Familie vor mir, jedes einzelne Familienmitglied. Sie sehen traurig und verzweifelt aus. Ich fühle eine immense Sehnsucht und Liebe. Und ich spüre tiefe Traurigkeit und Reue. „Es tut mir leid, es tut mir unendlich leid!!!", denke ich, „Das wollte ich nicht! Das habt ihr nicht verdient!"

Dann nehme ich wieder den Schmerz in meinem Oberkörper wahr. Hektische Stimmen reden irgendetwas, was ich nicht verstehe. Der Boden wackelt. Mein Bett kippt um. Fällt auf mich, zerquetscht meinen Kopf und meine Lungen. Ich kann nicht mehr atmen. Ersticke.

Und dann sehe ich Paulchen und Flipp im Stroh kuscheln. Flipp guckt mich mit seinen großen dunklen Augen traurig an. Ich will meine Hand nach ihm ausstrecken, über sein seidiges Fell streicheln, seinen Herzschlag spüren.

Plötzlich ist er weg. Dunkelheit.

Dann Licht. Kein Schmerz mehr. Stille.

Für eine Sekunde
sind Arme und Beine taub.
Für eine Sekunde
ist vor Augen alles weiß.
Für eine Sekunde
ist Stille.
Für eine Sekunde
gibt es keine Schwere.
Für eine Sekunde
steht das Herz.
Für eine Sekunde
ist alles tot.
Für eine Sekunde
ist Friede.
Und dann
fängt das Herz
erneut zu flattern an.

Als ich wieder aufwache, liege ich auf der Intensivstation. „Da sind Sie ja wieder!", sagt eine vermummte Schwester und sieht mich prüfend an. „Wie geht es Ihnen?"

Ich weiß es nicht. Ich möchte weiterschlafen. Und noch ehe ich ihr eine Antwort geben kann, sind meine Augen wieder zugefallen.

Beim nächsten Mal, als ich aufwache, steht Dr. Bert an meinem Bett. Um ihn herum haben sich mehrere blau gekleidete Gestalten mit Hauben auf den Köpfen und Mundschutz in den Gesichtern versammelt. Wie ein verkleideter Kirchenchor sehen sie aus, wobei

Dr. Bert den Dirigenten gibt. „Was ist denn passiert?", will ich mit krächzender Stimme wissen.

„Das, was ich Ihnen gestern schon gesagt habe: Ihr Herz hat einfach nicht mehr mitgespielt. Ihr gesamter Körper macht nicht mehr mit. Er hat es lange Zeit getan, aber jetzt streikt er! Und jetzt ist Handeln angesagt!" Mein Herz... handelt... Die Ärzte... streiken? Oder war es umgekehrt? Wirre Gedanken kommen in meinen Kopf geschossen.

„Sie müssen weiterhin an den Monitor angeschlossen und überwacht werden. Elektrolyte kann man nicht einfach so wieder auffüllen! Das muss intensivmedizinisch überwacht werden." Ein anderer Arzt ergänzt: „Mit den Elektrolyten allein ist es noch nicht getan. Das ist eine Sache, die auch von Ihrem Gewicht abhängig ist. Es geht um Ihr Leben, Frau Schwarz!" Dr. Bert nickt. „Ich bin ja keiner, der sich gleich in die Hosen macht, und als Oberarzt auf einer Intensivstation bin ich einiges gewöhnt. Aber mit Ihrem Zustand ist wirklich nicht zu spaßen!"

„Die RRs letzte Nacht waren auch grenzwertig", sagt nun eine junge Frauenstimme. Es klingt nun doch nicht nach Gesangsverein, sondern eher wie auf einem Basar. Als ob jeder den anderen mit noch schlimmeren Fakten überbieten möchte. Mir wird bei dieser Informations- und Gedankenflut ganz schwindlig. Das permanente Tocken und Piepen um mich hallt in meinen Ohren und das grelle Neonlicht sticht in den Augen. Ich schließe sie. Niemand soll sehen, dass ich weine. Dann schlafe ich wieder ein.

Ein paar Tage später werde ich auf die kardiologische Station zurück verlegt. Bis auf einen mit weißer Flüssigkeit gefüllten Plastikbeutel, der am Infusionsständer über mir baumelt und von dem aus ein dünner, durchsichtiger Schlauch zu meiner rechten Armbeuge führt, sind alle Schläuche, Kabel und Elektroden entfernt worden. Auch das Tele-Kästchen hängt nicht mehr um meinen Hals. Nur ein großes Pflaster klebt dort und ziept, wenn ich den Kopf drehe. Ich fühle mich wesentlich besser. Auch meine Gedanken sind nicht mehr so wirr und ich kann mich besser konzentrieren. Bei der Visite sage ich zu Dr. Bert, dass es mir wieder gut geht, und ich diese seltsame Infusion nicht brauche. Zumal sich auch die ein oder andere halbe Kalorie in meinen Mund verirrt. „Es mag ja sein, dass Sie sich jetzt nach den ersten Infusionen besser fühlen, aber Sie werden trotzdem noch einige davon brauchen", bekomme ich zur Antwort.

Ein solcher „Mischbeutel“, wie die Schwester sagte, die ihn anhängte, als der vorherige leer war, braucht 12 Stunden, bis er durchgelaufen ist. Wie lange wollen die mich noch hier behalten??! „Dann sagen Sie mir bitte wenigstens, wie viele Kalorien das enthält?”, bitte ich.

„850-1000“, sagt der Arzt so, als ob das nichts sei, „Ihr Körper braucht das, wenn er so ausgehungert und ausgezehrt ist.”

Ich habe in den letzten Tagen sichtbar und spürbar zugenommen. Es scheint so viel zu sein, dass ich die Schwester, die mich morgens wiegt, darum bitte, es mir nicht zu sagen. Denn ich weiß, dass mir mein Leben neu geschenkt wurde und dass es vielleicht die letzte Chance ist. Ich habe Todesangst vor der Krake bekommen. Sie will mich um jeden Preis gnadenlos töten. Aber es scheint eine größere, stärkere Macht zu geben, die bestimmt hat, dass ich weiterleben soll. Ich bin neugierig auf das, was auf mich zukommen wird. Auch wenn ich keine Ahnung habe, wie das aussieht und was genau es ist.

„Sie wollen Ihr Gewicht nicht wissen?”, fragt Dr. Bert, als könne er doch Gedanken lesen.

Ich schüttle energisch den Kopf. „Nein! Ich weiß auch so, dass es sehr viel mehr ist.”

„Gut. Aber das reicht natürlich noch nicht aus. Ihr Körper braucht die Infusionen noch. Das, was da drin ist, ist eine Mischung aus Salzen, Fett, Zucker und anderem, was Ihrem Körper fehlt.” Die Worte *Fett* und *Zucker* bringen mich sofort wieder in den Zwiespalt zwischen altem Kraken-Denken und InterESSe auf das neue Unbekannte. Dieser Zwiespalt ist auch nicht so einfach zu stoppen: Wenn die Krake laut wird, stelle ich die Infusion langsamer. Wenn das Leben zu Wort kommt, stelle ich sie wieder schneller. Mal esse ich. Mal nicht.

Ständig kommen andere Ärzte, Schwestern und Pfleger. Auf einen habe ich die ganze Zeit gewartet: Auf Dr. Ernie. Als ich bereits nicht mehr mit ihm rechne, steht er plötzlich doch in der Tür. Er schickt den Besuch meiner Zimmernachbarin raus. Sie ist eine alte Frau, von der ich nichts sehe außer ein kleines, blasses, spitzes Gesichtchen, das sich farblich kaum von der weißen Bettwäsche abhebt. Sie tut mir leid, obwohl ich nichts von ihr weiß.

„Du kannst ruhig auch ‚du‘ zu mir sagen!”, sagt der Arzt während er sich wieder einen Stuhl heranzieht und sich neben mein Bett setzt. „Du hast mir ja einen mächtigen Schreck eingejagt, als ich heute Morgen erfahren habe, was passiert ist!”

„Ja“, sage ich irgendwie beschämt, „Wir hatten uns noch darüber unterhalten, und dann...”

„Hm... Weißt du, ich möchte dir gerne nicht nur medizinisch weiterhelfen. Darum würde ich gerne ein bisschen mit dir reden – wenn dir das recht ist?”

„Ja, warum nicht?”, frage ich verwundert.

„Ich bin gleich wieder da!”, sagt er und verschwindet. Kurz darauf kommt er mit einem Rollstuhl zurück! Es ist mir peinlich, mich in einem Rollstuhl durch die Gegend schieben lassen zu müssen. „Ich kann doch ein paar Schritte laufen!”, sage ich entsetzt.

„Nix da. Du wirst dir doch die Luxusfahrt in diesem schönen Rolls-Royce nicht nehmen lassen?” Den Infusionsständer schiebe ich selbst neben uns her. Da die Rollen dringend eine Ölung nötigt hätten, verursachen wir ungewollt ziemlich viel Lärm und ziehen damit auch einige Blicke auf uns. „Erde, tu dich auf!”, denke ich. Ich kann mir nicht erklären, warum Ernie all das für mich tut. „Vielleicht schreibt er seine Doktorarbeit über Anorexie oder Elektrolytentgleisungen?”, überlege ich. Dass es ihm tatsächlich um mich als Menschen geht, kann ich mir nicht vorstellen.

Wir setzen uns in eine der Besucherecken auf dem Gang. Genaugenommen setzt Ernie sich. Ich sitze ja schon. „Magst du was trinken? Kaffee, Tee?”, fragt Ernie.

Ich zeige nach oben auf den Mischbeutel: „Danke, ich habe genug!”

„Na, gut, wenn du meinen leckeren Arztkaffee verschmähst! So eine Chance kriegst du nicht jeden Tag!”, sagt er ironisch, „Ich hole mir jedenfalls schnell ein Tässchen.”

Ich sehe ihm nach. Seine Gangart erinnert mich an meine Therapeutin in der Psychiatrie. Ob sie weiß, wo ich inzwischen bin? Und was wäre wohl jetzt, wenn ich dort geblieben wäre?

„Du bist in einem ganz schönen Zwiespalt, was?”, bringt Ernie es auf den Punkt, als er mit seinem leckeren Arztkaffee zurück ist.

Ich hole tief Luft. „Ja...”

„Und keiner ist da, der dir hilft.”

„Hm...”

„Das Problem ist, dass dir die Entscheidung auch niemand abnehmen kann!”

„Stimmt.” Diese Situation ist neu. Denn bisher haben im Akutfall die Leute in der Psychiatrie für und über mich entschieden. Ich bin froh darüber, dass man mir nun hier die Freiheit lässt, selbst zu entscheiden – zumindest bis zu einem gewissen Punkt. Mir ist klar, dass mich niemand so nach Hause gehen lassen würde, wenn ich es wollte. Aber immerhin habe ich keine Magensonde und bin nicht in das Isolierzimmer gesperrt. Gleichzeitig wünsche ich doch, nicht alleine mit dem inneren Zwiespalt zu sein. Ich wünsche nicht, dass mir jemand sagt, wohin ich laufen soll, aber dass mir jemand dabei hilft, mich zu orientieren.

„Was isst du denn am liebsten?", möchte Ernie wissen.

Ich sehe ihn an. Ich esse alles gern. Oder gar nichts? „Schwierige Frage!", sage ich schließlich unentschlossen.

„Warum? Schau, ich esse auch gerne, wie man sieht", sagt Ernie, auf seinen kleinen Kugelbauch deutend, „Aber es geht mir gut! Essen kann etwas Wunderbares sein. Genuss! Es ist so schade, dass du dir das versagst."

„Ja..."

„Warum bist du dir so wenig wert? Warum gönnst du dir nicht, dass es dir gut geht?"

Ich schweige.

„Du bist so eine nette, junge, eigentlich bildhübsche Frau!"

„Naaaajaaaa...!"

„Doch, lass mich ausreden. Du hast dein ganzes Leben noch vor dir. Du hast überlebt! Andere wären gestorben! Ich würde dir so gerne Appetit auf's Leben machen."

„Das merke ich, und das ist auch echt lieb von dir..."

„Aaaaaaber?"

„Nichts."

„Komm, wir sehen mal nach, was es in den nächsten Tagen hier so zu essen gibt. Ich hole mal den Speiseplan."

„Ich mag Gummibärchen", sage ich, als er mit der Menükarte zurückkommt.

„Gummibärchen?", lacht er.

„Ja. Warum lachst du da?"

„Naja, das ist ja keine richtige Mahlzeit!"

„Hm." Ich fühle mich unverstanden, obwohl ich weiß, was er meint.

„Bekommst du mal Besuch? Vielleicht kann dir dein Besuch Gummibärchen mitbringen?"

„Ich weiß nicht, ich habe ja kein Telefon. Und ich hatte sie darum gebeten, nicht zu kommen." Obwohl ich mich sehr über Besuch freuen würde, hoffe ich doch, dass niemand kommt. Ich möchte nicht, dass sie sehen, wie es mir wirklich geht. Ich will sie verschonen – wie so oft. Plötzlich habe ich unendliche Sehnsucht nach draußen. Ich will so schnell wie möglich wieder nach Hause. Den Speiseplan nehme ich später mit in mein Zimmer. Ich sitze lange davor und kann mich für keines der angebotenen Gerichte entscheiden. Der Zwiespalt macht sich erneut bemerkbar.

Um 17:45 Uhr bringt ein Pfleger mein Abendessen. „Es wäre wirklich toll, wenn Sie wenigstens eine Scheibe Knäckebrot essen könnten. Oder zumindest ein bisschen Tee trinken. Schauen Sie halt mal!", sagt er eilig.

Ich nicke. Schauen ist okay. Essen nicht. Die Krake hat Besitz von mir ergriffen und darum habe ich nicht vor zu essen, solange ich diese Infusion habe. „Das sind immerhin 2000 Kalorien täglich! Die verbrauchst du niemals, wenn du den ganzen Tag nur faul im Bett rumgammelst!", droht die Krake.

Ich öffne den roten Plastikdeckel vorsichtig ein bisschen und sehe nach, was darunter versteckt ist: zwei Scheiben Knäckebrot (je 32 kcal), Diät-Margarine (10 g – 72 kcal) und eine Scheibe schwitziger Käse. Dazu gibt es ein kleines Schüsselchen Spargelsalat und ein Kännchen Tee. Ohne Zucker. Angewidert klappe ich den Deckel wieder zu. Ich habe mich sattgesehen.

Da klopft es an der Tür. „Ja?", rufe ich und denke einen kurzen Moment lang, ich würde doch Besuch bekommen. Aber es sind Angehörige meiner Zimmernachbarin, die wie immer regungslos im Bett liegt und schläft. Ab und an gucke ich zu ihr hinüber, um zu sehen, ob sie wach ist oder vielleicht Hilfe braucht. Noch kein einziges Wort habe ich mit ihr gesprochen. Der Besuch geht nach nur knappen fünf Minuten wieder, die Frau schenkt mir eine Tafel Schokolade. „Für mich?!", frage ich erstaunt.

„Ja! Essen Sie die ruhig, meine Mutter wird sie ja ohnehin nicht essen. Und Sie sind ja so dürr!"

„Ui, herzlichen Dank! Das ist wirklich nett von Ihnen!", sage ich noch verwunderter. Nun kann man denken, ich würde mich nicht über die Schokolade freuen, wegen der Kalorien. Aber ich freue mich über diese liebe Geste – und über das „Kompliment", ich sei dürr, natürlich auch! Ich lege die Trostschokolade behutsam wie einen Schatz in die Schublade meines Nachtkästchens. Ohne es bewusst zu merken, habe ich schon wieder damit begonnen, kleine

Essvorräte zu sammeln. Zwar nicht in dem Ausmaß wie in der Psychiatrie, doch in der Schublade liegen bereits mehrere 2-er-Päckchen Zuckerwürfel, Marmelade, Honig, zwei Becher Joghurt (1,5 % FETT), drei Äpfel und nun eben auch noch diese Tafel Schokolade. Nur keine Nüsse, Kekse, und keine Gummibärchen. Es ist ja auch überaus praktisch, dass bei jedem Essen eine Zwischenmahlzeit mitgeliefert und vieles einzeln verpackt wird, nicht?!

Als ich noch gearbeitet habe, habe ich dieses Sammelphänomen bei einigen älteren Patienten beobachtet. Der Unterschied ist, dass bei ihnen dieses Verhalten nachvollziehbar ist, weil sie noch einen Weltkrieg miterlebt haben – ganz im Gegensatz zu mir! Doch für meinen Körper ist auch Kriegszustand.

Auf wackeligen Beinen mache ich mich am Abend im Bad für die Nacht fertig. Das ist für mich als Rechtshänder gar nicht so einfach mit der Nadel im rechten Arm plus dem Schlauch samt Infusionsständer und Kabel. Ich versuche nicht hinzusehen, nicht an mir herunterzusehen. Ich habe Angst vor dem Augenblick, in dem ich es sehen werde. Es, das Fett. Beim Zähneputzen fällt mein Blick trotzdem in den Spiegel. Mein Gesicht sieht rund aus. Zumindest nicht mehr so eingefallen und kantig wie vor ein paar Tagen. Auch meine Augen wirken ganz anders. Wütend putze ich meine Beißerchen in dreifacher Kreisgeschwindigkeit und mit doppelt starkem Druck. Auf dem Weg zurück zum Bett ziehe ich mir vor lauter Rage beinahe unbeabsichtigt den Infusionsschlauch aus dem Arm. Ich reiße den Schrank auf und hole mein Tagebuch heraus. „Ich krieg die KRISE!", schreibe ich, „Ich HASSE mich! Kann förmlich spüren, wie ich FETT werde! Ich halte das NICHT aus! Hilfe!"

In diesem Moment kommt die Nachtschwester herein. „Schwester! Gut, dass Sie kommen! Bitte – machen Sie mir die Infusion ab!" Ich bin völlig aufgebracht.

„Das kann ich nicht einfach abmachen!", sagt die Schwester, „Es hat doch seinen Sinn, ohne Grund bekommen Sie das ja nicht!"

„Bit-teeee!!!", bettle ich.

Doch die Schwester schüttelt den Kopf: „Nein, Frau Schwarz, der Oberarzt hat das so angeordnet. Das ist Flüssigkeit, die Sie brauchen!" Und neben der Flüssigkeit zufälligerweise auch noch jede Menge Fett und Glukose!

„Aber ich werde FETT!!!", heule ich nun. Die Schwester bleibt stur: „Ich glaube schon, dass das für Sie auch nicht einfach ist, aber deswegen sind Sie ja hier! Sie essen und trinken ja auch so gut wie nichts. Dann müssen wir es eben so machen!"

Beim Blutabnehmen am nächsten Morgen fragt Ernie: „Na, was war denn heute Nacht bei dir los?"

„Die gesunde Seite hat sich aus dem Staub gemacht...", erkläre ich verlegen.

„Wie wäre es denn, wenn du mal die Vor- und die Nachteile der kranken Seite aufschreibst?", schlägt er vor. Ich ziehe die Nase kraus. „Mmmh, nöööö... Das ist so 'ne typische Therapeuten-Hausaufgabe, die ich schon mindestens zwanzig Mal gemacht habe“, brumme ich.

„Schade." Ernie klingt traurig, darum sage ich schnell: „Ist nicht bös gemeint. Mich nervt nur alles. Klinik-Koller. Oder Fett-werd-Koller. Oder so." Aus lauter Langeweile erledige ich später aber diese „typische Therapeuten-Hausaufgabe“ doch ein geschätztes 21. Mal:

ANOREX(S)IE

Sie hat
mir auf den Magen geschlagen.
führt mich zur Schlachtbank.
gibt mir Saueres.
kotzt mich an.
reizt mich bis auf's Blut.
schenkt mir keinen reinen Wein ein.
schmiert mir keinen Honig um's Maul.
zieht mich durch den Kakao.

Sie geht
durch Mark und Knochen.
mir auf den Keks.
mit mir nicht durch Dick, nur durch Dünn.

Sie ist
ein dickes Ei.
mir über die Leber gelaufen.
nicht allererste Sahne.
nicht das Gelbe vom Ei.

Sie lässt mich

alles satt haben.
am Hungertuch nagen.
bei Wasser, aber nicht bei Brot sitzen.
das Ego abspecken.
den Löffel abgeben.
den Braten nur riechen.
die Flinte ins Korn werfen.
die Radieschen von unten sehen.
die Rosinen herauspicken.
ein Hühnchen zu rupfen haben.
einen Bärenhunger haben.
einen Frosch im Hals haben.
einen Sprung in der Schüssel haben.
Erbsen zählen.
im Trüben fischen.
ins eigene Fleisch schneiden.
ins Gras beißen.
keinen Pfifferling wert sein.
Kohldampf schieben.
Kotzen wie ein Reiher.
Kreide fressen.
Milch(mädchen)rechnungen machen.
mit ihr keine guten Kirschen essen.
mit Zitronen handeln.
nüchtern wie ein neugeborenes Kalb sein.
platt sein wie eine Flunder.
Tomaten auf den Augen haben.
vor Wut kochen.
wie ein Storch im Salat aussehen.

Sie lässt mich nicht
alles so heiß essen, wie es gekocht wird.
aus dem Bauch heraus entscheiden.
aus Zucker sein.
Butter bei die Fische geben.
den Bauch vollschlagen.
die Schnauze voll haben.
die Kirsche auf der Torte sein.
Butter auf's Brot schmieren.
mich von meiner Schokoladenseite zeigen.

Mit jedem weiteren Tag fühle ich mich körperlich immer besser. Mit dieser neugewonnenen (Lebens-)Kraft laufe ich – den Infusionsständer neben mir herschiebend – noch etwas unsicher über den Gang der Station. Ich nenne es: Gassi-Gehen. Ab und zu mache ich in einer der Besucherecken eine kurze Pause und beobachte das Stationstreiben. Besucher kommen mit Blumensträußen oder Pralinenschachteln und fragen nach Zimmernummern. Schwestern laufen eilig hin und her. Patienten klingeln. Dazwischen läutet das Telefon. Vor der Stationsküche steht ein Teewagen und auf dem Gang Wäschesäcke sowie Verbandswagen. An diesem hängen einige weiße Schilder mit schwarzer Aufschrift „Nüchtern". Zu gerne würde ich eines davon nehmen und um meinen Hals hängen...

Auch der Piepton eines fremden EKGs hallt stolpernd über die Station. Vieles erinnert mich an meine Zeit als Krankenschwester. Ich drehe also meine Runden, immer etwas weiter von meiner Station weg. Es zieht mich zum Klinik-Kiosk. Denn Krümel mochte zwar keinen Keks haben, aber unbedingt Gummibären kaufen.

Aus Angst, man könne mir verbieten, die Station zu verlassen, schleiche ich mich schließlich unbemerkt davon. Im heimlichen Davonlaufen habe ich ja bereits durch den letzten Aufenthalt in der Psychiatrie Übung. Der Weg zwei Etagen nach unten ist zugegebenermaßen ziemlich anstrengend und mein Herz klopft, als würde ich rennen. Dann stehe ich endlich am Kiosk. Es gibt meine Sorte Gummibären nicht. Das habe ich nicht anders erwartet. Also kaufe ich notgedrungen zwei andere Sorten. Mit der Beute kehre ich aufgeregt in mein Zimmer zurück. Niemand spricht mich auf meine Abwesenheit an. Vermutlich hat keiner etwas bemerkt. Auf einer der Gummibären-Packungen klebt ein Aufkleber: „Ohne Fett". Ich ziehe ihn vorsichtig ab und befestige ihn auf dem Mischbeutel am Infusionsständer. Die Gummibären lege ich in mein Nachtkästchen zu der Schokolade und den anderen gesammelten Seelentröstern. Urplötzlich überfällt mich traurige Leere, Verzweiflung und Einsamkeit. Ich verkrieche mich mit immer noch wildklopfendem Herzen unter meiner Bettdecke. Dann fange ich leise an zu weinen.

Kurz darauf kommt Dr. Bert ins Zimmer. „Schlechte Neuigkeiten für die junge Frau!", sagt er in typischem Arzt-Tonfall. Ich luge vorsichtig unter der Bettdecke hervor.

„Ihr Kaliumwert ist wieder gesunken", fährt er fort, und setzt sich auf meine Bettkante. Es ist meine Bettkante! Mein kleines bisschen Privatsphäre in dieser großen Klinik, in der ich umringt bin von fremden Menschen, Gegenständen, Gerüchen und Geräuschen. Kaum erholt von den ärztlichen Untersuchungen, bei denen ich zwangsläufig viel nackte Haut zeigen musste, stört es mich, dass dieser Mann so dicht bei mir sitzt. Ernie holt sich immer brav einen Stuhl, das behagt mir eindeutig mehr. „Haben Sie erbrochen?", möchte Dr. Bert wissen.

„Nein!"

„Abführmittel genommen?"

„Nein, auch nicht!", sage ich wahrheitsgemäß. Die Nachricht des Arztes erschreckt mich. Dr. Bert sieht mich skeptisch an. Dann fühlt er meinen Puls. „Also, schneller darf der aber nicht mehr werden!", murmelt er. Soll ich ihm erzählen, dass mein Puls vermutlich nicht nur wegen des niedrigen Kaliumwertes, sondern wahrscheinlich auch aufgrund meines kleinen Ausflugs so schnell ist? Ich entscheide, es nicht zu erwähnen. „Wir können Ihnen das Zeug nicht dauerhaft per Infusion geben", erklärt Dr. Bert, „Darum habe ich es Ihnen in Tablettenform aufgeschrieben. Sie bekommen davon jetzt 3x täglich eine. Das schmeckt zwar nicht gut, muss aber eben sein."

„Ich kenne die Tabletten", sage ich trocken.

„Na, dann wissen Sie ja Bescheid. Wir machen vorsichtshalber noch ein EKG und morgen kontrollieren wir das Blut wieder." Dann erhebt sich der Bert-Vampir von meinem Bett und verschwindet. Gut so! Ich rolle mich erneut unter der Decke zusammen und schon wieder kommen Tränen hoch.

Ich will meine Ruhe, Privatsphäre. Zudem sehne ich mich nach Flipp und Paulchen. Was sie wohl gerade tun? Paulchen würde vermutlich fressen und Flipp im Stroh kuschelnd ein Mittagsschläfchen abhalten. Hoffentlich geht es den beiden gut!

Während ich noch darüber nachdenke, klopft es an der Tür. Im nächsten Moment poltert Kristin ins Zimmer! Dass noch gar keine Besuchszeit ist, scheint sie wenig bis gar nicht zu interessieren. Ihre knallroten, struppig-frechen Haare leuchten in der weißen Umgebung noch mehr als sonst. „Was machst du denn für Sachen??!", ruft sie und umarmt mich stürmisch. Vor lauter Schwung stolpert sie dabei beinahe über ihren offenen Schnürsenkel – wie so oft! „Ich hab diese Woche von echt vielen Leuten gehört, dass du total schlecht aussiehst! Alle sorgen sich um dich! Und ich natürlich auch, klar!" Sie lässt mich los und sieht mit prüfendem Blick an mir herab: „Du bist echt nur noch Haut und Knochen! Wie eine Hundehütte siehst du aus: In jeder Ecke ein Knochen!" Ehe ich zu Wort komme, steht sie auf und wühlt in ihrer Tasche. Erstaunlich, was da alles zu Tage kommt... Eine typische Frauenhandtasche! „Aber schau mal, was ich dir mitgebracht habe!", sagt Kristin strahlend und zieht eine Packung meiner Gummibärchen hervor! „Die magst du doch so gerne, oder? Hab ich mir gemerkt, jahaaa!" Nun bin ich es, die ihr stürmisch um den Hals fällt. „Los, mach auf, ich hab auch Hunger!", sagt Kristin lachend, während sie sich einfach neben mich ins Bett legt. Ich mag ihre wunderbar erfrischende, lustige, stürmische Art. Und ganz im Gegensatz zu Dr. Bert empfinde ich ihre Nähe als angenehm. Wir liegen da wie zwei pubertierende Teenager, albern herum und essen Gummibären. Die richtigen.

Plötzlich fängt Kristin lauthals an zu lachen und zeigt auf meinen Mischbeutel: „Hast du das draufgeklebt?", will sie wissen.

„Ja!", grinse ich.

„Das sieht dir ähnlich!" Sie steht auf. Das Bett knarzt verdächtig. Kristin wiegt vermutlich das Dreifache von mir. Wenn nicht sogar das Vierfache. Dann reißt sie das Etikett so stürmisch ab, dass der Infusionsständer bedrohlich ins Wanken gerät, und klebt es mir auf die Stirn: „So passt das schon eher!"

„Ha, ha!", sage ich gespielt beleidigt, muss aber auch lachen. Dann fängt der Infusomat zu piepen an. Irgendetwas scheint mit der Infusion nicht zu stimmen. Vermutlich sind ihr Kristins Erschütterungen nicht bekommen. Ich drücke kurzerhand auf den Ausschalt-Knopf. Neben Kristin fühle ich mich plötzlich stark. Alleine würde ich mich das nicht trauen.

Doch sie muss ja leider irgendwann gehen, und so schön es mit ihr ist, so tief ist das Loch, in das ich danach wieder falle. Es gibt ein wenig Ärger, weil ich die Infusionspumpe ausgeschalten habe. Das hätte mir ja eigentlich klar sein müssen, denn ich weiß, dass sich die Kanüle in meinem Arm leicht hätte verstopfen können.

Als ich später nach über einer Stunde von der angekündigten EKG-Untersuchung zurückkomme, ist das Bett meiner Zimmernachbarin verschwunden. „Kommt sie nicht wieder?", frage ich den Pfleger, der ein neues, frisch bezogenes Bett ins Zimmer schiebt. Er schüttelt den Kopf und blickt mich mit vielsagendem Blick an. Ich verstehe. Es fühlt sich ein bisschen traurig an. Aber gleichzeitig auch ganz ruhig und friedlich. Wie es ihrer Tochter jetzt wohl geht?

Sie tut mir leid. In meiner Schublade liegt noch die Schokolade. Nun bedeutet sie mir noch mehr als zuvor.

Abends nehme ich mein Tagebuch mit in die Sitzecke auf dem Gang. „WAS SOLL ICH TUN?", schreibe ich, „Mein Leben lang krank sein? Hungern, erbrechen, wiegen, trinken, erbrechen, wieder wiegen? Ich weiß es genau: Ich werde nach Hause kommen und spätestens nach einer Woche genauso weit wie vor diesem Klinikaufenthalt sein. Und dann vielleicht tot. Die Antwort sieht theoretisch so simpel aus: Einfach essen. Einfach trinken. Einfach nicht kotzen. Einfach nicht wiegen... Wer sich nicht waagt, der gewinnt? Aber das in die Praxis umzusetzen, ist etwas völlig anderes(s)!

Was muss noch passieren, damit es endlich *Klick* in meinem Dickschädel macht? Ich weiß es nicht! Ich weiß es einfach nicht!!! Ich wünsche mir dieses *Klick*. Gleichzeitig spüre ich, dass das selbst jetzt, nach allem, was passiert ist, nicht erfolgt ist. Ich hoffe in meiner Ratlosigkeit weiter darauf, dass ein anderer Mensch mir dazu verhelfen kann. Doch ich weiß auch, dass ich den Schalter selbst drücken muss. Leider habe ich keine Ahnung, wo dieser Schaltknopf in meiner Hirnzentrale liegt – geschweige denn, wie er aussieht! Wenn ich eine Meldung an die Datenzentrale in meinem Kopf sende, bekomme ich jedes Mal die Meldung: *Error!*

Es erscheint alles so hoffnungs- und sinnlos. Aber gleichzeitig glaube ich daran, dass es sein soll, dass ich weiterlebe. Warum ist alles so widersprüchlich? Und wie lange wird dieses Leben noch dauern, wenn ich mein Verhalten nicht ändere?" Traurig und verwirrt kehre ich in mein Zimmer zurück. Ich will ausnahmsweise einmal ganz bald schlafen gehen.

Die Nacht ist unruhig. Meine Infusion läuft nicht und der Infusomat gibt darum ständig Alarm. Gegen 1:30 Uhr wird eine neue Bettnachbarin in mein Zimmer gebracht. Es kehrt einfach keine Ruhe ein! Nachdem die Nachtschwester nämlich verschwunden ist, kommt ein Arzt. Als dieser gegangen ist, klappern Schranktüren, kurz darauf die Tür des Badezimmers. Dann rauscht endlos das Wasser, irgendetwas fällt auf den Boden... Ich drehe mich genervt auf die andere Seite und versuche, zumindest noch ein bisschen dösen zu können. Als es Morgen wird, bin ich müder als am Abend.

„Hatten Sie Stuhlgang?", fragt ein Pfleger bei seinem Morgenrundgang. Als ich noch arbeitete, hatte auch ich diese Frage schon zig Mal gestellt. Nach drei Tagen gab es meist ein Abführmittel gratis...

„Nein", sage ich nur.

„Na, von was auch?", meint der Pfleger, „Sie essen ja nichts." Das stimmt nicht ganz. Am vergangenen Mittag habe ich sieben Teelöffelspitzen einer ekelhaften Fettaugen-Suppe gegessen, dazu eine geschätzte halbe Packung Gummibären, abends 1/2 Scheibe Knäckebrot und morgens fünf gestrichene Teelöffel Joghurt (1,5 % Fett). Das war viel! Besonders zusammen mit dem 2000-Kalorien-Fett-Zucker-Infusionscocktail! Seit über einer Woche habe ich nicht mehr erbrochen. Entsprechend nehme ich auch zu. Ich glaube regelrecht zu spüren, wie jede einzelne Zelle aufquillt! Besonders an den Oberschenkelinnenseiten und an den Oberarmen. Es fühlt sich am ehesten mit Sonnenbrand vergleichbar an. Ein brennend-ziehender leichter Schmerz.

Die neue Bettnachbarin nervt mich enorm. Weil sie nie still ist und mich permanent wegen meines Gewichts anspricht. Ich fliehe darum so oft wie möglich aus dem Zimmer in die Sitzecke auf dem Gang. Meist schreibe oder zeichne ich. Mir ist langweilig und ich möchte endlich wieder nach Hause.

Zum Mittagessen gehe ich in mein Zimmer zurück. Während ich auf der Bettkante sitze und zwiegespalten auf mein Tablett starre, glotzt Frau Nervensäge unaufhörlich zu mir herüber. Energisch klappe ich den roten Plastikdeckel wieder zu. Gerade so, als würde ich auch die Blicke darunter wegschließen können. Prompt ertönt vom Nebenbett eine mahnende Stimme: „Nein, nein! Lassen Sie's nur offen! Dass die sehen, dass Sie nix essen!"

So bissig ich kann, glotze ich meine Aufseherin an und verschwinde dann demonstrativ wieder auf meinen Stammplatz auf dem Gang. Diese schreckliche Frau spielt sich ja auf, als wäre sie mein Arzt! Von der lasse ich mir garantiert nichts sagen! Außerdem weiß ich genau, dass die Schwestern vor der Tür nachsehen, wie viel und was ich gegessen habe. Und ich weiß auch, dass sie das dann für die Ärzte in meiner Patientenkurve notieren. Dr. Ernie sagte einmal: „...Und wenn ich sage essen, dann meine ich das auch so! Nicht den Teller nur bekrümeln oder hinterher brechen, okay?!" Just in diesem Moment, als ich an ihn denke, kommt er vorbeigelaufen. „Hey!", sagt er lächelnd, „Hier steckst du. Schon fertig mit essen?"

„Ja, naja...“
„Wie fühlst du dich heute?“
„Gut eigentlich, ja“, sage ich achselzuckend.
„Ich wollte gerade zu dir. Ich habe nämlich deine Blutergebnisse.“
„Und?“, frage ich gespannt.
„Deine Nierenwerte sind wieder okay, aber das Kalium ist immer noch nicht in Ordnung.“
„Dann mach doch dieses Ding ab, wenn es besser ist!“, sage ich nach oben auf den Mischbeutel blickend.
„Nee, nee!“, entgegnet er und zieht dann die Augenbrauen hoch, „Aber wenn du die Kaliumbrausetabletten alle getrunken hättest, dann sähen die Werte jetzt nicht so schlecht aus.“ Ertappt! Ich habe die Brause immer nur aufgelöst und dann den Großteil davon in das Kännchen Tee, das auf dem Tablett steht, geschüttet. „Warum hast du es nicht genommen?“, will Ernie wissen. Es klingt nicht böse, sondern eher enttäuscht.
„Weil mein Bauch davon so aufgebläht wird!“
„Weil dein Bauch...!!!“ Er kann sich ein Grinsen nicht verkneifen. Generell grinst er meist schelmisch. Ich grinse auch. Aus Verlegenheit.
„Wirklich! Das ist so!“, versuche ich zu retten, was nicht mehr zu retten ist.
„Und wenn man sich einen kleinen Löffel nimmt und so lange rührt, bis keine Brause mehr sprudelt, was hält man davon?“, fragt er.
Ich rede mich um Kopf und Kragen: „Dann merkt Frau es trotzdem! Außerdem weiß ich ja nicht, was da sonst noch alles drin ist!“
„Du meinst, wir mischen da extra noch was rein, wovon du gaaaaanz dick wirst?“, lacht er.
„Ja!“ Ich muss selbst über meine dumme Ausrede lachen.
„Was ist denn das für eine bodenlose Unterstellung?“ Sein Grinsen reicht jetzt vom linken bis zum rechten Ohr.
„Na, man kann ja nie wissen!“, sage ich, „Bei der Infusion behauptet auch jeder, ich würde nicht davon zunehmen, und ich tue es doch!“
„Wo denn?“
„An den Beinen hauptsächlich.“
„Die gefallen dir ja eh nicht! Gibt es denn irgendetwas, was du an dir magst?“
„Nein!“, sage ich spontan.

„Denk doch erst mal darüber nach", meint Ernie.

„Mmmh", erwiderte ich lustlos.

„Ist doch klar, dass wir dir hier nicht zuschauen können, wie du massiv untergewichtig bist und nichts isst!"

„Und wenn ich ab jetzt esse und das Kalium wirklich nehme, kommt die Infusion dann ab?"

„Das sehen wir, wenn es soweit ist. Wann das abgehängt wird, entscheidet der Chef."

„Der Big Boss."

„Ja", lacht er. Dann geht er weiter. Ich stehe auch auf. Im Zimmer löse ich meine „geliebte" Mittags-Kaliumtablette auf, rühre um, bis sie nicht mehr sprudelt und trinke das Glas in einen Zug leer. Keine gute Idee... Dann spüle ich meinen Mund im Badezimmer aus. Das habe ich mir zu Hause im Laufe der Zeit so angewöhnt, weil die salzig-saure Brause den Zahnschmelz in Kombination mit den Magensäure-Attacken extrem angreift. Als ich mich nach vorne beuge, um das Wasser auszuspucken, landet beinahe die Brause ebenfalls im Waschbecken. Ich setze mich ein paar Minuten aufrecht auf mein Bett. Während ich darauf warte, dass der Großteil des Medikaments meinen Magen nach unten hin verlässt, denke ich doch über Ernies Frage nach, ob es etwas an mir gibt, was ich mag. Meine langen schwarzen Haare gefallen mir. Trotz der Mangelernährung sind sie erstaunlicherweise sehr kräftig – und damit das einzige, was zu diesem Zeitpunkt dick an mir ist.

Mein Herz fällt mir plötzlich ein.

Mein Herz

Mein Herz ist es wert, geachtet zu werden.
Mein Herz ist das Kostbarste, was ich besitze.
Mein Herz wirkt manchmal zerbrechlich zart
und ist dennoch sehr stark.
Es schlägt mein ganzes Mensch-Sein,
jede Minute, Stunde,
tagein, tagaus.
Mein Herz ruht nie,
gleich ob ich es (be)achte oder nicht.
Mein Herz schlägt geduldig,
versorgt mich mit Leben.
Mit Liebe, mit Sauerstoff.

Es ist ein liebendes, warmes Herz.
Seine Schläge sind frei von Brutalität.
Seine Schläge sind Symbole der Liebe.
Mein Herz schlägt gerne,
meint es stets gut.
Mit mir.
Und auch mit dir.
Mein Herz ist mein Freund,
mein engster Begleiter.
Immer da.
Mein Herz möchte schlagen.
Es möchte leben,
möchte seinen Dienst tun,
es möchte Gutes tun.
Mein Herz möchte, dass ich lebe.
Zeigt mir jeden Augenblick,
dass ich es wert bin, gut behandelt zu werden.
Dass ich Liebe und Leben verdiene.
Mein Herz erlebte viel Grausamkeit
– war stets bereit zu verzeihen.
Ich selbst fügte ihm einen Teil des Leides zu
– es ließ mich trotzdem nie im Stich.
Mein Herz ist geduldig,
schlägt Schlag für Schlag,
ohne Dank von mir dafür zu erhalten.
Mein Herz leistet so viel
und fordert nichts,
wünscht sich nur,
dass ich es ebenso respektvoll behandle, wie es mich.
Es wünscht sich, liebevoller behandelt zu werden.
Es wünscht sich, wie ein Freund behandelt zu werden.
Das ist das Mindeste, was es für seine treuen Dienste
als herzlicher Begleiter verdient hat...

Dann fliehe ich wieder aus dem Zimmer. Wie ein Formel 1-Rennfahrer komme ich mir vor, wenn ich jeweils Runde für Runde über den Gang drehe. Na, gut, ich bin nicht ganz so schnell. Und ab und an muss ich einen Boxenstopp einlegen, um den Infusomaten am Stromnetz aufzuladen.

„Hey, warte mal!", ruft Ernie mir in Runde zwei nach.

Ich sortiere meinen Schlauch und drehe mich dann um. Würde ich mich nämlich in die falsche Richtung drehen, würde ich mir den Infusionsschlauch herausreißen. Und das wäre doch jammerschade, nicht?!

„Wir haben eben beredet, wie es mit dir am Sinnvollsten weitergehen soll“, sagt Ernie.

„Ja?”, frage ich äußerst gespannt.

„Also, ich muss sagen, mir gefällt die ganze Geschichte nicht. Mit dicken Beinen und so...”

„Na, mir erst recht nicht!”

„Wie sieht‘s denn aus mit den Kaliumtabletten? Hast du dir das nochmal durch den Kopf gehen lassen?”, fragt er wieder mit hochgezogenen Augenbrauen. Ich senke verlegen den Kopf. „Tut mir leid, dass ich nicht ehrlich war! Ich habe aber gerade eine getrunken.”

„Cool!”

„Najaaa, das brennt wie Feuer in meiner Speiseröhre und im Magen. Um ein Haar wäre es zwar nicht im Teekännchen, dafür aber im Waschbecken gelandet“, jammere ich.

„Eigentlich muss man halt viel hinterher trinken“, meint Ernie.

„Ich habe aber wirklich überhaupt keinen Durst!” Das ist nicht gelogen.

„Ist kein Wunder, du bekommst ja auch von uns zwei Liter Flüssigkeit pro Tag“, erklärt Ernie. Sein Tonfall klingt, als würde es sich dabei um Champagner handeln.

„Ja, und dazu bekomme ich gleich noch so einiges mehr, was ich gar nicht will!”, sage ich trotzig.

„Ich sehe dir an, wie sehr du die Infusionen hasst! Morgen nehmen wir noch mal Blut ab und dann schauen wir mal. Es liegt an dir.”

„Das heißt, wenn der Kaliumwert passt, kommt die Infusion ab?”, frage ich aufgeregt.

„So ist es vorgesehen, ja.”

„Wie schön, hurra!”

„Du solltest dann aber auch zeigen, dass du von selbst genug zu dir nimmst. Nicht dass dein Gewicht und die Blutwerte sofort wieder abrauschen. Ich mache mir echt Sorgen um dich!” Das ist das Problem. Im Grunde sind die Infusionen trotz allem eine Erleichterung für mich. Ich kann leicht sagen, dass ich ja nicht essen und trinken muss, weil ich schließlich durch die Infusionen genug von allem habe. Außerdem kann ich die „Schuld“ des Zunehmens auf das

Klinikpersonal abwälzen. „Du hast noch dein ganzes Leben vor dir“, holt Ernie mich aus meinen Gedanken zurück, „dir steht alle Welt offen. Ich will dir wirklich gerne helfen! Denn das Leben hat auch viele wunderschöne Seiten zu bieten.”

„Du hilfst mir schon wahnsinnig viel! Echt, danke! Ich weiß gar nicht, warum du das alles für mich tust!”

„Ich wünschte, ich könnte mehr tun!”, sagt Ernie seufzend, „Aber letzten Endes ist es ganz allein deine Entscheidung, ob du weiterleben willst oder nicht...”

Abends im Bad sieht meine Welt alles andere als wunderschön aus. ICH sehe alles andere als wunderschön aus. Ich kann einfach nicht länger ignorieren, dass sich mein Körperumfang gefühlt verdoppelt hat! Bis weit in die Nacht sitze ich zeichnend auf dem kühlen Gang und versuche krampfhaft, wach zu bleiben. Ganz nach anorektischer Tradition: „Wenn ich zunehme, muss ich mich bestrafen!”

Die Nachtschwester fragt ein paar Mal, ob ich etwas zum Schlafen haben möchte und schickt mich schließlich ins Bett. Sie sieht so müde aus, dass sie vermutlich selbst eine Pause brauchen würde. Ich erinnere mich an Schwester Karla, die im Isolierzimmer so verständnisvoll war.

„Vielleicht hat sie auch gerade Nachtdienst?”, überlege ich, als ich mich in mein warmes Bett gekuschelt habe. Dann schlafe ich ziemlich rasch ein.

Beim Anblick meines Spiegelbildes überkommen mich am nächsten Morgen sofort wieder dieselben unerträglichen Gefühle wie am Abend. Ich drehe meiner Bettnachbarin den Rücken zu, rolle mich auf meinem Bett zusammen und will weder gesehen noch angesprochen werden. Alles nervt mich. Ich mich selbst am allermeisten. Ausgerechnet da kommt Ernie herein: „Was ist denn da los? Guten Morgen!”

„Moooorng“, brumme ich übelgelaunt und setze mich. Denn ich sehe, dass Ernie das Blutabnehm-Tablett dabei hat. Ich strecke ihm meinen nackten, an diesem Tag wirklich gefühlt fetten Arm entgegen. Klar wäre das auch im Liegen gegangen. Aber damit würde ich Ernie symbolisieren, wie faul ich bin – zumal er mich gerade dabei ertappt hat, wie ich untätig herumlag! Ich hasse und ekle mich vor mir selbst so sehr, dass nicht viel fehlt, dass ich mich bei dem Arzt für diese optische Zumutung entschuldige!

Ernie schweigt. Vielleicht ist er noch müde. Vielleicht liegt es an mir. Vielleicht auch an etwas ganz anderem. Mir tut meine unfreundliche Begrüßung plötzlich leid. Er gibt sich so viel Mühe, und als Dank dafür brumme ich ihn dermaßen an! „Wie hat es denn gestern noch mit dem Kalium geklappt?", fragt er in mein eisiges Schweigen hinein.

„Ich hab alles getrunken."

„Dann müsste das Kalium ja heute passen..."

„Ja."

„Du kannst dir bis nachher zur Visite schon mal überlegen, was du dem Oberarzt sagen willst. Denn er wird dich fragen, wie du es dir ohne die Infusionen vorstellst", rät er.

„Mache ich. Danke für den Tipp!" Er lächelt irgendwie seltsam gezwungen, bevor er mit meinen Blutröhrchen wieder geht.

Als Dr. Bert und Ernie schließlich zur Visite antreten, bin ich noch zu keiner Lösung gekommen, obwohl ich unentwegt darüber nachgedacht habe. Ernie grinst wieder nicht. Sagt auch kein Wort, sondern überlässt das Reden Dr. Bert. „Wenigstens ist das Kalium jetzt in Ordnung", murmelt der.

„Ja?", frage ich hellhörig, „Dann machen Sie mir die Infusion jetzt ab?" Ich strecke ihm meinen fettarmen Fettarm entgegen.

Dr. Bert schaut mich über seinen Brillenrand an und sagt streng: „Sooo ganz in Ordnung ist das auch wieder nicht. Der Beutel kommt noch durch!"

„Aber wieso? Ich dachte, wenn der Wert passt..."

Hilfesuchend sehe ich Ernie an. Der zuckt mit den Schultern und blickt zu Dr. Bert.

„Das, was da noch drin ist, kann Ihnen nicht schaden", sagt der Big Boss.

„Wenn das Kalium schon sein muss, dann geben Sie es mir doch wenigstens ohne das weiße Zeug da drin!" Das „weiße Zeug" ist pures Fett!

„Das geht nicht. Das tut Ihren Venen nicht gut. Wie sieht's denn mit dem Essen und Trinken aus?", fragt er mehr Ernie als mich. Der hält ihm meine Patientenkurve entgegen und tippt auf irgendeine Stelle. Scheinbar mein Gewicht. „Na, immerhin haben Sie ein paar Kilo zugenommen..."

EIN PAAR KILO ZUGENOMMEN?!

„Wie viel ist es???", frage ich entsetzt.

„Das werden wir Ihnen schon aus Prinzip nicht sagen. Weil wir wissen, dass das Ihren Behandlungsverlauf negativ beeinflussen würde!", sagt Dr. Bert. Aha, so ist das also! Jetzt haben die den Spieß umgedreht! Zuerst wollte ich das Gewicht selbst nicht wissen und nun darf ich es nicht erfahren! Das ärgert mich. Wie viel sind „ein paar Kilo" in den Augen des Oberarztes? Drei? Vier? Fünf? Oder sogar noch mehr?!

„Wie stellen Sie sich die ganze Sache denn weiterhin vor?", unterbricht er meine Horrorvorstellungen. Ich zucke mit den Schultern. In meinem Kopf ist plötzlich nur noch blankes Chaos.

„Haben Sie heute Morgen etwas gegessen?"

„Nein, hat sie nicht!", ertönt es vom Nachbarbett. Ich sehe bildlich vor mir, wie ich das Kopfkissen dieser schrecklichen Person nehme, es komplett in ihren Mund stopfe, bis ihre Gesichtsform der eines Frosches gleicht, und sie nichts mehr sagen kann. Zumal das, was sie verkündet, gar nicht stimmt! Stattdessen sage ich zu den beiden Ärzten gewandt nur: „Ja", und ahne schon, welche Frage nun folgen wird: „So? Was denn?", will Dr. Bert auch prompt wissen, „Nicht viel wahrscheinlich, so wie ich die Sache hier sehe..."

Wie hätte ich beschreiben sollen, was und besonders wie ich gegessen habe? Ich trennte nämlich das lockere Innere einer Vollkornsemmel heraus, knetete mehrere kleine Kugeln daraus und ließ sie im Mund zergehen. Ich zucke mit den Schultern. Tränen schießen in meine Augen.

„Na, gut, warten wir es ab, wir werden ja sehen. Die Infusion kommt noch durch und dann liegt es an Ihnen. Wir zwingen Sie ja hier zu nichts. Aber die Konsequenzen müssen Sie einstecken!"

Dann wenden sie sich Frau Nervensäge neben mir zu. Ich ziehe die Bettdecke über meinen Kopf, weil ich nicht möchte, dass sie meine Tränen sehen. Was meint er wohl mit „Konsequenzen"?

„10 % FETT! 10 % FETT! 10 % FETT! 1000 ml FETT und Glukose! Ich werde verrückt! Brauche mich nicht zu wundern, wenn ich FETT werde! Und schuld daran sind die! Wenn ich Ernie später sehe, dann werde ich mich richtig aufregen!", denke ich. Wie weggeblasen ist das Reue-Gefühl wegen meines Verhaltens am Morgen...

Später erfahre ich von Ernie, was die möglichen Konsequenzen sind: Der Oberarzt zieht in Erwägung, mich in eine Spezialklinik zu verlegen! Im Grunde genommen habe ich das die ganze Zeit über befürchtet. Ernie möchte Sylvias Telefonnummer haben. Plötzlich bekomme ich wieder enorme Angst davor, dass etwas mit mir passieren wird, was ich nicht will! Aus lauter Angst und um guten Willen zu zeigen, frage ich, ob ich Fresubin bekommen könne.

„Das ordne ich sofort an“, sagt Ernie erfreut, „Hier muss alles angeordnet werden, weißt du?”

„Dann ordne doch an, dass ich entlassen werde!”, bitte ich verzweifelt.

„Das habe ich nicht zu entscheiden. Hast du zu Mittag was gegessen?”

„Ja! Fast alles!” Das stimmt. Was ich aber nicht sage, ist, dass ich die folgenden 45 Minuten an nichts anderes denken kann, als zu überlegen, ob ich kurz auf bzw. über die Toilette verschwinde. Bei meinen unzähligen Rundgängen habe ich längst Ausschau nach allen umliegenden Besuchertoiletten gehalten, denn die Toilette im Zimmer will ich in Anwesenheit von Frau Nervensäge nicht zweckentfremden. Ich tue es schließlich nicht. Weder im Zimmer, noch außerhalb. Und ich habe dementsprechend unbeschreibliche Angst davor, noch mehr zuzunehmen. Der einzige Lichtblick ist die Aussicht darauf, dass der Mischbeutel am Abend abgehängt wird. Doch dieser Lichtblick wird von der Angst, abzunehmen und irgendwo zwangsuntergebracht zu werden, getrübt. Der ständige innere Zwiespalt macht mich unendlich verzweifelt. Kaum etwas wünsche ich mir mehr, als endlich klar zu wissen, was ich möchte!

Um 17:30 Uhr ist die Infusion immer noch nicht durchgelaufen. Es kommt mir so vor, als würde es an diesem Tag besonders lange dauern. Nach dem Abendessen, das aus der kleineren Hälfte einer absichtlich nicht korrekt halbierten Scheibe Brot (ohne Butter!), einer Messerspitze Frischkäse sowie einer halben Tomate mit Unmengen Pfeffer besteht, mache ich einen „Verdauungsspaziergang“. Ich fühle mich, als hätte ich einen kompletten Laib Brot im Ganzen verschluckt und als würde eine ganze Tonne von Tomaten in meinem Kugelbauch herumrollen. Ich sehe meiner Ansicht nach so aus, dass ich ohne weiteres eine Etage höher am Kreissaal klingeln könnte, ohne wieder weggeschickt zu werden! Immer wieder laufe ich zu einer der Besuchertoiletten, sehe mich vor der Tür um, ob mich jemand darin verschwinden sehen würde, aber kehre dann doch jedes Mal um.

Da kommt mir Ernie entgegen. Ich erkenne ihn erst auf den zweiten Blick, da er einmal nicht weiß gekleidet ist, sondern schon

Freizeitbekleidung trägt. Er scheint Feierabend zu haben. Ob er in der Sesamstraße wohnt? Als er mich sieht, schlägt er sich die Hand vor den Mund: „Oh, nein!" Das lässt nichts Gutes erahnen! „Du wirst mich umbringen!"

„Was? Wieso?", frage ich alarmiert.

„Ich hab vergessen, den abzusetzen!", erklärt er auf den Mischbeutel zeigend.

Ich hole Luft: „Also", sage ich dann empört, „ich lasse mir nicht noch einen anhängen!!!" Gedanklich sehe ich mich schon die ganze Nacht über den Gang hetzen, um zumindest bei einem Teil des „weißen Zeugs" zu verhindern, dass es sich an meinen Beinen absetzt. Ernie blickt sich vorsichtig um, um auszuschließen, dass jemand unser Gespräch mithört. „Pass auf: Wenn das Ding leer ist, sagst du, dir tue die Nadel weh. Dann kommt die diensthabende Ärztin. Die, die heute Dienst hat, ist ganz nett. Der sagst du, dass du ganz schlechte Venen hast und die Mischbeutel eh abgesetzt werden sollen."

Irritiert frage ich: „Jetzt veralberst du mich aber, oder?"

„Nein!"

„Dann geh doch bitte zurück und setz das noch schnell ab!", flehe ich ihn an. Tränen schießen in meine Augen, ein Kloß wächst in meinem Hals.

„Das geht nicht so offiziell...", meint Ernie. Ich verstehe: Der Oberarzt hat angeordnet, dass der Beutel dran bleiben soll, und da kann Ernie nichts tun. „Ich glaube, es beginnt schon weh zu tun!", sage ich. Er grinst und geht dann nach Hause. Er lässt mich halb wütend, halb erstaunt zurück. Wollen die mich testen??? Was soll ich jetzt nur tun? Jeder einzelne Tropfen dieses puren Fettes ist ein Tropfen zu viel! Ich verschwinde auf der Toilette...

7:45 Uhr am nächsten Morgen: „Na, der Beutel hängt ja immer noch!", begrüßt mich Vampir Ernie. Er ist in unser Zimmer gekommen, um Frau Nervensäge und mir Blut aus den Venen zu saugen.

„Ja!", zische ich wütend, „Solange du ihn nicht absetzt, bleibt er dran, da brauche ich gar nicht zu diskutieren! Zitat: Nachtschwester!"

Ernie hebt den Deckel meines Frühstücktabletts. Ich habe schon allein aus Trotz nichts angerührt. Nun ernte ich einen entsprechenden Arztblick. Verlegen versuche ich mich zu erklären: „Solange der Mischbeutel dran ist, hab ich eh keinen Hunger!"

„Ja. Eh und sowieso", sagt Ernie resigniert-traurig. „Wenigstens den Quark könntest du doch essen!"

„N-e-i-n!", antworte ich scharf, „Ich habe keinen Hunger!!!" Ich spüre wirklich keinerlei Hungergefühl. Auch keinen Appetit.

„Na, dann bleibt der Beutel eben dran."

„Okay, ich esse den Quark und du machst den Beutel ab!" Ich sehe Ernie unschuldig an. Doch er schüttelt den Kopf: „Da möchte ich aber dabei sein, das will ich sehen!"

„Gut!", sage ich, ziehe das kleine Päckchen Nicht-Magerquark ruckartig auf, nehme den Teelöffel und esse die Plastikschale ohne Pause leer. Ich esse nicht. Ich schlinge. So schnell wie sonst nie. Beinahe habe ich mich vor lauter Affentheater an dem Quark verschluckt. Der ganze Prozes(s) ist vermutlich die reinste Provokation. „Fertig! Heute wird gutes Wetter!", sage ich dann auch noch frech. Fehlte noch, dass Ernie mich über die Schulter gelegt, mir auf den Rücken getätschelt und auf mein Baby-Bäuerchen gewartet hätte!

„Du musst nicht essen, um mir etwas zu beweisen", sagt Ernie nur traurig. Seine Augen sehen irgendwie glasig aus. Das geht mir nahe und schon tut mir mein Verhalten wieder leid. Immer bekommt er meinen Frust ab. Ausgerechnet er, der sich so viel Mühe mit mir gibt! Ich verstehe da noch nicht, warum er das tut, und seine manchmal traurig-ruhige Art erschreckt mich jedes Mal im Kontrast zu seinem sonst so witzigen Verhalten. „Ich habe mit Frau Pötzel telefoniert", sagt er. Damit habe ich schon gerechnet, weil er ja nach ihrer Telefonnummer gefragt hat. „Und?"

„Sie kommt nachher vorbei. Es ist sinnvoll, wenn wir uns mal zu dritt zusammensetzen."

„Aha?", sage ich erstaunt.

„Der Oberarzt hat dir ja schon gesagt, dass er es für das Beste hält, wenn wir dich nicht sofort nach Hause schicken, sondern in eine Spezialklinik verlegen." Spezialklinik?! Sylvia?! Sie hat das Aufenthaltsbestimmungsrecht für mich!

„Du kannst dir das einstweilen noch durch den Kopf gehen lassen. Deine Betreuerin kommt um 11 Uhr", rät Ernie.

Ich freue mich zwar darauf, Sylvia wieder zu sehen, aber ich habe wahnsinnige Angst vor diesem Gespräch. Generell mag ich keine 3-er-Gespräche. Ich fühle mich dabei jeweils so, als müsse ich nicht nur gegen ein Gegenüber, sondern gleich gegen eine ganze Front ankämpfen.

Das Gespräch verläuft meiner Erwartung entsprechend: Mies! Zumal auch nicht Ernie, sondern Dr. Bert anwesend ist. Während er permanent mit seinem silbernen Kugelschreiber spielt, erklärt er Sylvia ziemlich schonungslos, dass „nicht viel gefehlt hätte, und ich wäre jetzt anderthalb Meter unter der Erde“, wie er sich ausdrückt. Entsprechend entsetzt sieht Sylvia aus.

„So schlimm war's nun auch wieder nicht!”, sage ich, weniger weil ich das selbst glaube, sondern vielmehr um Sylvia zu beruhigen.

„Wenn Sie einen Ruhepuls von 160 hatten und plötzlich nur noch einen von 45, dann ist damit einfach nicht zu spaßen!”, sagt Dr. Bert streng, sowie dass er genau wisse, dass ich mich, wenn ich zu Hause bin, sofort wiegen und dann wieder anfangen würde abzunehmen. „Die 34 Kilo, die Sie hatten, als Sie kamen, sind also schon wirklich, aber wirklich unterste Grenze bei Ihrer Körpergröße!”

Sylvia holt tief Luft. Ich starre stur geradeaus auf den Fußboden, als ginge mich all das gar nichts an.

Wert-voll

Kalorienwerte,
Nährwerte,
Fettwerte,
Blutwerte,
Grenzwerte...
Werte, Werte, Werte.
Bestimmen meinen Wert?!
Meinen Selbstwert?!
Ich bin doch mehr als diese Werte!
Ich bin voller anderer Werte,
wert-voll.
Zu wertvoll,
um mich künftig von diesen Werten
be-werten zu lassen?

Der Oberarzt legt seinen Kugelschreiber endlich beiseite und setzt seine Rede fort: „Wenn Sie dann wieder sagen, das ist Ihnen zu viel, Sie möchten noch weniger wiegen, dann werden Sie nicht lange warten müssen, um da zu sein, wo Sie waren, als Sie kamen. Aber wenn Sie Pech haben, kommen Sie gar nicht mehr hier her, sondern gleich unter die Erde.” Harte Worte, ernste Mienen.

Ich schalte wieder ab. Am Rande bekomme ich mit, dass Dr. Bert zu Sylvia sagt, dass er und seine Kollegen mir „dringendst“ raten, mich in eine Spezialklinik zu begeben, mich aber nicht dazu zwingen können.

„Vielleicht haben Sie ja mehr Einfluss“, beendet er schließlich das Gespräch. Ich solle noch eine Nacht im Krankenhaus bleiben, und wenn es keine „unvorhergesehenen Zwischenfälle“ gäbe, könne Sylvia mich am nächsten Tag abholen.

Auf dem Gang verabschiede ich mich von ihr. Sie hat noch einen Termin, ist in Zeitdruck geraten. Denn das Gespräch, das viel mehr ein Monolog des Arztes war, hat länger gedauert, als Sylvia vermutet hatte. Es gibt ohnehin nichts zu sagen. Wir müssen beide zuerst unsere Gedanken sortieren.

Traurig und verzweifelt kehre ich in mein Zimmer zurück. Ich fühle mich einsam wie selten zuvor. Mein Verhalten tut mir unendlich leid. Ich schäme mich dafür. Sehr. Gleichzeitig glaube ich, es nicht verändern zu können. Weder für mich, noch für die Menschen, die ich liebe und denen ich nicht wehtun möchte.

Am Abend sitze ich wieder zeichnend auf meinem Stammplatz in der Besucherecke. „Hey du!”, sagt ein sehr dünner, erschreckend krank aussehender, kahlköpfiger Mann. Er liegt auf der Nachbarstation und ist mir schon öfter aufgefallen. Denn auch er dreht häufig mit seinem Infusionsständer Runden auf dem Gang. Ich sehe hoch.

„Darf ich mich einen Moment zu dir setzen?”, will er wissen. „Ja?!”, sage ich etwas ängstlich und rutsche zur Seite. Er kommt mir nicht ganz geheuer vor. Mir ist aufgefallen, dass er mich immer mit seltsamen Blicken ansieht, die ich nicht deuten kann.

„Ich heiße Horst.”

„Hallo Horst!”, sage ich knapp, ohne meinen Namen ebenfalls zu verraten. „Du bist auch immer unterwegs, was?”

„Ja.”

„Warum bist du hier?”, fragt er.

„Anorexie.” Ich wähle absichtlich nicht den deutschen Begriff. Denn obwohl ich einerseits zwar weiß, dass ich zu dünn bin, schäme ich mich in solchen Momenten doch. Da ich glaube, dass ich für eine Magersüchtige relativ dick bin, habe ich Angst vor der Antwort: „So siehst du gar nicht aus!” Aber Horst fragt: „Und was heißt das? Das klingt nach einer Dinosaurierart!”

„Nein, kein Dino!", sage ich also verlegen, „Magersucht." Der Vergleich mit einem dicken, schweren, alles rücksichtslos niedertrampelnden Dinosaurier gefällt mir. Denn so fühle ich mich oft. Gleichzeitig aber manchmal auch so, als ob auch von mir nur noch Knochen übrig sind. Als wäre mein wirkliches Ich vor langer Zeit gestorben...

„Das habe ich mir schon fast gedacht", sagt Horst.

„Was?"

„Dass du magersüchtig bist! – Hey, wo bist du gerade mit deinen Gedanken?"

„Entschuldige! Wieso hast du dir das gedacht?"

„Na, weil du halt so extrem dünn bist!", lacht er.

„Du aber auch!"

„Ich bin aber nicht magersüchtig", lacht er wieder. Sein Lachen verrät mir, dass er nicht zu der „gefährlichen" Sorte von Männern gehört. Sein Lachen ist irgendwie besonders. Er lacht nicht nur mit den Augen, sondern auch mit dem Herzen. Ja, er strahlt etwas Herzliches, Warmes, Interessantes aus. Obwohl sein Körper so erschreckend nach Tod aussieht, hat er etwas sehr Lebendiges an oder besser: in sich. „Hast du Krebs?", frage ich vorsichtig. Denn seine drei Infusionsflaschen lassen mich zusammen mit seinen nicht vorhandenen Haaren und der Kachexie darauf schließen.

„Ja", sagt Horst. „Ich habe Krebs. Ich bin schon zum vierten Mal hier."

„Oh!"

„Nein, nein, das ist nicht so schlimm, wie es klingt!", wehrt er ab. Er sagt das geradezu so, als wäre Krebs sein Freund. Und so ist auch seine Einstellung: Positiv! Er erzählt mir einen großen Teil seiner Lebensgeschichte. Er hat viel Schlimmes erlebt, aber ist trotz allem sehr optimistisch. Das beeindruckt und beschämt mich zugleich. Plötzlich kommt mir mein Kampf um Essen oder Nicht-Essen total oberflächlich vor. Obwohl er nichts in diese Richtung geäußert hat. Horst ist nicht der Typ Mensch, der andere kritisiert. Er nimmt mich so, wie ich bin. Er will mich nicht belehren oder umkrempeln. Er will mir vermutlich Appetit auf das Leben machen. Vielleicht weil er unbewusst ahnt, dass er bald sterben wird.

Ich stehe auf und sage: „Bin gleich wieder da!"

Im Zimmer hole ich die Schokolade aus der Schublade meines Nachtkästchens. Damit kehre ich zu Horst zurück. „Du kannst toll zeichnen!", sagt er mit einem Blick auf meinen aufgeschlagenen

Zeichenblock. „Danke! Das ist aber nicht so gut geworden mit dem Ding da im Arm." Ich deute auf meine Infusion.

„Ich find's klasse! Hast du noch mehr?"

„Ja", sage ich, und reiche ihm den Block. Die Bilder hat zuvor noch niemand gesehen. Horst widmet ihnen sehr viel Zeit und Interesse. Erstaunlich, was er daraus deutet! Obwohl er so gut wie nichts von mir weiß, bringt er Vieles exakt auf den Punkt. Dann fragt er: „Kannst du auch Nashörner zeichnen?"

„Nashörner?"

„Ja. Ich liebe Nashörner! Sie sind so robust und können sich mit ihrem großen Horn auf der Nase gegen alles wehren!"

„Ich kann es ja mal probieren!", sage ich, und beschließe ihm ein Nashorn zu zeichnen, das mit seinem Horn Horsts Krebs besiegt... „Magst du ein Stück Trostschokolade?", frage ich. Ich möchte ihm etwas Gutes tun. Es geht nicht darum, dass ich hoffe, er würde davon zunehmen – wie vielen Magersüchtigen oft unterstellt wird. Ich gönne ihm einfach den leckeren Geschmack.

„Wenn du auch ein Stückchen isst?"

„Nee!", sage ich, die Nase kräuselnd.

„Schade!" Er spricht das so traurig aus, dass mir mein Nein sofort leid tut. „Es ist echt schade dass du so hart zu dir bist. Dabei bist du so ein lieber Mensch!"

„So lieb bin ich gar nicht!"

„Doch", widerspricht er, „das spüre ich! Es wäre wirklich schade, wenn du sterben würdest!" Dasselbe denke auch ich von ihm. Ich wünsche von ganzem Herzen, dass er stärker sein wird als der Krebs! Der Krebs kommt mir bedrohlich vor. Unberechenbar. Hinterlistig. Brutal. Fies. Rücksichtslos. Wie die Anorexie-Krake auch. Plötzlich bekomme ich wieder Angst vor ihr. Ohne es wirklich bewusst zu tun, breche ich vorsichtig zwei Stückchen Schokolade ab. Eines reiche ich Horst. Das andere nehme ich selbst und beiße ein Drittel davon ab. Ich weiß nicht, wann ich zuletzt dieses Gefühl davon hatte, wie die braune Süßigkeit ihre Konsistenz ändert. Wie sie sich von hart und kalt zu flüssig und warm verändert. Ich schlucke. Verschlucke mich vor lauter Genießen beinahe daran. Dann beiße ich das nächste Drittel ab. Später schiebe ich das letzte kleine Stück in den Mund. Es fühlt sich toll an! Ich habe tatsächlich Schokolade gegessen!

Überrumpelt von den gegensätzlichen Gefühlen von Erstaunen und Entsetzen zugleich, beginne ich urplötzlich zu weinen.

Horst legt seinen dünnen Arm um meine knochige Schulter. Es ist erstaunlicherweise nicht unangenehm! Ich lege meinen Kopf auf seine spitze Schulter und er seine Stirn auf meine Haare. „Du wirst es schaffen!”, flüstert er. Ich weiß nicht, ob er das nur zu mir oder nicht vielleicht auch zu sich selbst sagt. „Andere schaffen es nicht. Aber du, du wirst es schaffen!”

„Viele schaffen es nicht!”, sage ich leise.

„Wie die Frau von deinem Dr. Ernie.”

„Er ist nicht mein... Was hast du da gesagt???” Ich schrecke hoch. Stoße den verblüfften Horst von mir und sehe ihn entsetzt an. „Woher weißt du das?”, frage ich aufgebracht.

„Eine Schwester hat es mir erzählt. Sie ist gestorben, als sie noch ganz frisch verheiratet waren. Wusstest du das nicht?”

„Nein!!! – Das heißt... Doch!”

Plötzlich wird mir vieles klar...

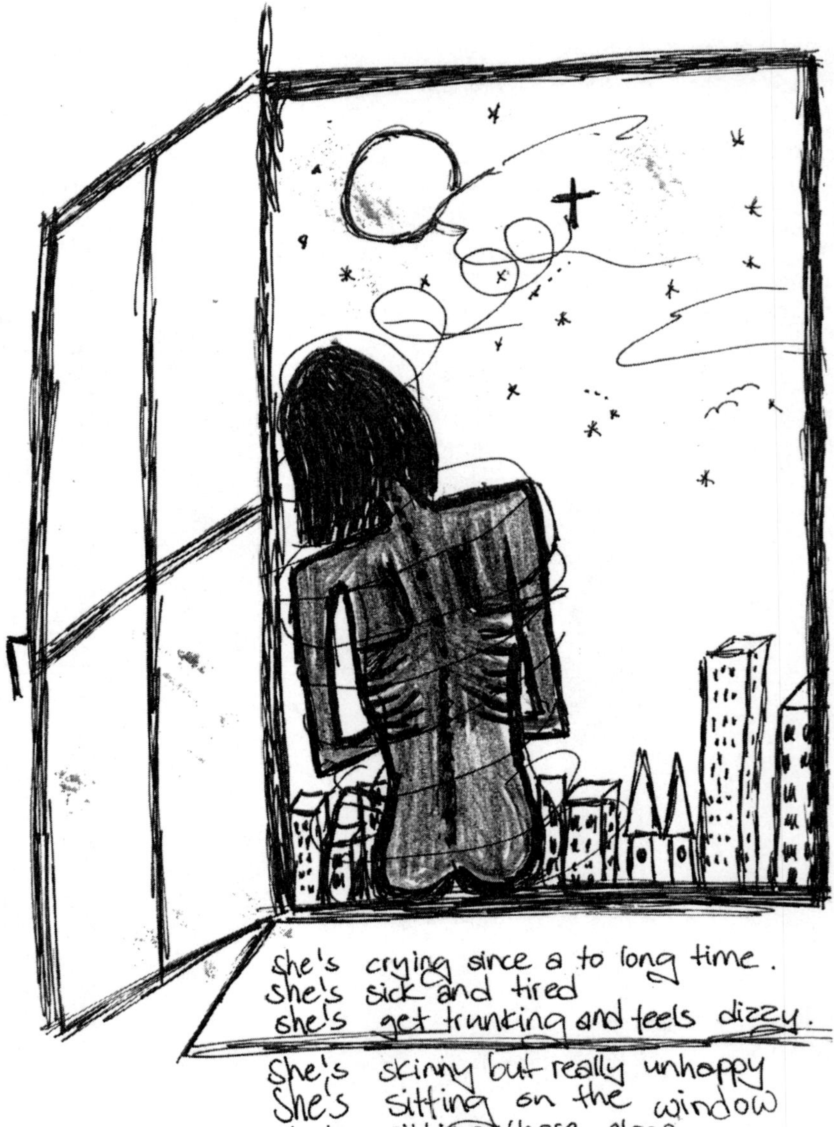

she's crying since a to long time.
she's sick and tired
she's get trunking and feels dizzy.

She's skinny but really unhappy
She's sitting on the window
she's sitting there alone.
she's thinking about live -but
she's dreaming about dead.
It means the end of all hope.

6. Hauptgang: Der Alkohol

Oktober

Keine fünf Wochen später ist Horst tot. Ich bin nicht in eine Spezialklinik gegangen und habe ihn noch zweimal im Krankenhaus besucht. Als ich ihm beim dritten Mal endlich seine gewünschte Nashornzeichnung mitbringen will, ist er nicht mehr da. Ich habe es geahnt und dennoch trifft mich die Nachricht sehr. „Du wirst es schaffen!", hat Horst gesagt. Er hat aber auch gesagt, dass er es schaffen wird. Er hat gesagt: „Weder eine lächerliche Krake noch ein lächerlicher Krebs werden uns klein kriegen!"

Was ist mit starken Nashörnern? Sind sie genauso ausgestorben wie gewaltige Dinosaurier?! Ein Riesensaurier hat jedenfalls überlebt: Der Tyrannosaurus Anorexius. Ich zerreiße die Nashornzeichnung in unzählige Einzelstücke und werfe sie vor dem Klinikeingang in den Mülleimer. Angst erfüllt mich. Angst vor dem Tyrannen. Angst vor der Krake. Angst vor Krebs. Angst vor dem Alleinsein, dem Alleingelassenwerden.

Ja, ich habe das Gefühl, Horst hätte mich alleine gelassen! Ich habe Angst vor dem Leben, in dem es Kraken, Krebse und andere schlimme Dinge gibt. Auch habe ich Angst vor dem Tod, der mir Horst einfach weggenommen hat. Alles Weltliche scheint wieder einmal sinnlos zu sein, da es vergänglich ist.

Unzählige Gefühle und Fragen kommen in mir hoch. Ich brauche einen Ort zwischen Himmel und Erde, um meine Gedanken ordnen zu können. Kurzentschlossen kehre ich deshalb um und setze mich in die Kapelle des Krankenhauses. Ob Horst mich von oben sehen kann? Ob er spürt, dass ich gerade an ihn denke? Ob er gesehen hat, dass ich das Nashornbild zerrissen habe? Nun hätte ich es gerne noch im Ganzen. Dann würde ich es in der Kapelle für ihn liegen lassen. Als Symbol dafür, dass ich ihn nicht vergessen und weiter kämpfen werde. Ich bereue zutiefst, dass ich ihm die Zeichnung nicht schon eher gegeben habe. Als ich Schritte höre, die auf die Kapelle zukommen, stehe ich auf und gehe. Ich laufe durch die

Straßen, ohne nach links und rechts zu sehen. Nur wie durch einen Nebelschleier nehme ich Geräusche, Autos und den starken, kalten Wind wahr. Alles fühlt sich fremd und leblos an.

Ernie möchte ich nicht wieder treffen. Ich schäme mich vor ihm. Auch fühle ich mich irgendwie schuldig. Andererseits bin ich auch enttäuscht darüber, dass er mir die ganze Zeit über nicht die volle Wahrheit gesagt hat. Manchmal würde ich trotzdem gerne mit ihm reden, ihn vieles fragen. Doch es ist an der Zeit, Abschied zu nehmen. Von Horst, von Ernie. Vom Sommer.

Und auch von der Tyrannosaurus-Krake.

Ich habe während des Klinikaufenthalts knappe sieben Kilo zugenommen. Obwohl mich diese Gewichts-Last enorm belastet, bleibt mein Gewicht nahezu konstant. Mein körperlicher Zustand ist also verhältnismäßig stabil. Doch psychisch stürze ich in eine tiefe, kalte, dunkle Schlucht. Eine Grotte. Die Tage werden kürzer, die Blätter an den Bäumen verfärben sich, fallen nach und nach ab. Es wird kalt. Die Natur spiegelt das wider, was ich in meinem Inneren fühle: Kälte, Trostlosigkeit, Vergänglichkeit, Dunkelheit. Ich werde depressiv, ängstlich und zunehmend dissoziativ. Ich verfalle in eine Art Starre. Wie ein Igel, der sich – nach angefressenem Winterspeck – klein zusammenrollt, die Stacheln schützend aufstellt und Winterschlaf hält. Menschliche Nähe erreicht mich nicht, ich ziehe mich immer mehr in mich selbst zurück. Oft sitze ich stundenlang einfach nur vor mich ins Leere starrend da. Selbst das Schreiben fällt mir schwer. Ich versuche darum zu zeichnen. Auch das gelingt mir nicht richtig.

Um wenigstens irgendetwas zu fühlen, beginne ich, mich mit Wärme, mit Leben, mit Essen zu füllen. Doch um die sonst angewandten Gegenmaßnahmen (Erbrechen, Sport etc.) zu ergreifen, bin ich zu gelähmt – laut Krake zu faul! So fühle ich mich zunehmend noch unwohler, kann mich und alles andere immer weniger ertragen. Zumal auch mit zugenommenem Körpergewicht meine Angst vor Männern wieder gestiegen ist. So fliehe ich noch weiter vor mir und meinem Umfeld in die dissoziative Leere und Starre.

Eines Nachmittags besuche ich Kristin. Wir trinken zuerst beide eine Tasse Glühwein, und weil es so schön ist und der Mensch ja dazu neigt, vom Positiven immer noch mehr haben zu wollen, rauchen wir auch noch einen Joint. Sogar Kristin, die sonst jeden Tag kifft, ist anschließend ziemlich platt. Wir liegen auf ihrer Couch und sind zu bekifft, um noch im Stande oder besser: in der Lage zu sein, eine halbwegs vernünftige Unterhaltung zu führen. Abwechselnd nuscheln und lallen wir beide irgendwelchen zusammenhanglosen Unsinn, und ab und an bekomme ich einen irrsinnigen Schwindel- oder Lachanfall. Kristin weiß dann zwar nicht, warum ich lache, muss aber bei meinen derart heftigen Ausbrüchen mitlachen. Das wiederum bringt mich noch mehr zum Lachen.

Irgendwann werden wir zu müde zum Reden und schweigen einfach, träumen uns zur lauten Musik weg. Das Zeitgefühl ist dahin und darum weiß ich nicht, wie lange wir so herumliegen und ob wir vielleicht zwischenzeitlich kurz schlafen. Es ist draußen dunkel geworden, und weil wir erstens zu faul sind, es zweitens nicht realisieren, und es drittens egal ist, dass wir im Dunkeln (abgesehen von der Beleuchtung des Aquariums) sitzen, bleibt das auch so. Bis sich Kristin äußerst schwerfällig erhebt und verdächtig taumelnd zum Schrank läuft. Ich werde sofort hellhörig, denn von unseren letzten Kiff-ExzESSen weiß ich, dass in diesem Schrank leckere Knabbereien sind. Wenn ich bekifft bin, schmeckt mir alles. Es schmeckt so wunderbar wie nie zuvor. Ich esse eine halbe Dose Danish Cookies – egal! Die 200 Kalorien des Glühweins zuvor – egal! Ich esse noch eine geschätzte halbe Tüte Chips – egal! Ich trinke fast eine ganze Flasche Cola (kein light!) – auch egal! Alles ist in diesen Minuten egal. Aber sowas von egal! Und sowas von schön!

Doch urplötzlich lässt der wunderbare Rausch nach und ich lande mit einem harten Aufprall in der Realität. Mit der Realität kommt die Anorexie. Und mit der Anorexie das schlechte Gewissen. Also rappele ich mich mühsam auf – scheinbar lässt der Rausch zuerst im Gehirn nach, und erst dann in den Gliedmaßen? Mein Kreislauf streikt jedenfalls. Ich muss mich wieder setzen und ein paar Minuten warten. Aber der Kopf sagt: „Keine Zeit!!!" Darum wage ich einen erneuten Versuch aufzustehen. Es geht mehr schlecht als recht. Ich taumele zur Toilette und remple unterwegs mit der Schulter gegen den Türrahmen, was ich sehr belustigend finde. Obwohl ich nicht gesagt habe, was ich vorhabe, ruft mir Kristin kauend und mit gespielt mahnender Stimme hinterher: „Lass bloß die guten Kekse drin!"

Ich weiß aus der Zeit in Klinik, wo wir uns ein Zimmer teilten, dass es ihr egal ist, was ich auf oder über der Toilette tue, aber trotzdem muss ich dermaßen über die gesamte Situationskomik lachen, dass ich nicht mehr stehen kann und mich einfach an Ort und Stelle auf den Boden fallen lasse. Sobald ich mich wieder halbwegs auf den Beinen halten kann, gehe ich zurück in die Wohngruppe, wo ich zuallererst im Badezimmer verschwinde...

So komme ich auf die Schnapsidee mit dem Alkohol. Ich sehe ihn als letzte Möglichkeit, mich noch weiter auszuschalten, ohne mich auf direktem Wege umzubringen. Denn ich habe in diesen Wochen massive Todessehnsüchte und auch konkrete Suizidvorstellungen. Im Nachhinein denke ich, dass mein Alkoholkonsum ein Hilferuf war. Obwohl ich (erfolgreich) versuchte, ihn zu verheimlichen, wirkt es heute auf mich, als hätte ich damals austesten wollen, wann endlich jemand etwas davon bemerken und einschreiten würde. Ich selbst wusste mir nicht mehr zu helfen. Ich wusste allerdings auch nicht, wie Hilfe aussehen konnte. Es war die altbekannte Masche, mit der ich mich in meiner Rat- und Hilflosigkeit in immer schlechtere Zustände versetzen wollte. Mit dem Ziel, Hilfe zu bekommen, wenn es mir „schlecht genug" ging. Nur war es dieses Mal eben nicht mehr das Hungern, denn das schaffte ich ja nicht, sondern stattdessen der Alkohol und auch gelegentlich das Kiffen. Dies bemerkte jedoch niemand. Darum trank ich noch mehr. Und immer noch mehr. Bis ich schließlich jeden Abend trank.

Ich muss nach wie vor einmal pro Woche mein Gewicht und die Blutwerte in der Psychiatrie kontrollieren lassen. Das ist die Bedingung dafür gewesen, um nicht in eine Spezialklinik zu müssen. Auch bei meiner Therapeutin habe ich noch einmal im Monat ein kurzes „Bestandsaufnahmegespräch". Dort erzähle ich nichts von meinem Alkoholproblem. Noch kommt es mir gar nicht wie ein Problem vor. Ich freue mich jeden Tag darauf, dass es 16 Uhr wird, denn da sind die Gruppen in der WG zu Ende und die Betreuer haben Feierabend. Gleichzeitig ist das der Punkt des Tages, wo es mir psychisch immer am Schlechtesten geht. Vielleicht wegen dem Einbruch der Dunkelheit. Vielleicht auch, weil Gitta und Fred nicht mehr da sind, die mir trotz allem irgendwie ein beschützendes Gefühl vermitteln.

Als Sylvia dann drei Wochen in den Urlaub geht, überkommt mich ein noch immenseres Gefühl von Verlassensein. Mit ihr an meiner Seite fühle ich mich den Feinden gegenüber nicht so alleingelassen. Denn trotz meiner „gigantischen" Gewichtszunahme im Krankenhaus wiege ich noch viel zu wenig und das Thema einer erneuten Einweisung in die Psychiatrie ist darum nicht abgehakt.

„Du bist noch lange nicht aus dem kritischen Bereich raus!", heißt es. Ich erzähle aus Scham nicht, dass ich zirka 41 Kilo wiege, und hülle mich in weite Kleidung, um meine „Fettmassen" zu verstecken. Mit Erfolg, wie es scheint, denn meine Mitmenschen sprechen von Gewichtswerten weit unter 41 Kilo. Somit traue ich mich erst recht nicht, zu sagen, wie „fett" ich tatsächlich geworden bin, und lasse sie in dem Glauben.

Bevor Sylvia ihren Urlaub antritt, setzen sie, die beiden WG-Betreuer und ich uns zu viert zusammen. Sie haben das so gewünscht. Ich selbst bin natürlich wenig begeistert von dieser Idee. In dem Gespräch geht es unter anderem darum, dass ich künftig meine Blutwerte nicht mehr erfahren soll. Begründung: Wenn sie nicht ganz schlecht wären, würde ich sonst dafür sorgen, dass sie ganz schlecht werden. Das ärgert mich sehr. Denn – wie geschildert – sind es ja in dieser Zeit nicht vorrangig das Gewicht und die Blutwerte, mit denen ich auf meinen Zustand aufmerksam machen möchte, sondern der Alkohol! Würden einmal nicht nur die Elektrolyte, sondern auch meine Leberwerte kontrolliert werden, wären sicher alle entsetzt. Aber auf diese Idee kommt natürlich keiner. Denn ich habe ja zuvor niemals auch nur einen einzigen Tropfen Alkohol zu viel getrunken. Ich fauche: „Wenn ich die Werte nicht erfahren darf, lasse ich mir kein Blut mehr abnehmen, ganz einfach!" Und damit habe ich die blutige Schlacht gewonnen.

Wir reden in dieser Zeit noch mehr als sonst aneinander vorbei, weil ich einfach nicht mit offenen Karten spiele. Während das Klinikpersonal und auch die Betreuer weiterhin an mein altes (Hunger-)Verhaltensmuster glauben und mich dementsprechend behandeln, rutsche ich immer weiter in die Alkoholabhängigkeit. Ich fühle mich zunehmend unverstandener und verschließe mich darum auch immer mehr. Es geht mir folglich noch schlechter und ich trinke noch mehr Alkohol. Ich merke nun doch, dass ich abhängig geworden bin. Denn so, wie ich sonst Lebensmittel sammelte, horte ich nun Alkohol. Mein Lebensmittelvorratsschrank gleicht inzwischen einer Bar. Für den Fall, dass jemand dieses Versteck entdeckt, habe ich vorsichtshalber noch überall sonst in meinem Zimmer kleinere Mengen versteckt. Sogar in meiner Handtasche habe ich ein kleines Fläschchen, damit ich im Notfall auch unterwegs etwas dabei habe. Wann immer ich das Haus verlasse, entsorge ich zuerst die leeren Alkoholflaschen am Container und bringe sofort neue aus dem Supermarkt mit. Ich gebe mein gesamtes Geld nun nicht mehr für Lebensmittel, sondern für alkoholische Getränke aus.

„Wofür braucht man Lebensmittel, wenn man nicht leben will?", denke ich. Anfangs habe ich „nur" Piña Colada, Amaretto, Alkopops oder Bier getrunken. Mittlerweile trinke ich große Mengen Sherry, Rum und Wodka – und jeden Abend trinke ich noch ein bisschen mehr als am Vorabend. Der Gedanke, nichts vorrätig zu haben, löst Unruhe und Aggressionen aus, ein bevorstehendes Wochenende hingegen Euphorie. Denn da sind Gitta und Fred nicht da und ich kann dementsprechend noch ungehemmter saufen. Denn es ist kein vorsichtiges Nippen und auch kein Trinken mehr.

Somit nehme ich noch zwei Kilo zu. Denn eine Flasche Wodka (und es ist nun täglich eine ganze Flasche Wodka!) hat rund 1600 Kalorien. Ich schäme mich so sehr für mein Gewicht, dass ich die Gewichtskontrollen nun nicht mehr fürchte, weil ich zu wenig wiegen könnte, sondern weil ich nicht möchte, dass jemand weiß, wie „fett, faul und disziplinlos" ich geworden bin. Darum trinke ich jeweils am Tag vor den Wiegeterminen riesige Mengen Bitter- oder Glaubersalz. Denn dadurch verliere ich knappe 2-2,5 Liter Wasser. Und wiege so 2-2,5 Kilo weniger. Diese Prozedur ist jedes Mal eine Qual. Denn ich habe wahnsinnigen Durst. Ich kann dann an nichts anderes mehr denken als daran, das ich trinken möchte. Meine Haut wird schuppig, die Lippen und die Fingerknöchel platzen auf. Einmal kann ich eine Briefmarke nicht mehr auf dem Kuvert festkleben, weil meine Zunge zu trocken ist. Ein anderes Mal schneide ich mir die völlig ausgetrocknete Zunge auf, als ich einen Faden mit Hilfe von (nichtvorhandenem) Speichel durch das Nadelöhr fädeln will. Zudem brennen meine Augen und ich habe alle anderen Symptome einer Austrocknung (Müdigkeit, Kopfschmerzen, Schwindel, Hypotonie, Tachykardie etc.). Wenn ich den Durst absolut nicht mehr aushalte, trinke ich direkt aus der Flasche in großen, hastigen Schlücken etwa 500-700 ml auf einmal. Das tue ich im Badezimmer, weil ich weiß, dass mein Magen diese Mengen nicht lange bei sich behalten kann. Wenig später nach dem Erbrechen ist das Durstgefühl noch stärker und der Kreislauf schließt sich.

Ich schreibe das deshalb, weil ich zeigen möchte, dass Magersüchtige ihr Gewicht nicht nur nach oben hin zu manipulieren versuchen. Ich habe mehrere andere Betroffene kennengelernt, die ähnlich handelten. Wie ich schämten auch sie sich für ihre vermeintliche Schwäche, die sie durch eine Gewichtszunahme hätten eingestehen müssen, und reduzierten beispielsweise durch Saunagänge oder Diuretika ihr Gewicht.

So folgt, was zwangsläufig folgen muss: Mein Kaliumwert rutscht erneut ab. Ich weiß es auch ohne einen Blutbefund, denn die Symptome kenne ich ja zu genüge. Weil Sylvia noch nicht wieder da ist, nutzte ich die Gelegenheit aus und schwänze meinen Termin in der Klinik. Es folgt kein Anruf. Und würde die Therapeutin oder der Arzt anrufen – ich würde nicht ans Telefon gehen. Ich nehme zwei Kaliumtabletten, denn ich möchte definitiv nicht schon wieder in ein Krankenhaus. Unter anderem auch deswegen, weil ich dort keinen Alkohol trinken könnte. Ich mache alles mit mir alleine aus. Keiner soll wissen, wie es mir geht.

Am nächsten Tag gehe ich zum Zahnarzt. Ich schleppe mich regelrecht dort hin und weiß unterwegs nicht, ob ich dort ankommen werde. Doch ich muss meine unerträglichen Schmerzen behandeln lassen, denn in diesem körperlichen Zustand werde ich auf Dauer keine Schmerzmedikamente vertragen – geschweige denn in Kombination mit dem Alkohol. Der Zahnarzt muss mir eine Betäubungsspritze geben, woraufhin ich Herzrhythmusstörungen und einen Krampfanfall bekomme. Das Praxisteam trägt mich kurzentschlossen eine Etage höher zu einem Internisten. Ich erinnere mich danach nur schemenhaft, was genau passiert ist. Es ist mir äußerst peinlich.

Stellen Sie sich einmal Folgendes vor:

Sie sind seit mehr als zehn Jahren an Anorexie und Bulimie erkrankt. Sie können kaum noch irgendetwas bei sich behalten, weil Ihr Magen so klein geworden ist, dass Sie oft nicht einmal eine ganze Tasse Tee auf einmal trinken können, ohne sich vor Magendrücken zu krümmen bzw. erbrechen zu müssen. Ihre Blutwerte sind entsprechend schlecht, dass Ihnen u. a. lebenswichtige Blutsalze (Elektrolyte) fehlen. Sie neigen aufgrund dessen permanent zu Herzrhythmusstörungen und Krampfanfällen. Sie haben wahnsinnige Zahnschmerzen, können aber kein Schmerzmittel nehmen, weil Sie weder Kraft noch Geld haben, um eines zu besorgen, da Sie Ihr gesamtes Geld für Lebensmittel ausgegeben haben, die Sie ohnehin nicht essen (können).

Sie können – davon abgesehen – kein Schmerzmedikament nehmen, da dieses zu den bereits existierenden Schäden der Magenschleimhaut zusätzliche verursacht und darüber hinaus Ihr ohnehin geschwächtes Herz-/ Kreislaufsystem so sehr beeinträchtigt, dass Sie nicht mehr aufstehen können.

Stellen Sie sich vor wie Ihr Mund, Hals und Magen von innen aussehen: Die Schleimhäute sind dunkelrot und blutig, Ihre Speiseröhre weist aufgrund der Magensäure vom Erbrechen bereits Risse auf. Sie können also kein Medikament gegen die Zahnschmerzen einnehmen, obwohl Sie vor Schmerz beinahe besinnungslos werden. Sie machen sich darum, auch auf die Gefahr hin, unterwegs umzukippen, auf den Weg zum Zahnarzt.

Sie haben vier Zahnlücken, Sie bräuchten 15 Zahnkronen/-Brücken und Sie sind fast wöchentlich beim Zahnarzt. Es ist abzusehen, dass alles trotz Behandlung nicht besser, sondern immer schlimmer werden wird. Sie werden bald gar keine Zähne mehr haben und Ihr Zahnfleisch wird sich aufgrund der Mangelernährung noch weiter zurückbilden.

Sie versuchen beim Zahnarzt, die Behandlung ohne Betäubungsspritze auszuhalten, weil Sie bereits aus Erfahrung wissen, dass Ihr Körper diese noch weniger als eine Schmerztablette verkraften kann. Sie haben ohne Betäubung so starke Schmerzen, dass Sie sich schließlich doch eine Spritze geben lassen, weil Sie es absolut nicht aushalten können und der Schmerz so massiv ist, dass Ihnen die Gefahr eines Herzstillstandes egal ist. Sie merken nach der (extra für Herzkranke ohne Adrenalin entwickelte, besonders gut verträglichen) Spritze trotzdem sofort, dass Ihr Herz beginnt, wie ein eingefangener Schmetterling in einem Glas zu flattern. Kurz darauf fangen Ihre Augen an zu zucken, Ihr Brustkorb wird immer enger, Sie können kaum noch ein- und ausatmen. Ihre Hände, Füße und Ihr Gesicht werden kalt, laufen dann blau an und verkrampfen sich schließlich schmerzhaft. Der Zahnarzt kann seine Utensilien gerade noch rechtzeitig aus Ihrem Mund nehmen, ehe sich Ihr Gesicht derart verkrampft, dass Sie den Kiefer zusammenbeißen. Ihre Luftröhre und Lungen fühlen sich an, als seien sie aus Beton, als würden Sie im nächsten Augenblick ersticken. Sie können alles hören, sind aber nicht in der Lage, die Augen zu öffnen oder zu sprechen. Mit Ihnen und Ihrem Körper passiert etwas, was Sie absolut nicht wollen. Sie bekommen Panik, weil Sie spüren, dass Sie nichts dagegen tun können.

Das alles passiert Ihnen, wo Sie doch eigentlich so nach Kontrolle über Ihren Körper streben.

Sie brauchen Calcium gegen die Krämpfe, das eigentlich gespritzt werden müsste, da Sie ja den Mund nicht aufmachen können, um es oral einzunehmen. Sie bekommen später einen Becher an den Mund gehalten, weil Ihre Hände noch immer entstellt verkrampft sind und Sie den Becher nicht selbst halten können. Sie können nicht daraus trinken, weil Sie Ihre Lippen nicht spüren; Sie bekommen anstelle eines Strohhalmes einen Speichelsauger, aus dem Sie ein paar Tropfen trinken, an denen Sie sich aber sofort verschlucken. Sie sind anschließend derart erschöpft und weggetreten, dass Sie ein Blackout bekommen.

Sie lassen die Behandlung irgendwie über sich ergehen, weil Ihnen mittlerweile alles egal geworden ist. Sie bekommen noch kreislaufstärkende Tropfen und verlassen schließlich auf wackeligen Beinen und mit Schwindelgefühl die Praxis.

Sie fühlen sich auf dem Nachhauseweg unter den Menschenmassen wie ein Alien, Sie steigen unbewusst in den richtigen Bus, und zu Hause steckt Ihre Hand reflexartig den richtigen Schlüssel in Ihre Wohnungstüre, um aufzuschließen. Sie liegen dann am helllichten Tag im Bett, hören mit geschlossenen Augen, dass draußen Kinder in der Sonne spielen. Sie fühlen sich dabei kalt und leblos, ganz weit weg. Sie spüren Ihren unregelmäßigen Herzschlag und haben dabei Atemnot. Sie strecken Ihre Arme nach oben hinter den Kopf aus, weil diese Lage die Atmungsmuskulatur entspannt und Sie so etwas besser Luft bekommen. Sie trauen sich nicht, sich zu bewegen, weil Sie glauben, diese Bewegungen könnten sich auf die Bewegungen Ihres Herzens übertragen und es vielleicht dazu bringen, aufzuhören zu schlagen.

Sie suchen sich eine Zahl, Sie zählen bei jedem Atemzug und sind sich nicht sicher, ob Sie noch so oft atmen werden, dass Sie diese Zahl erreichen.

Sie sind dabei ganz alleine.

Das alles wurde einmal ausgelöst, weil Sie „einfach nur dünn“ werden wollten. Sie haben das alles selbst verschuldet, weil Sie sich die Schuld an etwas geben, wofür Sie realistisch gesehen gar keine Schuld tragen.

... Konnten Sie sich das vorstellen?

Wenn ja, wissen Sie in etwa, wie es mir damals ging.

Am folgenden Tag findet das ungeliebte wöchentliche Einzelgespräch mit den beiden Betreuern der Wohngruppe statt. Obwohl ich mich nur wenig besser fühle, erzähle ich Gitta und Fred weder von dem Vorfall beim Zahnarzt, noch wie es mir aktuell geht. Doch auch ohne Worte lässt sich das nicht verheimlichen und meiner Verfassung entsprechend verläuft das Gespräch nicht gerade positiv. Die beiden wollen wissen, wie weit mein Gewicht unter 40 Kilo liegt. Als ich sage, dass ich weit über 40 Kilo wiege (die Waage zeigt unglaubliche 43,6 kg!!! Aber das erzähle ich aus Scham nicht), glauben sie das nicht. Sie kündigen mir an, dass ich aus der Wohngemeinschaft fliege, wenn ich nicht endlich esse und zunehme. Die Androhung, nicht mehr in der Wohngruppe wohnen bleiben zu dürfen, löst in mir eine Trotzreaktion aus; ich bin noch mehr in Anti-Haltung als zuvor. Ich soll ja essen, zunehmen und gesund werden. Darum fixiere ich mich nun erst recht darauf, wieder mehr Konzentration auf das Hungern und Abnehmen zu lenken. Da ich nicht angesprochen werden möchte, verbringe ich noch mehr Zeit als sonst in meinem Zimmer.

Den nächsten Tagebucheintrag schreibe ich ausnahmsweise nicht in schwarzer Schrift und auch nicht ordentlich innerhalb der Zeilen. Ich nehme stattdessen einen roten Stift. Damit male ich in die Mitte der Seite eine rote Spirale. Am inneren Ende zeichne ich ein dickes Kreuz, am äußeren Ende einen Blitz und das Symbol für „Männer“. Den Rest der Doppelseite fülle ich mit roten Blutstropfen. In Großbuchstaben schreibe ich außenherum die Wörter:

„BLUT. SCHMERZ. ANGST. TOD. TRAUER. KEINE RETTUNG. VERZWEIFLUNG. ALLEIN. HILFLOS. KEIN HALT. RESIGNATION. SEELE KAPUTT. KÖRPER KAPUTT. LEBEN KAPUTT.”

Ich bin – der Schrift nach zu urteilen – schon sehr betrunken, als ich weiter schreibe:

„19:30 Uhr: Die Seele lähmt den Körper. Mein Geist weiß nicht weiter, und darum kann sich mein Körper nicht bewegen. Habe kein Gefühl in der Hand. Liege seit ich-weiß-nicht-wie-lange-schon mit dem Oberkörper und dem Kopf auf der Tischplatte. Mein Kopf ist ausgeschaltet. Ich denke nichts. Begreife auch nichts. Es sind nur Gefühle da. Sie sind so schlimm, dass sie mich körperlich lähmen. Der linke Fuß und das linke Bein sind eingeschlafen, weil ich mich nicht bewege. Falle gleich vom Stuhl. Macht nichts.

Mit dem Hinterkopf aufschlagen und sterben.

Ende. Aus.

Vorbei.

20:01 Uhr: Das sehe ich, ohne mich zu bewegen. Bin immer noch regungslos. Kann nur die rechte Hand und den rechten Arm bewegen. Angst macht sich breit. Imaginationsübungen? Keine Kraft! Rede das, was ich schreibe, leise mit. Was ist mir zu viel? Warum bin ich so betrunken und dissoziativ? Was ist mir zu wenig? Warum esse und schlafe ich nicht? Warum habe ich mich so abgeschaltet? Sehe nur verschwommen. Was ist los?

Ich weiß es nicht! Fremde Hand, was schreibst du da?"

Diese Worte machen nur annähernd deutlich, wie ich mich jeden Abend auf's Neue fühle. Ich schließe mich in meinem dunklen Zimmer ein, setze die Kopfhörer auf die Ohren, trinke Alkohol und schreibe im Licht von vielen Kerzen endlose Tagebucheinträge. Wenn ich mit fortschreitender Stunde so betrunken bin, dass ich nicht mehr am Tisch sitzen kann, lege ich mich auf mein Bett und zeichne mit schwarzer Tinte schaurige Bilder. In diesen Zeichnungen kommt das zum Ausdruck, was ich nicht ausspreche. Es geht sehr viel um meine Vergangenheit sowie auch um die Mager- und die Alkoholsucht. Und um den Tod.

In diesen Wochen rede ich fast gar nicht. Ich „lebe" isoliert in einer Scheinwelt. Richtig lebendig fühle ich mich nie. Ich bin eine Mischung aus dissoziativ, übernächtigt, ausgehungert, betrunken und manchmal auch bekifft. Ich setze immer noch eines oben drauf. Jedes Mittel ist mir recht, Hauptsache, ich kann damit der Realität entfliehen. Die Wirklichkeit ist ganz weit weg. Oft habe ich Halluzinationen, Erinnerungslücken und auch immense Angstzustände. Am bedrohlichsten empfinde ich Hände und Bäume. Ich habe Angst davor, angefasst, umklammert, festgehalten und zerquetscht zu werden. Gleichzeitig sehne ich mich (unbewusst) nach tröstenden, beschützenden Armen, die Halt geben.

Immer öfter bekomme ich urplötzlich Erstickungsanfälle. Dann reiße ich das Fenster auf, um nach Luft zu schnappen. Die Herbstluft ist klar und eisigkalt. Vor meinem Fenster steht ein großer, kahl gewordener Baum. In meinen dissoziativen oder berauschten Zuständen wirken seine Äste wie gewaltige Arme eines riesigen Monsters, das mich im nächsten Augenblick packen und an sich ziehen wird. Die Angst lässt mich von Kopf bis Fuß erstarren.

Wie lange ich jeweils so am geöffneten Fenster stehe, weiß ich durch das verloren gegangene Zeitgefühl nicht, und wenn ich wieder zu mir komme, bin ich jedes Mal bis auf die Knochen durchgefroren.

So findet mich einmal Fred, der in mein Zimmer gekommen ist, vermutlich um irgendetwas zu fragen. Ich habe weder sein Anklopfen gehört, noch dass er mich anspricht. Als er seine Hand von hinten auf meine Schulter legt, schrecke ich zusammen, denn in meiner Panik vor dem Baum-Monster glaube ich kurz, meine Wahnvorstellung ist Wirklichkeit geworden. Ich denke, das war einer der ersten Momente, in denen Fred bemerkt hat, dass mit mir mehr nicht stimmte als nur das Nicht-Essen. Vermutlich erkannten meine Mitmenschen den Alkoholkonsum deshalb nicht, weil sich mein Verhalten im leicht angetrunkenen Zustand nicht wesentlich von meinen teils sehr starken Dissoziationen unterschied, und da ich erst nachts sturzbetrunken war, hat mich so ja nie jemand erlebt.

Irgendwann fällt mir wieder ein, dass ich vor mehreren Wochen des Öfteren meine Zeichnungen mit an die Bahngleise genommen und sie auf die Schienen geklebt habe. Als es draußen dunkel wird und ich erst so wenig Alkohol getrunken habe, dass ich noch dorthin laufen kann, ziehe ich mich darum eines Abends warm an, nehme meine PAINtings und mache mich wieder auf den Weg zu den Gleisen. Es ist kalt, es regnet und es ist sehr windig. Wer nicht raus muss, der bleibt zu Hause und macht es sich im Warmen gemütlich. Ich laufe die Hauptstraße ein paar Meter hinunter. Bis dorthin, wo die Bahnstrecke die Straße überquert. Von dort aus führt ein Fußweg an den Schienen entlang. Links des Weges sind keine Häuser, sondern nur Gebüsch und Felder. Rechts steht eine Hecke und dahinter führt die Bahnlinie entlang. Es ist gruselig. Unheimlich, so alleine in der Dunkelheit fern ab von beleuchteten Fenstern zu sein. Mir ist kalt. Der Regen peitscht in mein Gesicht und ich habe sehr große Angst.

„Die bösen schwarzen Männer lauern nachts nicht hinter Bäumen!", spreche ich mir leise zu, „Sie sind meistens keine Fremden und überfallen einen auch am hellichten Tag!"

Irgendetwas zwingt mich, dem Fußweg weiter zu folgen. Ich suche eine Stelle, wo das Gebüsch nicht so dicht ist und wo ich näher an die Gleise gelangen kann. Mit wild klopfendem Herzen krieche ich schließlich durch das Geäst und stelle mich in die Mitte zweier Gleise. Auf den glitschigen Steinen zwischen den Bahnschwellen rutsche ich aus und stürze. Die Zeichnungen fallen mir aus der Hand und ich kann in der Schwärze der Nacht kaum meine Hand vor Augen sehen. Noch mehr Angst überkommt mich. Ich zittere. Schwerfällig rappele ich mich auf und setze mich in der Hocke kauernd neben der Schiene ins Gebüsch. Ich bin vor Angst zu gelähmt, um zurück in die Wohngruppe zu gehen, und selbst wenn ich das könnte, würde ich vermutlich sitzen bleiben, denn ich möchte unbedingt warten, bis zumindest ein Zug vorbeigefahren ist.

Und dann kommt endlich einer! Ich höre schon von weitem ein Summen in den Gleisen. Mein Puls steigt noch weiter an. „Ob der Zugführer mich sieht?", überlege ich. In meiner schwarzen Kleidung bin ich gut getarnt. Vorsichtshalber kauere ich mich aber noch kleiner zusammen, löse meinen Zopfgummi und ziehe meine langen, schwarzen Haare ins Gesicht. Das Summen wird lauter. Mein Herz springt fast aus meiner Brust. Ich halte die Luft an und beginne zu zählen.

„Was, wenn er mich doch sieht? Was, wenn er die Notbremse zieht?!", überlege ich aufgeregt. Nicht auszudenken, was das bedeuten würde! Ich sehe bereits die Schlagzeilen in der Zeitung. Und mich in der geschlossenen Abteilung der Psychiatrie! Ich will aufspringen und doch noch schnell davonrennen, aber meine Angst und der Alkohol lähmen mich zu sehr. Da ist es auch schon zu spät, denn in der nächsten Sekunde wird es stürmisch, Blätter fallen herab, Zweige biegen sich. Einer berührt mich. Vor Angst erstarre ich noch mehr. Ich zähle weiter. Lege den Kopf auf die Knie.

Und dann wird es vom Scheinwerferlicht hell. Ich blicke wieder hoch und fixiere eine Stelle auf dem Gleis. So als könne ich die schrecklichen Bilder aus meinem Kopf dorthin lenken und mit dem Überrollen des Zuges zerstören. Das Rauschen wird lauter, der Zug donnert mit rasender Geschwindigkeit heran, vorbei, es wird noch windiger,... der Luftstrom gibt mir einen leichten Ruck nach hinten, einzelne Haarsträhnen verfangen sich im Geäst, und dann... Stille. Ruhe. Frieden. Als wäre alles gut, als gäbe es nichts Schlimmes auf dieser Erde... Es ist urplötzlich von einer Sekunde auf die nächste wieder alles totenstill und stockdunkel. Ich stehe wie unter Schock, kann eine ganze Weile nicht aufstehen. In Trance taumele ich später nach Hause zurück. Eine seltsame Mischung aus beklemmender Angst und gleichzeitiger Erleichterung erfüllt mich. Daheim trinke ich noch mehr Alkohol und zeichne bis in die frühen Morgenstunden neue Bilder.

So schauderhaft diese Situation auch ist – ich gehe danach jeden Abend wieder dort hin. Irgendwie brauche ich diesen Kick. Es entwickelt sich zu einem Ritual: Ich trage immer dieselbe Kleidung, hocke mich stets an dieselbe Stelle und gehe immer zur gleichen Zeit dort hin. Auch meine PAINtings nehme ich jedes Mal mit. Und immer habe ich wieder sehr starke Angst. Die Angst wächst, wenn das Summen auf den Schienen zu hören ist, wird am Stärksten, wenn der Wind die Blätter von den Büschen weht, und hört schlagartig auf, wenn der Zug vorbeigefahren ist. Schnell finde ich heraus, dass der erste Zug um 19:28 Uhr kommt und dass schon kurz darauf, nämlich um 19:36 Uhr, ein zweiter Zug aus entgegengesetzter Fahrtrichtung vorbeifährt. Darum warte ich die zweite Bahn auch jeweils noch ab.

Ich gehe nie mit suizidalen Absichten dort hin. Vermutlich tue ich es wegen des Gefühls der Erleichterung. Es ist, als würde der heftige Fahrtwind nicht nur die Zeichnungen, sondern auch all meine schweren Gedanken und Gefühle davonwehen...

Zunehmend wird mir bewusst, wie unnormal mein Verhalten ist, und ich bekomme Angst vor mir selbst. Die Essstörung ist eine Sache. Diese empfinde ich nicht als so schlimm, denn ich glaube, weitgehend Kontrolle zu haben. Über mich, über meinen Hunger und über meinen Körper. Die Sache mit dem Alkohol aber ist etwas völlig anderes! Denn das ist der reinste Kontrollverlust. Längst weiß ich, dass ich nicht mehr trinke, um auf mich aufmerksam zu machen, sondern dass ich trinke, weil ich davon physisch und psychisch abhängig geworden bin. Das Zugeben-Müssen dieses Kontrollverlustes führt zusammen mit der Angst vor Konsequenzen (Entzug, Klinik) dazu, dass ich sehr lange Zeit niemandem erzähle, was wirklich mit mir los ist.

Ich gelte als dissoziativ, suizidal und psychotisch. Als Ursache dafür sehen sowohl die Leute in der Klinik als auch die WG-Betreuer mein Hungern in Kombination mit dem Schlafentzug.

Allen ist klar, dass es so nicht weitergehen kann und dass es nur eine Frage der Zeit ist, bis ich wieder in der Psychiatrie aufgenommen werden muss. Auch ich selbst weiß das. Die Angst davor versuche ich noch massiver zu verhungern, im Alkohol zu ertränken oder im Rauch eines Joints wegzublasen.

Begreife gar nichts.
Die Welt um mich – ein Karussell.
Regsam. Lebendig.
Hektisch. Laut.
Ich bin still, ganz ruhig.
Mein Herz schlägt. Gleichmäßig.
Gibt Sicherheit.
Müde ist der knochige Hungerkörper.
Schwach. Ausgekühlt.
Leer und ausgetrocknet.
Die Haare fein und leicht.
Ich löse mich nach und nach
völlig auf.
Schwebe unbeschwert
der Ewigkeit entgegen.

November

Beim nächsten Wiegen in der Klinik bin ich so verzweifelt, dass ich weinend zu der Schwester sage: „Schwester Gisela, Ich weiß nicht mehr weiter...!!!" Ich habe das noch nie zuvor so klar und direkt geäußert. Nicht in verbaler Form. Ich habe immer meinen Körper um Hilfe schreien lassen. Als mich die Schwester daraufhin kurz in den Arm nimmt, empfinde ich für ein paar Sekunden ein tröstendes, geborgenes Gefühl. Schwester Gisela kennt mich ja schon seit langer Zeit und merkt daher, dass es mir wirklich sehr schlecht geht. Darum bietet sie an, Frau Rathgeb zu fragen, ob diese mit mir sprechen kann.

Das tut die Therapeutin dann auch. Sie schiebt mich kurzerhand zwischen ihre Termine. Obwohl ich meine letzten beiden Wiege- und Blutabnehmtermine geschwänzt habe. Ich bin ihr sehr dankbar dafür, dass sie mich in meiner Verzweiflung nicht alleine lässt und dass sie mir auch keine Vorwürfe wegen meines Fernbleibens macht. Das Gespräch tut mir gut, weil ich den Eindruck habe, dass es einmal wirklich um mich geht. Nicht um meine Blutwerte oder das Gewicht, es geht endlich einmal nicht vorrangig darum, meinen Körper, sondern meine Seele vor dem Sterben zu retten. Ich erzähle nach und nach von meinem Schienen-Ritual und schließlich auch vom Alkohol. Wider meines Erwartens folgen keine Sanktionen. Es geht vielmehr darum, die Ursachen zu erforschen und Hilfestellung zu bekommen. Frau Rathgeb schlägt deshalb vor, dass ich künftig jeden Abend um 19 Uhr einen Telefonkontakt mit den Schwestern aufnehmen soll.

„Es reicht doch, wenn ich nur dann anrufe, wenn es mir nicht gut geht?", frage ich. Denn ich will mir ein Hintertürchen offenhalten. Im betrunkenen Zustand möchte ich nicht dort anrufen. Gleichzeitig weiß ich nicht, ob ich es schaffen werde, mit dem Trinken erst nach 19 Uhr zu beginnen. Den Alkohol ganz bleiben zu lassen, kann ich mir absolut nicht mehr vorstellen. Früher habe ich mich den ganzen Tag über darauf gefreut, dass es 17:55 Uhr wird, damit ich etwas essen konnte. Nun freue ich mich auf den Alkohol. Das Essen ist nur zweitrangig – ich esse so gut wie gar nichts.

„Ich vermute, dass Sie nicht anrufen werden. Selbst dann nicht, wenn es Ihnen schlecht geht", entgegnet die Therapeutin. Diesen Verdacht habe ich auch. „Darum halte ich es für sinnvoller, wenn wir es verbindlich ausmachen", sagt Frau Rathgeb.

Im Grunde bin ich froh über den Vorschlag mit den Telefonkontakten. Sie bedeuten einen kleinen Halt am Abend.

Darum stimme ich schließlich doch zu.

Abends rufe ich Punkt 19 Uhr mit „nur" knapp 200 ml Wodka intus in der Klinik an. Das ist für diese Uhrzeit und im Vergleich zu den 700 ml, die ich jeden Abend trinke, verhältnismäßig wenig. Da ich noch nicht lalle und auch sonst wohl relativ gefasst klinge, sprechen wir nicht besonders lange. Die Schwester hätte sich bestimmt auch mehr Zeit genommen, doch ich will ja um 19:28 Uhr an meiner Stelle an den Gleisen sein. Vorsichtshalber schon fünf Minuten früher. Falls der Zug eher dran ist. Denn das ist bereits einmal passiert und hat für mich eine Katastrophe bedeutet.

Als ich von den Gleisen wieder zurück in der Wohngruppe bin, geht alles genauso weiter wie an den Abenden zuvor. Lediglich der Alkoholpegel ist zeitlich etwas verschoben und ich habe der Therapeutin gegenüber ein schlechtes Gewissen. Eigentlich habe ich mir vorgenommen, ihre Bemühungen durch das Einschränken der Alkoholmenge wieder „gutzumachen".

Frau Rathgeb hat versprochen, den Betreuern der WG nicht von meiner „Beichte" zu berichten. Zumal sie ja auch Schweigepflicht hat.

Ich schaffe es auch an den folgenden Abenden nicht, die Alkoholmenge einzuschränken; ich trinke sogar noch mehr als „nur“ diese besagte ganze Flasche Wodka. Folglich vergesse ich Termine, werde immer unkonzentrierter. Ich verlege Dinge und Gegenstände gehen häufig zu Bruch. Ich fühle mich von Kopf bis Fuß vergiftet und bin Tag und Nacht gleich müde. Es lässt sich schwer beschreiben, was man fühlt, wenn man sich nicht mehr spürt. Einmal schreibe ich:

„Sitze da, denke und fühle nichts. Nichts ist geblieben außer dem Verlangen, mich zu zerstören.”

Sylvia ist inzwischen aus dem Urlaub zurück. Sie ruft an, um nachzufragen, was es Neues gibt. Sagt, sie habe mitbekommen, dass es mir „zur Zeit gar nicht so besonders gut“ geht. Ich weiß nicht, woher sie die Information hat, ob von Frau Rathgeb oder den WG-Betreuern. Und es ist mir auch egal. Mir ist so ziemlich alles egal, Hauptsache, ich kann weiter hungern und Alkohol trinken. Ich habe mitbekommen, dass es in den letzten Tagen häufig telefonische Kontakte zwischen den Betreuern und dem Klinikpersonal gibt. Die Inhalte dieser Gespräche kann ich mir denken und das versetzt mich in Angst. Ich ahne, dass sie nur auf das gewisse I-Tüpfelchen warten, um mich endgültig einweisen zu können. Doch solange nichts geschieht, verhungere ich diese Angst tagsüber und spüle sie ab dem Spätnachmittag weiter mit Wodka plus Sherry oder Rum hinunter. Ich habe das Gefühl, dass ich ohnehin nichts mehr zu verlieren habe. Außer meinem Leben. Und die Vorstellung zu sterben kommt mir wie eine Erlösung vor.

Wenn ich weit nach Mitternacht die ganze Flasche Wodka ausgetrunken habe, bin ich nicht mehr in der Lage, mich zu bewegen. Ich kann weder die Augen öffnen, wenn ich es versuche, noch kann ich den kleinen Finger heben. Manchmal denke ich, ich höre auf zu atmen, weil ich zu schwach dazu bin. Oder weil ich es schlicht und ergreifend vergesse, weil der Alkohol das Atemzentrum im Gehirn lahmlegt.

Ich höre nie zu atmen auf, und ich wache auch immer wieder auf.

Blut. Blut. Blut.
Jeder Puls ein Tropfen Blut mehr.
Vermischt sich mit anderen Tropfen,
wird eine dicke, rote Linie.
Warmes, dickflüssiges Blut

tropft aus meinen Adern,
läuft den Arm entlang,
tropft ins Waschbecken.
Ich spüle es weg – reinige mich.
WOVON?

Eines Abends bin ich noch nicht betrunken, aber sehr dissoziativ und komme plötzlich auf die Idee, dass ich Wäsche waschen könnte. Ich laufe ins Badezimmer, um meinen Wäschekorb zu holen, denn die Waschmaschine steht unten im Keller. Doch der Wäschekorb ist nicht an seiner üblichen Stelle. Ich beginne zu suchen und finde ihn letztlich unten im Waschhaus. Im Wäschetrockner ist meine Wäsche. Wie kommt die da rein? Wie vorher in die Maschine? Niemand außer mir kann sie da hineingetan haben! Ich bekomme wieder Angst vor mir selbst und vor dem Kontrollverlust.

Als ich sehe, dass Ted mit in der Wäsche ist, lasse ich mich an Ort und Stelle auf den Fußboden fallen und beginne zu weinen. Ted ist mein Teddybär, ich habe ihn zur Geburt geschenkt bekommen. Die Vorstellung daran, wie er hilflos eingesperrt ist, keine Luft bekommt, geschleudert und vom Wasser umspült wird, macht mich unendlich traurig. Vielleicht weil ich mich selbst in dem Teddybären erkenne. Benommen stehe ich irgendwann vom kalten Fliesenboden auf und taumele nach oben. Ich dusche wie in Trance.

Das nächste, woran ich mich erinnere, ist, dass plötzlich der Wäscheständer in der Badewanne in unserem Badezimmer steht und dass Ted auf der Heizung sitzt. Ich versuche mich mit aller Gewalt daran zu erinnern, wie die Wäsche an den Ständer und wie Ted auf den Heizkörper gekommen ist. Und wieso ist Blut auf meinen Armen? Warum liegt im Waschbecken eine Rasierklinge?

Filmriss.

Ich nehme Ted und laufe langsam mit nassen Haaren sowie blutigen Armen in mein Zimmer zurück. Dort verbinde ich meine Wunden. Dann werfe ich mich auf's Bett und schalte den Fernseher ein. Keine zwei Minuten später mache ich ihn wieder aus und nehme mein Tagebuch zur Hand.

Ich notiere:

„Ertrage den TV nicht. Reizüberflutung. 1000 Bilder und Geräusche schnell wechselnd. Im Fernseher und in mir. Packe das nicht! Diese Hektik, während ich so verlangsamt bin. Kann nicht unterscheiden zwischen dem Film und der Realität, die unwirklich erscheint. Was ist denn real? Und was nicht??? Eingeblendete Untertitel erscheinen mir wie mysteriöse Botschaften aus dem Jenseits! Nur mein Herz pocht mit diesem Stress um die Wette. Ich atme langsam, werde ruhig, müde, schließlich starr. Fast leblos. Tot. Angst, panische Angst! Auch Angst vor mir. Vor dem, was da mit mir passiert!"

Dann läutet mein Telefon. Ich nehme es zwar wahr, kann mich aber vor Starre nicht bewegen – und möchte es auch nicht. Kurz darauf klingelt es erneut. Unendlich lange. Ich gehe wieder nicht ran. Dann höre ich, dass Inas Telefon nebenan klingelt. Eine Minute später reißt sie meine Zimmertür auf, ohne vorher anzuklopfen. (Oder hat sie es doch getan?)

„Warum gehst du nicht an dein scheiß Telefon?", ruft sie verärgert. Auf ihrem Kopf thront ein von roter Haarfarbe verfärbtes Handtuch und in der linken Socke ist ein Loch. „Warum klopfst du nicht an meine scheiß Tür?", fauche ich zurück. Ich weiß nicht, warum sie so aufgebracht ist.

„Fred war am Telefon. Hat auf deinen Anruf gewartet. Du sollst zurückrufen!", erklärt sie etwas ruhiger. „Aha?!"

„Ja, machst du's, oder machst du's?"

„Ja, Ina, geh raus!" Kopfschüttelnd und mit der Zunge schnalzend knallt sie die Tür wieder zu. Ich begreife nicht, was da eben abgelaufen ist. Wieso hat Fred auf meinen Anruf gewartet? Und wieso soll ich ihn zurückrufen? Ich brauche eine Weile, um hochzukommen und um Freds Privatnummer zu finden. Denn um diese Uhrzeit sind die beiden Betreuer längst zu Hause. Selbst die kleinen Bewegungen der Finger beim Drücken der Tasten werden zu einem Kraftakt. Psychisch, nicht physisch bedingt.

Fred ist nicht böse, klingt aber ziemlich besorgt, und sagt, wir hätten vereinbart, dass ich ihn um 20 Uhr anrufe. Neuerdings soll ich nämlich an manchen Wochentagen bei den Schwestern anrufen und an anderen Tagen bei Fred. Weiter erinnere ich mich nach dem Telefonat nur noch daran, dass er etwas von „Traubenzucker", „Energie zuführen" und von „Ruhe gönnen/ins Bett gehen" gesagt hat. Tatsächlich habe ich an diesem Tag nichts außer einer Tasse Kaffee zu mir genommen und Schlafmangel besteht definitiv auch...

Ich lege mich wieder auf's Bett und nehme mein Tagebuch erneut zur Hand. Da ich mir zurzeit gar nichts merken, mich auch an nichts erinnern kann, schreibe ich alles Wichtige sofort auf, um im Zweifelsfall nachlesen können, was passiert ist. Wenn ich eine SMS verschickt habe, speichere ich sie im Postausgang, damit ich bei einer Antwort-SMS weiß, worauf sie sich bezieht. Denn ich möchte auf keinen Fall, dass andere noch stärker mitbekommen, wie durcheinander ich bin. So gleicht mein Tagebuch einem Terminkalender mit vielen Gesprächs-Zitaten. An diesem Abend schreibe ich:

„Weiß nicht mehr, worüber wir geredet haben. War mir alles zu viel. Generell ist mir alles zu viel, bin ich zu viel. Bin total disso. Fühle mich wie betrunken, dabei hab ich heute noch gar keinen Alk getrunken. Denke ich. Weiß morgen bestimmt nicht mehr, was alles gewesen ist und was ich gerade aufschreibe. Will nicht verrückt werden oder sein! Bin ja wirklich nicht mehr normal, auch ohne den Alk. Das merke ich selbst. Die Frage ist nur der Unterschied zwischen dem, wie ich mich selbst erlebe, und wie andere mich erleben. Schäme mich dafür. Und für das Fett. ICH KANN NICHT MEHR!"

Am nächsten Nachmittag fühle ich mich plötzlich während der Spielegruppe bedroht. Von einer fröhlich-bunten Zeichnung mit vielen Kringeln und Knospen, die schon dort im Raum an der Wand hängt, seit ich in der Wohngruppe wohne, und die mir nie zuvor irgendetwas ausgemacht hat. Ein rotes Geschnörkel kommt urplötzlich aus dem Bild heraus und umklammert, fesselt meine Arme, meine Beine, den Hals. Drückt mir schließlich die Luft ab. Ich werde panisch und hyperventiliere. Die nächste Erinnerung setzt ein, als ich völlig nassgeschwitzt vor Angst in meinem Zimmer auf dem Bett liege. Dann schlafe ich ein.

Als ich aufwache ist es schon dunkel draußen. Neben meinem Bett liegt ein Erinnerungszettel, auf den ich notiert habe, dass ich um 19 Uhr bei den Schwestern in der Klinik anrufen soll. Ich habe ihn mir geschrieben und auch den Wecker schon morgens gestellt, um eine solche Situation wie am Vorabend zu vermeiden. Vom Gespräch mit der Schwester notiere ich nichts. Darum ist vermutlich nichts Außergewöhnliches gesagt worden. Ich habe nur ein kurzes Zitat aus dem Lied „Mir muss es nicht gut geh'n" von Rosenstolz geschrieben:

Und weil ich heut ertrinken will,
muss ich nicht an Land zurück.
Ich darf ruhig untergeh'n...

Danach gehe ich wie üblich an die Schiene und trinke später wieder Unmengen Alkohol.

Wenige Tage später sitze ich volltrunken im Badezimmer auf dem Rand der Wanne und sehe auf die Armbanduhr. Sie zeigt halb sechs Uhr. Ist es morgens oder abends halb sechs Uhr? Während ich noch darüber nachdenke, steht plötzlich Fred im Türrahmen. „Was machst du denn da?", frage ich erstaunt. Ich bin nicht sicher, ob er tatsächlich da steht. Denn weder morgens noch abends ist er gewöhnlich um diese Zeit in der Wohngruppe. „Ich schau, was hier los ist", erklärt er.

„Was soll schon los sein?!"

„Irgendwas hat gerade sehr laut gescheppert."

„Hier nicht. Hier ist alles in Ordnung!", sage ich und versuche, mich an ein derartiges Geräusch zu erinnern. „Ich bin nur gerade ein bisschen durcheinander..." Dass mir mein Zahnputzglas aus der Hand gefallen und auf dem Fußboden zerbrochen ist, habe ich nämlich keine zwei Minuten danach schon vergessen. Als ich mich aber umblicke, die Scherben liegen sehe und nicht weiß, warum sie dort liegen, werde ich noch unsicherer.

„Jetzt ist Klinik angesagt", sagt Fred bestimmt.

„Neheeee!", lache ich überheblich durch den Alkoholeinfluss.

„Ich komme morgen früh um 8:30 Uhr. Wenn du da noch so drauf bist wie jetzt, fahre ich dich in die Klinik."

„Pfff...!" Ich nehme ihn nicht ernst.

„Eigentlich sollten wir gleich fahren..."

„Mir geht's gar nicht so schlecht!", behaupte ich weiter.

„Das sehe ich!", erwidert Fred leicht ironisch.

„Wirklich!"

„Gerade hast du noch gesagt, du blickst nicht durch! Wie viele Nächte hast du denn schon nicht geschlafen?", möchte er wissen.

„Weiß nicht. Wie spät ist es denn?"

„17:45 Uhr."

„Ich... ich leg mich ein bisschen hin..."

„Mach das!" Es klingt erleichtert.

Ich glaube zu spüren, dass er mir hinterhersieht, als ich in mein Zimmer schlendere (torkele). Unter diesen Blicken wächst mein Körperumfang trotz des Gleichgültigkeitsempfindens des Alkohols gefühlt um das Doppelte.

Im Zimmer lasse ich mich auf mein Bett fallen. Ein heftiges Schwindelgefühl packt mich und ich befürchte, ohnmächtig zu werden oder mich übergeben zu müssen. Als es besser wird, schreibe ich ziemlich unleserlich ins Tagebuch:

„Alles egal. ALK!!! Will noch mehr. Diese Flash-Backs bringen mich noch um! Ständig, ständig kommen sie. Auch wenn ich nüchtern bin. Todesangst! Schaffe es einfach nicht, sie wegzudrängen. Ich gehe definitiv nicht wieder in dieses Irrenhaus! Davon wird auch nichts besser! Nur kann ich dort nicht mehr saufen. Ich werde diese Erinnerungen mein Leben lang nicht mehr vergessen, werde für immer in diesem Frauenkörper eingesperrt sein! Erst wenn ich tot bin, wird meine Seele endlich frei sein. Ich glaube, es war der Rum, der heute so reingehauen hat. Höre von Within Temptation den Song „Memories“ auf Repeat, ziemlich laut. Egal. Alles egal. Nur die Alk-Kalorien nicht ganz..."

Kurz darauf klopft und hämmert es an meiner Zimmertür. Ich will aufstehen, um meine Alkoholflaschen schnell wegzuräumen. Doch ich stolpere, bleibe auf dem Boden liegen, und bekomme einen heftigen Lachanfall. Ina steht schlaftrunken vor mir: „Wie bist denn du drauf, sag mal? Geht's vielleicht noch lauter?!"

„Eiiiner geht noch, eiiiner geht noch reiiin...!", singe ich lallend.

„Du bist doch total betrunken!!!"

„Und wenn schon?", antworte ich gleichgültig. Ich weiß, dass Ina selbst ab und an Alkohol trinkt.

„Hey, gib mal die Flasche her, ich will auch was!", sagt Ina, und ehe ich mich versehe, hat sie die Flasche schon am Mund.

„Lass das, das ist mein Alk!", rufe ich gegen die laute Musik. Ich strecke den Arm nach der Flasche aus, bin aber zu faul, um aufzustehen und Ina die Flasche wegzunehmen.

Ein paar Minuten später liegen wir beide von Kerzen umringt auf dem Fußboden, und das Lied läuft zum zigsten Mal hintereinander ab. Alkohol ist in der Wohngruppe laut Mietvertrag untersagt. Wer sich nicht daran hält, bekommt entweder eine Abmahnung oder sofort ein Kündigungsschreiben. Darum vereinbaren Ina und ich, dass das auf jeden Fall unter uns bleiben muss.

8:30 Uhr am nächsten Morgen: Ich bin erstaunlicherweise schon wieder relativ nüchtern. Ina schläft ihren Rausch noch aus, als Fred kommt, um nach mir zu sehen. Ich habe mir angewöhnt, gleich nach dem Aufstehen in meinem Tagebuch nachzulesen, was am Vortag war und was an diesem Tag ansteht. Darum weiß ich, was Fred am Vorabend gesagt hat.

Er verspricht, mich nicht gegen meinen Willen dazu zu zwingen, in die Klinik zu gehen, sagt aber, dass er Sylvia anrufen wird. Sylvia ist damals nicht nur für mich eine Hilfe. Auch für die Menschen um mich herum ist sie vermutlich die, von der letzten Endes eine Handlung bezüglich Klinikeinweisung erwartet wird. Doch sie unternimmt nichts, solange das Klinikpersonal nichts tut. Jeder scheint die Verantwortung auf einen anderen zu schieben und abzuwarten, dass endlich etwas geschieht. Ich am allermeisten...

Nachdem Fred gegangen ist, bin ich nur wenig erleichtert. Ich habe Angst und hoffe, dass Sylvia nicht noch vor dem bevorstehenden Wochenende handelt. Mir ist schon so früh am Morgen alles zu viel und ich habe das Verlangen, gleich wieder Alkohol zu trinken. Aber ich versuche, ruhig zu bleiben und die Nerven zu behalten. Am Wochenende würde ich noch genug trinken können...

Alle wollen, dass ich wieder in die Klinik gehe. Aber es ist jetzt anders als die letzten Male. Bisher waren die Einweisungen meiner Meinung nach ein Zeichen dafür, dass ich stark war und konsequent gehungert habe. Jetzt bin ich nur noch schwach und disziplinlos. Es ist beschämend! Ich möchte um jeden Preis verhindern, dass das jemand mitbekommt! Ich will meine Ruhe, keine Erwartungen erfüllen müssen. Trotzdem warte ich darauf, dass die Tür aufgeht oder ein Anruf kommt. Aber nichts passiert. Niemand kommt, niemand tröstet mich. Niemand ruft an. Niemand weiß, wie es mir geht. Niemand kennt die abartigen Bilder in meinem Kopf. Niemand weiß, welche Ängste ich durchstehe. Niemand weiß, wie widerlich ich bin. Niemand würde mich vermissen, wenn...

Am Samstag bin ich schon nachmittags wieder absolut betrunken. Ich liege faul auf dem Bett und verfalle in einen Dämmer-Rausch-Zustand. Von weit weg höre ich zuerst immer wieder das Telefon läuten und dann eine SMS auf dem Handy eingehen. Weder hebe ich den Hörer ab, noch lese ich die Textmitteilung.

Nicht einmal an die Schiene gehe ich an diesem Abend, denn ich bin zu betrunken und habe auch zu große Angst davor, raus zu gehen.

In der Woche darauf kommt schließlich doch noch ein Anruf. Ein Anruf, den ich gleichermaßen ersehnt und befürchtet habe. Da ich an diesem Tag nicht bis 16 Uhr warten kann, schleiche ich mich gegen 15:30 Uhr kurz aus der Spielegruppe davon und trinke schon die ersten Schlücke Sherry. Mit Kaugummi im Mund gehe ich wieder zurück zu den anderen und kann die letzten 30 Minuten bis zum Ende der Gruppe kaum erwarten, um weiter trinken zu können. So bin ich um 17:15 Uhr schon ziemlich betrunken und kann mich kaum noch auf dem Stuhl halten.

„Hallooooooo?", lalle ich also in den Hörer.

„Hier ist Frau Rathgeb", ertönt es aus der Hörermuschel.

„Ohaaa!"

„Haben Sie was getrunken?", möchte die Therapeutin auch prompt wissen.

„Mmmh."

„Kommen Sie morgen nach dem Wiegen bitte mal bei mir vorbei", fordert sie.

„Aaach, mooorgen is ja Wiiiegen...!" Selbst an diesen aufregenden Termin habe ich nicht gedacht.

Aufgrund meines Zustandes rät Frau Rathgeb: „Schreiben Sie sich am Besten einen Zettel!"

Ich lalle: „Äääħm, ja,... Warum denn?"

„Das besprechen wir morgen."

„Okaaaaay." Mir ist – promillebedingt – gerade alles recht. Ich krame endlos nach irgendwas, weil ich schon wieder vergessen habe, wonach ich eigentlich suche, und als ich schließlich doch einen Zettel vor mir liegen habe, weiß ich nicht mehr, was ich notieren wollte. Ich schmiere ein großes Kreuz auf das Blatt.

„Sind Sie noch dran?", fragt die Therapeutin nach einer längeren Pause, „Hallo?"

„Ja, hallo, ich male gerade ein Kreuz, aber iiis eeegal... Was sollte ich schreiiiben?" Die Therapeutin diktiert es mir schließlich. An mehr erinnere ich mich nicht. Erst später schäme ich mich für mein Verhalten in Grund und Boden. Ich schreibe auf den Notizzettel: „Angst vor morgen. Und der Zukunft!"

Diesen Zettel habe ich bis heute.

Meine Angst versuche ich an jenem Abend mit noch mehr Alkohol zu betäuben. Dennoch erscheine ich am nächsten Tag pünktlich in der Klinik, auch das Gespräch mit der Therapeutin findet statt. Allerdings erinnere ich mich hinterher nur sehr ungenau an den Inhalt. Was ich definitiv noch weiß, ist, dass wir vereinbart haben, dass ich freiwillig wieder in die Psychiatrie gehe, um mir bezüglich meiner Dissoziationen und des Alkoholproblems helfen zu lassen. Auch die Be- und Verarbeitung der schlimmen Flash-Backs in meinem Kopf soll Teil des bevorstehenden Aufenthaltes werden. Ich gehe davon aus, dass es wieder darum gehen wird, meine Vergangenheit endlich zu bearbeiten.

Nach dem Gespräch bin ich physisch, vor allem aber psychisch nicht in der Lage, nach Hause zu gehen. Weder Gitta und Fred noch Sylvia sind telefonisch erreichbar. Darum soll ich – bis sich jemand gefunden hat, der mich abholen und in die Wohngruppe fahren kann – noch in der Klinik bleiben.

Vor Angst schlotternd, Schutz suchend hinter einem Wagen, in dem Patientenkurven aufbewahrt werden, kauere ich in der Zwischenzeit im Schwesternzimmer auf dem Fußboden. Da mir die Worte fehlen, bekomme ich ein Blatt Papier und einen schwarzen Filzstift in die Hände gedrückt, womit ich ein erschreckendes Bild zeichne: Ich male einen Baum ohne Wurzeln. Anstelle der Wurzeln schreibe ich: „Life must go on – but how???" Merkwürdigerweise verwende ich in dissoziativen oder betrunkenen Zuständen immer englische Worte – auch bei meinen PAINtings für die Bahnschiene ist das so. Flammenartige Grasgebilde umgeben den Baum. In sie hinein schreibe ich: „Fear! Fear! Fear!" In den Stamm zeichne ich eine leere Flasche. Die kahlen Äste tragen spitze Dornen und sehen bedrohlich aus. Sie gleichen einem Flammeninferno. Einer der Äste hat die Form eines Kreuzes. Wie Laub fallen Bluttropfen auf die Erde hinab. Am linken oberen Bildende ist ein dünner Halbmond zu sehen, rechts davon eine Gewitterwolke, aus der ein gewaltiger Blitz zuckt. Oben drüber schreibe ich ganz groß:

„IT'S THE END OF ALL HOPE."

Wie ich letzten Endes nach Hause komme, weiß ich nicht mehr, und auch vom Rest des Tages bleiben keine detaillierten Erinnerungen. Doch am Abend kommt die Angst vor dem Bevorstehenden, gleichzeitig das Wissen, dass dies der vorerst letzte Abend ist, an dem ich mich betrinken kann. Und da ich glaube, nun endgültig nichts mehr zu verlieren zu haben, trinke ich noch mehr als je zuvor. Zum Alkohol nehme ich auch noch mehrere Tabletten eines Beruhigungsmedikaments.

Ich möchte nicht wieder aufwachen.

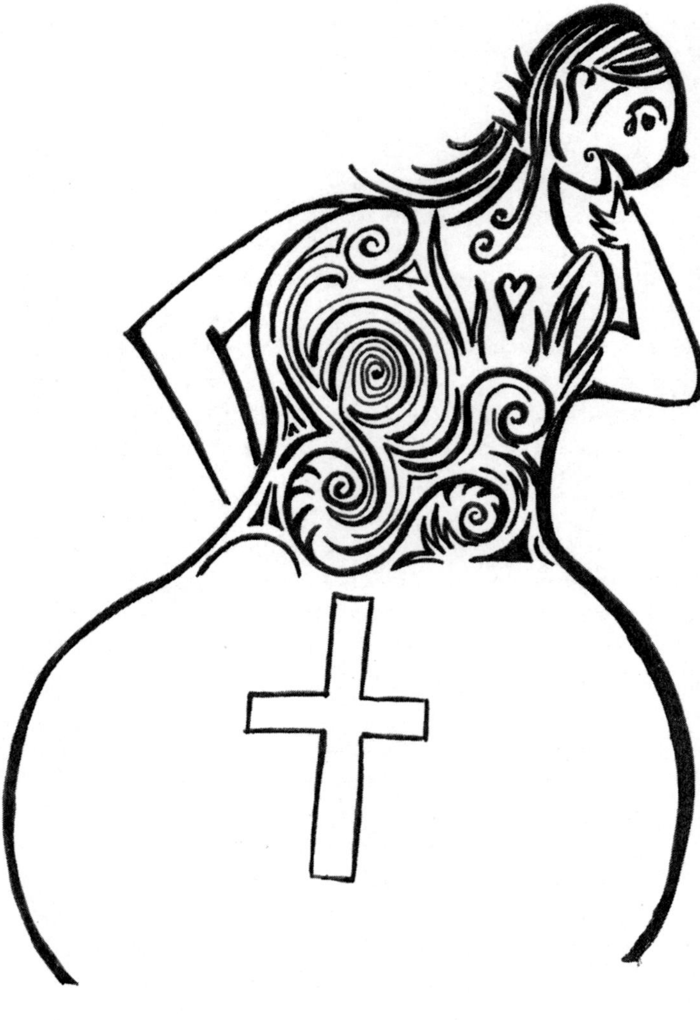

7. Hauptgang: Die Rebellin

Ich wache trotzdem wieder auf. Allerdings nicht im Himmel, sondern in der Hölle auf Erden: Der geschlossenen Akutstation der Psychiatrie. Von den folgenden Tagen bekomme ich nicht viel mit, da ich sie größtenteils verschlafe. Ich schreibe nichts, sondern male nur ein paar Bilder. Die Erinnerung setzt bei dem Tag verschwommen wieder ein, an dem ich ausgenüchtert bin und sich auch das Beruhigungsmedikament, das ich am Abend vor der Einweisung in Kombination mit dem Alkohol eingenommen habe, abgebaut hat.

Angst ist das erste Gefühl. Besonders am Spätnachmittag und nachts, wenn es dunkel ist, geht es mir sehr schlecht. Zumal ich dann aufkommende Emotionen ja nicht wie sonst mit meinem Schienenritual und dem Alkohol kompensieren kann. Ich sitze in dieser Zeit immer auf dem Fußboden in irgendwelchen Ecken und laufe stets mit kleinen Schritten so nah wie möglich an den Wänden entlang, die Arme fest an den Körper gedrückt, mit hochgezogenen Schultern, die Hände in den Pulloverärmeln versteckt. Denn ich fühle mich von der Angst dermaßen angegriffen, dass ich es nicht schaffe, mich in voller Länge in einem offenen, weiten Rahmen zu bewegen. Selbst die Räumlichkeiten der geschlossenen Abteilung sind noch zu groß und zu weit. Wenn es einmal nicht anders geht und ich auf einem Stuhl sitzen muss, so stelle ich die Füße auf die Sitzfläche, umschlinge schützend meine Beine mit den Armen, nehme die Schultern nach vorne und ziehe den Kopf ein.

Im Aufnahmegespräch mit Frau Rathgeb sowie der Stationsärztin, Frau Dr. Auer, heißt es: „Zuerst muss das Gewicht angegangen werden, danach sehen wir weiter!" Das Gewicht ist meines Erachtens nach zu diesem Zeitpunkt aber nicht das Problem, denn ich wiege sogar ein paar Kilo mehr als sonst – was vermutlich auf die Kalorien des Alkohols zurückzuführen ist. Darum frage ich: „Warum nehmen Sie meine anderen, meine wirklichen Probleme nicht ernst?" Sowohl die Therapeutin als auch die Ärztin sind davon überzeugt, dass ich mit meinem aktuellen Gewicht nicht in der körperlichen

Verfassung bin, eine Therapie durchzustehen. Ich bekomme einen neuen Behandlungsvertrag, ähnlich wie der letzte, der nur die Behandlung der Essstörung zum Inhalt hat, aber ein Zielgewicht von 47 Kilo vorsieht.

„Nein!", sage ich wütend und enttäuscht zugleich, nachdem ich ihn durchgelesen habe, „Ich werde da definitiv nicht mitmachen!"

Weil ich dieses Mal ja nicht wegen der Essstörung in die Klinik gegangen bin, sondern aufgrund des exzessiven Alkoholkonsums, der stark ausgeprägten Todeswünsche und massiver Dissoziationen, bin ich auch nicht bereit, ausschließlich die Essstörung behandeln zu lassen geschweige denn den Vertrag zu unterzeichnen und möchte unter den gegebenen Umständen sofort nach Hause gehen. Ich glaube zunächst, dass ich das durchaus kann, da ich über der bisher geltenden 40-Kilo-Grenze liege und mich freiwillig aufnehmen lassen habe. Aber Fehlanzeige! Die Schafspelzwölfe wollen mich nicht gehen lassen!

„Weil Sie zu sehr eigengefährdend sind, ganz einfach!", erklärt Frau Dr. Auer ungerührt. Es folgt mein heftigster und zugleich aussichtslosester Machtkampf zwischen dem Klinikteam und mir.

Weil ich ohne richterlichen Beschluss nur ein paar Stunden gegen meinen Willen dort festgehalten werden darf, wird schließlich ein Richter informiert. Bis zur letzten Sekunde hoffe ich, dass sein Erscheinen nur eine leere Androhung ist. Aber er kommt tatsächlich vorbei, spricht auch kurz mit mir, schenkt den Einschätzungen des Klinikpersonals jedoch mehr Glauben als den meinigen und ordnet demzufolge eine Zwangsunterbringung für sechs Wochen an. Damit bin ich meinen Gegnern ausgeliefert und muss fortan tun, was sie bestimmen, für mein Bestes(s) halten.

Als der Richter gegangen ist fühle ich mich unendlich einsam und verzweifelt. Ich weiß wieder einmal nicht, wohin mit meinen Gedanken und Gefühlen. Wie so oft nehme ich darum Tinte und Papier zur Hand. In die Mitte des Blattes schreibe ich groß: „HASS!" Aus den Buchstaben wachsen teils Dornen, teils steckten Pfeile darin und Blutstropfen fallen herab. Dann male ich zwei Kreuze und lasse daraus die Zahlen 4 und 7 für mein Zielgewicht von 47 Kilo entstehen. Darüber schreibe ich: „Ich werde nicht, nicht, nicht, niemals mehr in meinem Leben 47 Kilo wiegen! Nein! Nichts und nieMANNd bringt mich dazu, 47 Kilo zu wiegen!"

Den Rest der Seite fülle ich mit den Sätzen: „(Ein) Man(n) hat wieder meinen Willen gebrochen!" Und: „Der Richter sagt, ich bin nicht fremd-, nur eigengefährend... Aber ich bin kurz davor gewesen, ihn zu killen!" Und: „Richter... Er richtet mich hin! Er hat nicht das Recht! NieMANNd hat das Recht!"

Bereits zu Hause habe ich mich total erschöpft gefühlt. Doch anstatt in der Klinik neue Kraft finden zu können, habe ich nun den Eindruck, noch mehr Stärke aufbringen zu müssen, um gegen das Klinikteam und dessen Pläne anzukämpfen. Auf die Idee, mich darauf einzulassen, komme ich zunächst nicht. „Woher soll, kann ich Kraft gewinnen?", überlege ich. Genau das ist ja auch zu Hause meine Frage gewesen. Die Frage, auf die ich keine Antwort fand, und hoffte, sie in der Klinik zu finden... Ich brauche ganz dringend Hilfe und wäre auch bereit, mir bei den – in meinen Augen – wirklichen Problemen helfen zu lassen. Verzweifelt frage ich mich immer wieder, warum mir keiner hilft. Bin ich es nicht wert? Bekomme ich nun die Strafe dafür, dass ich mir endlich einmal zugestanden habe, Hilfe anzunehmen, mir etwas Gutes zu tun?

Eines steht fest: Ich werde auf keinen Fall 47 Kilo wiegen! Eine 7 hinten dran ist ja okay, aber vorne soll eine 3, keine 4 stehen! Ich habe immense Angst davor, erneut im Isolierzimmer eingesperrt zu werden, wenn ich nicht das tue, was verlangt wird, und dennoch denke ich nicht daran, das Vorgeschriebene mitzumachen.

Außer das Essen zu verweigern fällt mir nichts ein – das altbekannte Schema. Kaum etwas fördert meine Essstörung mehr als Bevormundung, Zwangsauflagen und Bestrafungen. Die Sucht ist immer der letzte verzweifelte (zugegebenermaßen verquere) Versuch, mich zu wehren, wenn ich mich hilflos fühle und mir nicht mehr anders zu helfen weiß.

Nach ein paar Tagen der Rebellion muss ich mir aber eingestehen, dass ich am kürzeren Hebel sitze und mich wohl oder übel den Vorschriften fügen muss. Ich gehe davon aus, dass ich möglichst schnell diese verhassten 47 Kilo erreichen muss. Je eher ich sie habe, desto eher bin ich wieder draußen – und draußen werde ich die Kilo wieder los. Mein Plan ist mein Geheimnis, das gut gehütet werden muss. Denn ich möchte den Schafspelzwölfen nicht zeigen, wie sehr ich sie und das, was sie von mir fordern, hasse. Ich tue inzwischen, was von mir verlangt wird, wozu auch gehört, brav zu kooperieren und mich auf Gespräche einzulassen. Aber ich überlege genau, was ich sage, denn alles kann gegen meine Entlassung verwendet werden. Also spiele ich allen die einsichtige, nette Patientin vor.

Meine kindlich-naive Hoffnung auf einen freundlicheren Umgang und Hilfe, wenn ich ihnen nett gegenübertrete, erweist sich allerdings schnell als Irrglaube. Meine restlichen Probleme werden von den Ärzten ignoriert, es fällt kein Wort hinsichtlich des Alkohols und ich verstehe nicht, warum mir diesbezüglich niemand hilft, obwohl ich massive Entzugserscheinungen habe – physisch wie auch psychisch. Die einzige Unterstützung, die ich auf mehrfaches Drängen bekomme, sind irgendwelche homöopathische Tropfen, die ihr Versprechen, Schweißausbrüche zu lindern, allerdings nicht halten. Ich bin nicht sicher, ob das tatsächlich ein Medikament gegen Entzugserscheinung ist – ich traue meinen Gegnern inzwischen alles zu. Doch nachprüfen kann ich meinen Verdacht nicht, zumal mir der Name des Mittels nicht verraten wird. Ich fühle mich permanent kaltschweißig, und da ich nicht ständig duschen oder die Kleider wechseln kann, muss ich diesen unangenehmen Zustand aushalten. Was nicht gerade förderlich dafür ist, um mich in meinem Körper wohl zu fühlen, der sich meiner Ansicht nach durch das Zunehmen ohnehin nachteilig verändert.

Ich habe den Eindruck, dass die anderen Patienten besser behandelt werden. Ich bin neidisch auf sie, fühle mich zurückgesetzt, benachteiligt, ja vielleicht sogar bestraft, ohne zu wissen, wofür. Ich ziehe ungewollt Parallelen, empfinde wie „damals". Ich fühle mich wie ein benutzter, dreckiger Putzlumpen, der nicht mehr gebraucht wird. Der achtlos in die Ecke geworfen und sich selbst überlassen wird. Enttäuscht verschließe ich mich immer mehr, belüge das Personal zum Selbstschutz. Die Fehltherapie setzt sich fort. Als ich einmal das Abendessen aus meinem Magen befördert habe, bekomme ich Herzstechen. Aber ich melde dem Personal weder, dass ich erbrochen habe, noch dass mein Herz schmerzt. Denn ich habe den Eindruck, dass Ehrlichkeit immer bestraft wird, soviel habe ich mittlerweile bei meinen diversen Aufenthalten in der „Villa Wahnsinn" gelernt. Zu lügen und zu hintergehen finde ich schlimm, aber ich fühle mich förmlich dazu gezwungen. Ich frage mich, ob meine weißen Feinde von ihren therapeutischen Maßnahmen überzeugt sind, ob sie selbst überhaupt noch davon ausgehen, mich heilen zu können. Jedenfalls scheine ich ein schwerer Fall zu sein. Wieso sonst bin ich die einzige essgestörte Patientin, bei der derartige (Zwangs-)Maßnahmen angewandt werden?

Alle anderen Essgestörten werden auf der Psychotherapiestation behandelt und höchstens kurzfristig zur Krisenintervention auf die geschlossene Abteilung verlegt. Bei keiner einzigen Betroffenen habe ich mitbekommen, dass sie in dieses schreckliche Isolierzimmer gesperrt oder ganz auf der geschlossenen Abteilung untergebracht wurde. Mein Ungerechtigkeitsempfinden wird mit diesen Gedanken wieder einmal bestätigt.

Wenige Tage später passiert mir ein Ausrutscher in der Rolle als „Vorzeige-Patientin". Ich habe wieder einmal ein Gespräch mit Frau Rathgeb. Zunächst geht es darum, dass ich schlicht und einfach nicht, nicht, nicht 47 Kilo wiegen und kein anderes Leben haben will. Trotz meiner Vorsätze, dem Klinikteam keinen Anlass dafür zu geben, mich nicht entlassen zu können, gebe ich dem Drang nach, meine Verzweiflung, meine Wut zu zeigen, und sage endlich einmal, was ich wirklich denke und fühle. Denn diese Emotionen sind so massiv, dass es enorm anstrengend ist, ständig nichts davon nach außen hin zu zeigen. Ich schaffe es einfach nicht länger, meine Fassade aufrecht zu erhalten. Die Fassade der vernünftigen Patientin, die endlich einsieht, dass sie krank is(s)t, und daran auch etwas ändern, also essen und zunehmen möchte. In meiner Rolle als „Vorzeige-Patientin" versage ich kläglich. In dieser Rolle muss ich den Feind freundlich anlächeln, ihm recht geben und mich über jedes zugenommene Gramm freuen.

Nun gibt es also keine derartige Show. Stattdessen gibt es einen Affenzirkus, denn die Vorzeige-Patientin streikt einen Hungerstreik. An jenem Tag gibt es die, die ich wirklich bin. Die, die niemand sehen möchte. Die, die rein gar nichts einsieht – außer dass sie krank ist. An jenem Tag gibt es die rebellische, verlogene, trotzig-frech-sture Anorektikerin, die mit knurrendem Magen behauptet, sie habe keinen Hunger. Die, die voller Selbsthass so lange in imaginäres Fett kneift, bis es weh tut. Die, die sich heulend die Fingernägel in Fett, das außer ihr niemand sieht, presst, bis es blutet. Die, die sich im Bad einschließt, um heimlich auf der Stelle zu joggen. Die, die ihre Zimmernachbarin unter einem Vorwand aus dem Zimmer schickt, um ungestört Sit-ups machen zu können. Die, die nur vorgibt, im Speisesaal zu essen, aber in Wirklichkeit das Essen verschwinden lässt. Die, die sich nicht einmal einzucremen traut, weil sie fürchtet, das in der Creme enthaltene Fett könne auf irgendeine Art und Weise über die Haut aufgenommen und in Körperfett umgewandelt werden. Und nun gibt es die, die mit ihrer Therapeutin um jedes Gramm feilscht. Die, die versucht, mit anorektischen Argumenten das Zielgewicht herunterzuhandeln. Die, die ihrer Therapeutin den letzten Nerv raubt.

Es geht in diesem Gespräch aber auch darum, dass ich mich vor der Welt – speziell vor Männern – anders schützen kann als dadurch, mich klein und schwach zu machen. Ich will aber klein und schwach sein! Ich will nicht erwachsen sein! Besonders nicht körperlich... Ich will keinen fraulichen Körper!

Blind vom permanenten Denken, dass ich ohnehin bei der Bewältigung meiner wirklichen Probleme keine Unterstützung erfahre, übersehe ich, dass dieses Gespräch exakt das zum Inhalt hat, was ich die ganze Zeit über vergeblich erhoffe.

Leere

Gähnende Leere überall...
leere Worte und Versprechen,
leere Blicke,
leere Straßen und Plätze,
leere Konten und Budgets.

Leere im Kopf und
Leere im Magen
weil füllende Nahrung
die umgebende Leere
niemals füllen wird,
weil (Über)Fülle nicht er-füllen kann,
weil Hungern die einzige (Er-)Füllung
zu sein scheint
bleibt der Magen
leer.

Leer wie
das Leben.

Und dann tritt meine schlimmste Befürchtung ein: Ich muss erneut in die Isolierzelle! Da mir mein Gewicht nicht mitgeteilt wird, nehme ich über zwei Tage hinweg ab, ohne es zu wissen. Hätte mich jemand am ersten Tag „vorgewarnt", ich versichere, ich hätte dafür gesorgt, dass ich keinen zweiten Tag abgenommen hätte! Denn wenn mir eines von Anfang an klar ist, dann, dass ich nie, nie, niemals wieder in diese Kammer des Schreckens will! Ich fühle mich verraten. Meine Gegner haben mich ins offene Messer (vielmehr ins verschlossene Zimmer) rennen lassen, ohne mir zumindest einen kleinen Wink zu geben.

Als eine Schwester in mein Zimmer kommt, um mich abzuholen und ins Isolierzimmer einzusperren, weigere ich mich. Ich ignoriere sowohl ihre erste, als auch die zweite und dritte Aufforderung. Selbst als sie Unterstützung durch einen Pfleger holt, bleibe ich stocksteif sitzen. Schließlich ist ihre Geduld am Ende. Die beiden machen kurzen Prozess: Packen mich unter den Armen – die Schwester links, der Pfleger rechts – und zerren mich vom Bett hoch. Meine Beine fallen auf den Fußboden, und da ich meine Hausschuhe nicht anziehen kann bzw. mich noch immer nicht bewege, schleifen sie mich in Strümpfen aus dem Zimmer. Über den Gang – die neugierigen Blicke der Menschen dort nehme ich nur vage wahr – und hinein ins Isolierzimmer. Erst dort lassen sie mich los. Ich sacke auf den Boden ohne mich abzustützen, wo ich regungslos liegen bleibe. Schwester und Pfleger verlassen kommentarlos die Zelle. Mit einem vertrauten „*Rummms!*" fällt die schwere, dicke Tür ins Schloss. Es piept – das Zeichen dafür, dass auch die Sicherheitsverriegelung aktiviert ist. Tür zu.

Entlassung in weite Ferne gerückt.

Allein. Hilflos. Verzweifelt. Ausgeliefert.

Den Schmerz unter den Armen, wo die Feinde mich gepackt und gezerrt haben, und den Schmerz vom Aufprall auf den Fußboden spüre ich kaum – der psychische Schmerz ist in diesem Augenblick viel massiver. Ohne mich umzusehen weiß ich nur noch zu genau, wie dieses Isolierzimmer – im Volksmund „Gummizelle" – aussieht. Alte Erinnerungen kommen hoch.

Irgendwann kommt eine Schwester. Weil ich noch immer auf dem Fußboden vor der Türe liege, hilft mir die Schwester – steif und eiskalt wie ich inzwischen bin – mich ins Bett zu legen. Ich bekomme die erste Dosis Tavor „zum Beruhigen" – eine weitere folgt am Abend. Als sich die Schwester vergewissert hat, dass ich das Medikament auch wirklich geschluckt habe – ich hätte es ihr am Liebsten ins Gesicht oder vor die Füße gespuckt! – verlässt sie das Zimmer wieder. Ich ringele mich ganz klein zusammen und ziehe die Bettdecke bis über den Kopf. Unter der Decke heule, schluchze, und flüstere ich: „Bitte, bitte, bitte, lass mich raus! Hilfe! Hilfe, Hilfe, Hiiiiilfe!!! Biiiiiiiiiit-te!!!"

Es wird nicht erhört.

22 Stunden werde ich dieses Mal eingesperrt – letztes Mal waren es sogar sieben Tage – und schon eine einzige Minute dort drin ist unendlich lange und kaum auszuhalten. Ich begreife endgültig: Ich habe verloren! Ich habe gegen die Schafspelzwölfe schlichtweg keine Chance! Sie haben die Macht und ich kann mich nur dadurch wehren, indem ich schnellstens aus dieser verhassten Klinik komme.

Nach den letzten 22 Stunden sehne ich mich ganz, ganz dringend danach, jemanden zum Reden zu haben. Ich mache ja nach wie vor alles mit mir alleine aus. Aber die Therapeutin kommt mir nicht mehr als geeignete Gesprächspartnerin vor, denn sie ist eine von ihnen. Ich sehne mich ganz schrecklich danach, dass es irgendwen gäbe, der bei mir wäre, und dem ich alles erzählen könnte. Jemand, der mich ernst nähme ohne mich zu verurteilen. Dass das viel verlangt ist, weiß ich...

Aber auch wenn ich der Therapeutin nicht traue, muss ich trotzdem vordergründig kooperieren, um rauszukommen. Ich soll überlegen, was mir draußen die Sicherheit geben kann, die ich brauche. Aber ich weiß nur, was ich nicht brauche: Das Klinikteam und das Fett. Ich habe keine Lust, ernsthaft darüber nachzudenken. Im Grunde bin ich ja gerade deswegen in die Klinik gekommen: Weil ich die Antwort nicht alleine fand.

Ich schildere der Therapeutin aufgebracht, wie schrecklich es in der Isolierzelle war und dass ich wahnsinnige Angst davor habe, erneut da rein zu müssen. Und ich erzähle sogar auch, dass es für mich emotional sehr ähnlich war, wie körperliche Gewalt zu erleben. Daraufhin bekomme ich zur Antwort, dass ich mir den Unterschied bewusst machen solle: Die Isolierung würde nicht bedeuten, dass mir jemand etwas antun wolle, sondern mich vielmehr schützen würde. Das kann ich absolut nicht nachvollziehen.

Doch auch wenn ich das niemals zugeben würde: Wenn die Dissoziationen und die Ängste zwischendurch wieder extrem werden und die tieftraurigen Hoffnungs- und Sinnlosigkeitsgedanken mich lähmen, dann bin ich manchmal sogar für kurze Zeit erleichtert, in der Klinik zu sein. Ich habe Angst.

Ich habe Angst vor dem, was nach der Entlassung bezüglich des Alkohols und der Dissoziationen auf mich zukommen wird. Schließlich bin ich ja deswegen in die Psychiatrie gegangen. Aber geholfen hat mir diesbezüglich nichts und niemand wirklich. Dass die Frage der Therapeutin, was mir zu Hause Sicherheit geben könnte, eine solche Hilfsmaßnahme bedeutet, merke ich nicht. Zu verbissen bin ich in meiner sturen Anti-Haltung.

Nicht nur die Hilfsangebote der Therapeutin ignoriere ich. Seit dem ersten Tag dieses Klinikaufenthalts wird mir immer wieder dazu geraten, mir Unterstützung in Form eines AntideprESSivums zu holen. Ich lehne das jedes Mal strikt ab – und ernte dafür missfallende Blicke. Aber ich will kein „chemisches Lachen" haben, das in einem Labor künstlich hergestellt wurde. Ich will nicht, dass ein Gift in meinem Hirn irgendwelche ProzESSE auslöst. Beim Alkohol oder beim Kiffen ist das zwar ähnlich, doch lässt die Wirkung ja relativ schnell nach – was bei Medikamenten mit konstantem Wirkstoffpegel nicht der Fall ist. Ich möchte keine Fremdeinwirkung (davon habe ich nun wirklich schon genug!), die ich nicht beeinflussen kann. Nein, ich möchte natürlich sein, auch wenn ich dabei krank bin. „Besser natürlich unglücklich, als künstlich glücklich!", denke ich. Davon mal abgesehen weiß ich gar nicht, ob ich mir überhaupt zugestehe, dass es mir besser geht. Und ein weiterer Punkt ist der, dass ich Angst davor habe, dass als Nebenwirkung gesteigerter Appetit und Gewichtszunahme auftreten...

Irgendwann gebe ich meinen Widerstand dagegen trotzdem auf. Ich glaube zwar nicht daran, dass das Antidepressivum eine Unterstützung sein kann (und habe auch nicht vor, es zu Hause weiter zu nehmen). Aber das Ziel, so schnell wie möglich rauszukommen, ist mir wichtiger.

So ändert sich an meinem Zustand durch meinen Aufenthalt in der Psychiatrie kaum etwas, außer meinem Gewicht. Ich bekomme nun doch vereinzelt den Eindruck, als ob meine Gegner immer zufriedener mit mir geworden sind. Das erscheint mir nicht verwunderlich. Schließlich habe ich mir inzwischen mehr als 10 Kilo seit meinem Tiefstgewicht im August „angefressen". Ich nehme ganz brav das Antidepressivum, halte meine Schlaf- und Ruhezeiten einigermaßen ein, verletze mich nicht, trinke keinen Alkohol, kiffe nicht und mache keine anderen verrückten Dinge.

Für mich zählt nur, dass sich die Ärzte trotz der gelegentlichen „Risse“ in der Fassade immer wieder täuschen lassen. Dass ich erneut damit begonnen habe, heimlich Lebensmittel anzusammeln, bemerkt niemand. Auch die Hintergründe meiner Sucht werden weiter ignoriert.

Einige Zeit später habe ich entsprechend viel an Gewicht zugenommen, um laut Behandlungsvertrag am begleiteten Stationsausgang in der Gruppe – ich nenne ihn „Hofgang“ – teilnehmen zu dürfen. Unterwegs fragt die Schwester, ob ich mich nicht auch so viel hübscher finde: „Sie sind eigentlich so eine Bildhübsche! Nur sieht man davon leider immer nichts, wenn Sie so ausgezehrt sind wie bei der Aufnahme.” Eine Bildhübsche – bildhübsch bedeutet: Gefahr! Die Gefahr, dass mich ein Mann auch hübsch findet und...! Nein, stopp!

Ich setze ein Lächeln auf und gebe mir allergrößte Mühe, so zu tun, als würde ich mich über ihre Worte freuen. Tatsächlich aber haben sie mich sehr getroffen. Sie stecken wie ein Messer in meiner Brust und haben mich verwundet. Sogar meine Stimme zittert hinterher und ich habe sehr, sehr große Selbstverletzungs- und Zerstörungswut! Ich will diesen fetten Frauenkörper auf der Stelle vernichten!!!

In der Silvesternacht wache ich vom Lärm des Feuerwerks auf. Meine beiden Zimmernachbarinnen schlafen tief und fest; die eine schnarcht sogar. Ich weiß nicht, was genau los ist, ich habe jedenfalls keinen körperlichen, sondern vermutlich seelischen Hunger. Vielleicht weil ich mich so alleine und traurig fühle, als ich mir vorstelle, wie meine Familie und Freunde gerade gemeinsam in den Himmel blicken, einander umarmen und sich sagen, dass sie sich gern haben. Möglich, dass ich das so sehr vermisse, dass ich darum völlig schlaftrunken aufstehe, barfuß über den eiskalten Fußboden zum Schrank schleiche und zwei Tafeln Schokolade aus meinem Versteck hole. Mit meinen Seelentröstern laufe ich zurück ins Bett und kuschele mich in die warme Decke. So leise wie möglich versuche ich im Dunkeln die Schokolade aus dem Papier zu wickeln und beginne zu essen. Ein Stückchen, zwei Stückchen, ein drittes,...

Als schließlich die erste Tafel in meinem Magen ist, komme ich erst richtig zu mir, realisiere, erschrecke, und mir ist klar, dass die Schokolade dort auf keinen Fall bleiben kann. Getreu dem Motto:

„Wenn schon, denn schon...!" esse ich auch die zweite Tafel noch, während draußen weiterhin unaufhörlich Raketen in den Himmel schießen und die Zimmergenossin im Bett gegenüber immer noch lautstark schnarcht. *Schmatz – krach – schnarch – schmatz – wumm – schnaaaaarchhhhhhh...* Eine wörtlich irre, verrückte Situation. Nachts, Null Uhr, live aus der Psychiatrie...

Solange ich Stück für Stück der braunen Süßigkeit im Mund zergehen lasse und diese zusammen mit Gewissensbissen und einem Teil des Tees, der eigentlich für den Morgen (vor dem Wiegen) gedacht ist, hinunterschlucke, wächst die Angst, dass doch noch eine der beiden Bettnachbarinnen wach wird oder die Nachtschwester ihren Kontroll-Rundgang ausgerechnet in dem entscheidenden Moment macht, in dem ich die Schokolade aus meinem Körper befördere.

Aber diese Angst erweist sich als unbegründet. Denn als ich fünf Minuten später aus dem Bad zurück ins Zimmer schleiche – mein Kreislauf versagt fast – schlafen die beiden anderen immer noch. Erleichtert denke ich: „Mein Dank an die Pharmaindustrie, für die Herstellung hervorragender Schlafmedizin! Klinisch getestet durch Stiftung Bulimia und als sehr gut bewertet." Um sicherzugehen, dass auch die Schwester nichts bemerkt hat, schlendere ich – als ob nichts gewesen sei – noch eine Runde über den Gang. Die Nachtschwester telefoniert gerade. „Neujahrswünsche an die liebe Familie daheim? Ein weiterer Zugang? Egal!", überlege ich.

Sie blickt kurz auf, als sie mich sieht, flüstert mir ein „Frohes Neues!" zu, und dann kehre ich zurück ins Zimmer. Erst als ich mich in die Bettdecke einkuschele, merke ich, wie durchgefroren und müde ich bin.

Als die baldige Entlassung ansteht, kommt eines Abends der tiefe Fall, obwohl ich mit einem Stimmungshoch in den Tag gestartet bin. Meine Euphorie ist dahin – auch wenn ich mit aller Gewalt verzweifelt versuche, das sich mir nun aufdrängende Negative wegzuschieben. Ich habe Angst! Denn ich ahne, dass es mir nicht gut gehen wird und ich mich ohne die Gesprächspartner der Klinik alleine, noch mehr alleine als vor dem Klinikaufenthalt fühlen werde. Vielleicht kommt die plötzliche Angst daher, dass ich während der letzten sechs Wochen immer nur darauf fixiert war, aus dieser Stationstür gehen zu dürfen. Und nun, wo die Entlassung naht, beginne ich zu überlegen, wie es auf der anderen Seite, draußen dahinter aussieht...

In diese düsteren Gedanken trifft mich ein weiterer Schlag: Meine Familie teilt mir an diesem Abend während eines Telefonats mit, dass wir künftig nur noch Kontakt haben werden, wenn ich mehr als 47 Kilo wiege. Ich glaube, es ist die Angst und Verzweiflung, die sie zu einer solchen Entscheidung bringt. Das kann ich jedoch in dieser Situation noch nicht so sehen. Die Gefühlsseite sagt: „Plötzlich lieben mich alle nur noch wenn ich dick bin! Ich will, dass sie mich lieben. Aber ich will nicht dick sein! Warum lieben sie mich nur mit 47 Kilo? Warum nicht auch mit 37 Kilo? Wieso lieben sie mich nicht so, wie ich sein möchte? Wie soll ich mich da selbst lieben können? – Ich hasse mich!"

Dann ist er endlich gekommen, der Tag der Entlassung! Trotz Schummelns wiege ich laut Therapievertrag 100 g zu wenig. Das sind meiner Meinung nach 10 Kilo zu viel. Die Schafspelzwölfe lassen mich aber trotzdem gehen – (m)ein Glück! Hätten sie das nicht getan, hätte ich ihnen vorgehalten, dass das Erbsenzählerei ist und dass sie mir immer wieder sagten, dass ich mich wegen 100 g mehr oder weniger nicht verrückt machen soll, weil es normale Gewichtsschwankungen gibt. Aber niemand kommt scheinbar auf die Idee, mich nicht gehen zu lassen. Darum sitze ich morgens vor dem Arztzimmer und warte auf meine Entlasspapiere, was „noch eine Weile dauern wird", wie die Stationsärztin sagt. Ich bin zittrig, nervös, unruhig und ich habe – trotz aller Freude – auch wieder Angst. Massive Angst.

Ich versuche mir Mut zuzusprechen: Ich werde mir dann, draußen, einfach immer wieder vor Augen halten, dass nichts schlimmer sein kann als das, was hier in den letzten Wochen passiert ist. Ich werde mein Leben so gestalten, wie ich es möchte (auch wenn das mit Leben bisher – zugegebenermaßen – oft nur wenig zu tun hatte), und dass ich nicht wieder „fremdbestimmt" sein will.

In mein Tagebuch schreibe ich mit vor Aufregung zittriger Schrift: „Ich möchte sein dürfen, wie ich bin. Und ich möchte den Weg gehen dürfen, den ich für richtig halte.

Es gibt sieben Milliarden Menschen auf der Erde, und jeder einzelne davon ist ein Unikat, ein Individuum. Ist man es da denn nicht wert, genau so zu sein, wie man ist?! Ist es nicht völlig in Ordnung, dass man genau so ist?! Und ist es nicht schade, wenn man seine Einzigartigkeit, seine Persönlichkeit verliert, wenn man fremdbestimmt einfach umgeformt wird? Man sollte sich nicht für andere

Menschen verändern müssen. Das Wichtigste ist, dass man sich selbst gefällt (ob nun dick oder dünn, gesund oder krank).

Das müssen alle anderen akzeptieren. Denn: Kein Mensch hat das Recht darüber zu urteilen, was für einen anderen Menschen gut und das Richtige ist. Selbst dann nicht, wenn dieser Mensch krank is(s)t. Nieman(n)d hat das Recht, sich anzumaßen, mehr Macht über mich und mein Leben zu haben, als ich selbst. Nieman(n)d hat darüber zu entscheiden, was ich tue – oder nicht. Nur ich ganz allein..."

Anders sein

Ich bin
eine von sieben Milliarden Menschen.
Ich bin
ich.
Ich bin
ein Unikat.
Ich bin
ein Individuum.
Ich bin
ganz speziell.
Ich bin
anders.
Ich bin
anders als du.
Ich bin
anders, als du mich haben magst.
Ich möchte
sein dürfen, wie ich bin.
Ich möchte
nicht sein, wie du mich haben magst.
Ich möchte nicht sein
wie du.
Du bist
du.
Du bist
einer von sieben Milliarden Menschen.
Du bist
einzigartig.
Du bist

einmalig.
Lass mich
einmalig sein.
Lass mich
anders sein.
Du bist es ja auch.
(Und ich mag dich,
genau so wie du bist!)

Wenige Monate nach meiner Entlassung spüre ich, dass es an der Zeit ist, etwas Neues zu wagen und beschließe, aus der Wohngemeinschaft auszuziehen und mir eine eigene kleine Wohnung zu suchen. In meine Heimatstadt möchte ich nicht zurückkehren. Obwohl ich mich davor fürchte, völlig auf mich alleine gestellt zu sein, breche ich die Kontakte zur Psychiatrie endgültig ab, entscheide mich aber für das sogenannte betreute Einzelwohnen, bei dem entweder Fred oder Gitta im Wechsel zunächst zweimal, später nur noch einmal pro Woche für eine Stunde bei mir vorbeikommt. Meist besprechen wir, was gut läuft, was besser funktionieren müsste und wie das möglich ist, oder sie begleiten mich bei Ämtergängen. Manchmal unternehmen wir auch einfach einen entspannten Spaziergang.

Nach langem Suchen finde ich eine Hausärztin sowie eine ambulante Therapeutin, bei denen ich mich wirklich gut aufgehoben fühle. Ich habe den Eindruck, dass es ihnen tatsächlich um mich als Person, nicht um ihren Profit geht. Vor allem aber wird mir mehr Freiraum gelassen, den ich nach all der Bevormundung auch brauche. Zu den Gesprächen mit den beiden Betreuern habe ich fortan also zwei weitere Bezugspersonen.

Nach anfänglichen Schwierigkeiten in meinem neuen Zuhause (ein Alkoholrückfall, den ich mit eisernem Willen und Unterstützung aber sofort stoppen kann) zeigt sich allmählich Besserung, besonders auf psychischer Ebene: Ich stimme der medikamentösen Behandlung meiner Depressionen zu. Auch lerne ich nach und nach, besser mit Dissoziationen, Angstattacken, dem Trauma generell umzugehen. Eine Prüfung ergibt, dass die gesetzliche Betreuung durch Sylvia nicht mehr erforderlich ist. Mein körperlicher Zustand ist zunächst einigermaßen stabil. Weil weniger Wert auf das Körpergewicht gelegt wird, gehe auch ich lockerer damit um. Ich habe nicht mehr das Gefühl, durch Gewichtsabnahme auf mich aufmerksam machen zu müssen. Mein Gewicht bleibt nahezu konstant, und wenn meine Blutwerte ab und an etwas absinken, schaffe ich es doch immer wieder, sie zu verbessern.

So schlimm die Erfahrungen während der gerichtlichen Unterbringung auch gewesen sind – sie hatten ein Umdenken zur Folge: Ich habe endlich Eigenverantwortung für mein Handeln übernommen, hoffe nicht mehr insgeheim darauf, dass mir jemand anderes die Entscheidung über mein Weiterleben/Klinikeinweisung etc. oder Sterben abnimmt. Ich tue das mit allen Konsequenzen – sei es der soziale und körperliche Absturz bis kurz vor dem Tod, aber danach auch endlich der Entschluss, weiterleben zu wollen und zu kämpfen.

Zwei Jahre später kann meine ambulante Therapie nicht fortgesetzt werden, da die Krankenkasse keine weitere Kostenübernahme genehmigt. Ich muss zwei Jahre pausieren, ehe ich einen erneuten Antrag auf ambulante Therapie stellen darf. Es kommt zu einem Rückfall. Ich werde vor die Wahl gestellt, freiwillig wieder in eine Klinik zu gehen oder anderenfalls nicht länger ambulant betreut zu werden. Sowohl den Betreuern als auch meiner Ärztin ist meine Verfassung zu heikel. Sie haben Angst davor, dass mir etwas zustoßen könnte und sie dafür belangt werden. Für mich steht fest: Ich werde definitiv nicht noch einmal freiwillig einer stationären Behandlung zustimmen, dabei womöglich wieder dem Risiko einer Zwangsunterbringung ausgesetzt sein!

Nein, dann bin ich lieber endgültig alleine!

Und so kommt es dann auch. Wieder einmal bin ich gescheitert, wieder einmal werde ich von Menschen, denen ich mich anvertraut habe, enttäuscht. Und wieder einmal zeigt sich, wie stark die Krake noch ist, obwohl ich dachte, sie weitgehend besiegt zu haben!

Ich falle.
Und falle.
Und falle,
noch tiefer
als jemals
zuvor.

Beim Abschiedstreffen steckt mir Fred einen Zettel mit Adresse und Telefonnummer eines Hospizes zu. Darunter der Name einer Ansprechpartnerin, die auf meinen Anruf wartet, damit ich den letzten Abschnitt meines „Lebens“ nicht alleine gehen müsse. Ich lege den Zettel scheinbar achtlos beiseite und gebe mich stark. Möchte mir vor dem Betreuer nicht anmerken lassen, wie verwundet ich innerlich bin.

Als er zum letzten Mal meine Wohnung verlassen hat, breche ich wider Erwarten nicht zusammen. Ich weine nicht, schreie nicht, bleibe einfach regungslos sitzen. Ich fühle eine unbeschreibliche innere Leere, die Zeit scheint stillzustehen. Wie lange ich so dasitze – ich kann es nicht sagen.

Doch urplötzlich rufe ich laut und entschieden: „Nein!”

Ich springe auf und wiederhole: „Nein! Nein! Nein!”

Ich stecke den Zettel in ein Buch und zögere nicht länger – plötzlich ist mir völlig klar: Ich werde definitiv nicht im Hospiz anrufen!

Heute denke ich, dass das der entscheidendste Punkt überhaupt gewesen ist. In einem Fachbuch zum Thema habe ich einmal den Satz gelesen: „Nichts ist einer Essstörung förderlicher als ihre Behandlung.” Das klingt – zugegebenermaßen – sehr hart und mag nicht auf jede Erkrankte zutreffen, für mich gesprochen allerdings schon: Je weniger Beachtung man meiner Erkrankung geschenkt hat, desto unbedeutender wurde sie für mich. Meine Gedanken zu der Zeit waren sehr häufig: „Wenn niemand mehr da ist, der dich aus dem Sumpf zieht, dann tu es selbst!” und: „Was hast du noch zu verlieren, außer deinem Leben? Was zu gewinnen, außer dem Leben?!”

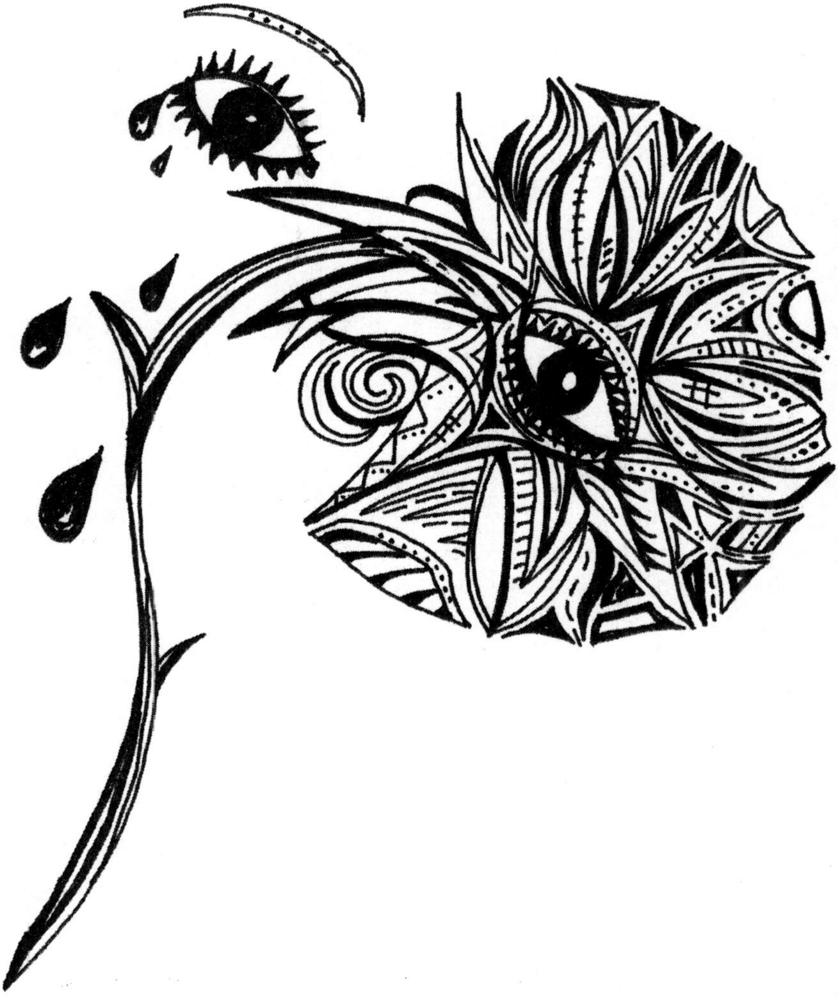

Nachspeise: Das Meer

Am Tag meiner Entlassung aus der Psychiatrie schrieb ich abends in mein Tagebuch: „Ich muss nicht lernen, dass ich essen muss. Aber ich möchte lernen, dass ich es wert bin, zu essen und zu leben. Und dass ich okay bin, so wie ich bin."

Das ist auch meiner heutigen Meinung nach der einzige Weg zur Besserung. Weder Zwangsmaßnahmen, Gewalt und Druck, noch Sanktionen sind hierbei hilfreich, sondern das exakte Gegenteil: Ein Mensch, der zu mir steht (im wahrsten Wortsinne mit mir durch dick und dünn geht), der Liebe und Geborgenheit schenkt und mich akzeptiert, wie ich bin. Jemand, der zeigt, dass es schön ist, dass es mich gibt, und der mich sein lässt, wie ich bin – egal ob ich nun 37 oder 47 Kilo wiege. Denn das ist dann absolut un(ge)wichtig.

Ich habe mich in der Vergangenheit immer wieder hoffend an andere Menschen geklammert. Hoffend darauf, dass es doch noch irgendeinen Menschen gibt, der mir all das gibt, wonach ich (mager)such(t)e. Vielleicht habe ich die Hoffnung darauf mit den Enttäuschungen des letzten Aufenthalts in der Psychiatrie endgültig verloren. Vielleicht aber habe ich damit auch etwas gewonnen: Die Chance, mich auf mich selbst zu verlassen, endlich selbst zu bestimmen. Für mich und mein Leben zu sorgen.

Und es scheint heute, als sei dem so. Denn seit Frühjahr 2007 war ich nicht wieder in einer psychiatrischen Klinik. Es folgten sehr viele kürzere Aufenthalte in einem somatischen Krankenhaus. Doch selbst seit der letzten stationären Behandlung ist nun schon ein knappes Jahr vergangen.

Wie es mir aktuell geht, kann ich am besten bildlich zum Ausdruck bringen: Es fühlt sich an, als stünde ich barfuß am Sandstrand, mit dem Rücken zum Meer, in dem die Anorexie-Krake lebt. Die meiste Zeit spüre ich weichen, warmen Sand unter den Füßen. Ab und an rauscht eine kalte Welle von hinten heran und spült den Sand unter meinen Füßen weg. Dann gerate ich ins Wanken und mache einen ganz kleinen Schritt nach vorne zu den Dünen. Somit habe ich für eine Weile wieder festen Boden unter den Füßen.

Bis die nächste Welle kommt.

Ich weiß, dass noch viele, viele weitere Wellen heranrollen werden und dass es Ebbe und Flut gibt. Ich befürchte, dass einmal eine Riesenwelle dabei sein wird, die mich umwirft, mich mit sich fort spült. Und dass ich dann in den Wassermassen ertrinke und untergehe. Doch ich weiß auch, wo das Land ist. Dort stehen viele liebe Menschen, die auf mich warten und die mir gerne einen Rettungsring zuwerfen, wenn ich mich wieder einmal zu weit ins Wasser wage. Das ist ein beruhigendes Gefühl. Aber ich möchte mich nicht mehr allein auf die Hilfsangebote anderer verlassen. Letzten Endes will und muss ich ganz alleine darüber entscheiden, ob ich mich der Gefahr der Wellen weiterhin aussetze und mit dem Wasser spiele, oder aber ob ich Schritt für Schritt näher an Land laufe.

Kraken gelten zwar als die intelligentesten Weichtiere (ihre Intelligenz wird mit der von Ratten verglichen), aber sie können nur eine beschränkte Zeit an Land überleben!

Ich wünsche nicht nur mir, sondern auch allen anderen Betroffenen von ganzem Herzen, dass wir eines Tages doch noch auf einer Düne stehen und von oben aus sicherer Entfernung auf das Meer hinunterblicken können!

Ich kann in meinem Buch kein „Happy End“ bieten. Nach den vielen negativen Eindrücken möchte ich Ihnen aber gerne noch ein neueres Gedicht mit auf den (Lebens-)Weg geben, das mir selbst immer wieder hilft, neu Fuß zu fassen:

Ich muss nicht essen,
um zu gefallen,
um Erwartungen zu erfüllen,
um Hoffnung zu geben,
um vorwurfsvollen Blicken zu entgehen,
um etwas zu beweisen
oder um stark zu sein.
Ich muss nicht essen,
weil ich mich nicht zerstören darf,
weil ich nicht sterben darf,
weil es schade um meine Fähigkeiten und Talente wäre,
weil es normal ist,
weil es gut für mich ist,
weil ich dankbar sein sollte,

überhaupt etwas zu essen zu haben
oder weil andere meine Hilfe brauchen.
Ich muss nicht essen,
wenn ich es nicht möchte.

Aber ich darf essen.
Ich darf essen,
um leben zu können,
um Schönes erleben zu können,
um wieder lachen zu können,
um genießen zu können,
um im Frühling sprießende Knospen bewundern zu können,
um dem Vogelgesang im Sommer lauschen zu können,
um mich an herbstlich bunten Farben erfreuen zu können,
um im Winter leichte, weiße Flocken vom Himmel rieseln sehen zu können,
um barfuß am Meer entlang gehen zu können,
um den Wind mit meinen Haaren spielen lassen zu können,
um klare Luft oder Düfte einatmen zu können,
um das samtene Fell meines Kaninchens spüren zu können,
um meinem Hund Stöckchen werfen zu können,
um auf der Schaukel sitzen zu können
und in den Sternenhimmel zu blicken,
um Energie zu haben,
um eine Freundin sein zu können,
um Freunde wieder sehen zu können,
um interessante Dinge erforschen zu können,
um im Takt von Musik tanzen zu können,
um mit den Klängen meines Klaviers träumen zu können
und um mit Farben und Pinseln Kreatives zaubern zu können.
Ich darf essen,
weil ich ein Herz habe, das ich mag,
weil ich mich gern haben darf
und weil ich einmalig bin.
Ich darf essen,
wenn ich möchte.
Ich darf essen!

Davon abgesehen ist mir die folgende Aufzeichnung immer wieder eine Stütze:

Ist man denn nicht viel zu dünn...

...wenn man sich die Achselhaare nur mit Enthaarungscreme, nicht aber mit der Rasierklinge entfernen kann, weil die Achselhöhlen zu tief sind?!

...wenn man um den Bauchnabel zu wenig (kein?!) Fettgewebe hat, so dass man anstelle eines Bauchnabelpiercings ein Augenbrauen-piercing trägt?!

...wenn man gleich morgens zur Öffnung des Supermarktes einkaufen gehen muss, weil man wegen Kreislaufschwäche an der Kasse nicht anstehen kann?!

...wenn man bei Bus-/Straßenbahnfahrten nicht sitzen kann, da die Po-Knochen durch das Ruckeln noch mehr schmerzen als sonst schon, aber man aufgrund der Kreislaufschwäche auch nicht stehen kann?!

...wenn man generell nicht lange sitzen kann, auch nicht auf Gepolstertem?!

...wenn man beim Sitzen auf kantigen Stühlen (oder der Toilette) Krämpfe in den Zehen bekommt, weil die Kante wegen des nichtvorhandenen Fetts direkt auf die ungeschützten Nerven drückt?!

...wenn man selbst im Bett nicht längere Zeit liegen kann, weil die Knochen, auf denen man liegt, wehtun und man beim Liegen auf der Seite Lagerungskissen zwischen den Knien und Knöcheln braucht?!

...wenn man ständigen Harndrang hat, weil die Blase (ein Muskel) geschwächt ist?!

...wenn man irreparable Nervenfunktionsstörungen infolge von massivem Vitamin-B12-Mangel hat und darum Taubheitsgefühle und Krämpfe in Zehen + Füßen und Fingern + Händen hat?!

...wenn man vom Zahnarzt gesagt bekommt, dass sich wegen Mangelzuständen das Zahnfleisch zurückbildet, und dies der Hausarzt bestätigt und zudem sagt, dass das aber noch nicht alles ist, weil auch die Zähne ausfallen werden?!

...wenn man schon mit 23 Jahren Rente erhält, weil körperlich nicht absehbar ist, dass man auch nur ansatzweise arbeitsfähig sein wird?!

...wenn man in Folge des Eiweißmangels Ödeme bekommt, die schlimmstenfalls einen „Hungerbauch", wie ihn Kinder in Ländern der 3. Welt haben, verursachen können?!

...wenn man mit 27 Jahren den Rat bekommt, sich an ein Hospiz zu wenden, damit man das letzte Stück seines Lebens begleitet wird?!

...wenn man ernsthaft gefragt wird, wie und wo man beerdigt werden möchte, und was mit seinem Hab und Gut passieren soll?!

Ich weiß, dass mein Buch niemanden heilen kann. Aber wenn ich auch nur eine einzige Person damit erreichen kann, hat es schon seinen Sinn erfüllt.

Ein Gedicht von Liebe, Wärme und Licht

Liebe, Wärme und Licht
– ich habe lange danach gesucht(et),
nur Härte, Starre und Kälte gespürt.
Ich habe gesucht(et),
aber nicht gefunden.
Ich habe versucht(et)
und dabei immer mehr verloren.

Doch als ich das Such(t)en aufgab,
wurde es warm und hell
um mich
und in mir.
Ich bekam es geschenkt
– einfach so.
Weil ich endlich ich war
und ich (da)sein durfte,
wie ich bin.

Weitere Bücher aus dem Hause Periplaneta

Versandkostenfrei bei www.periplaneta.com

Thomas Sabottka „Tremendista“

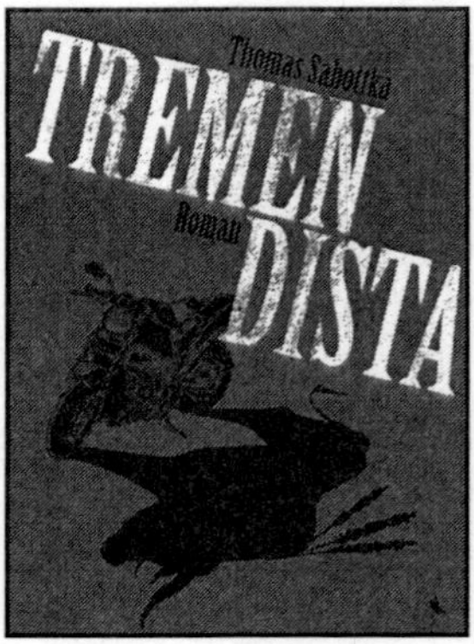

Ein Jugend-Roman für Erwachsene
Softcover, 260 S., ISBN: 978-3-940767-77-6,
Edition Periplaneta, GLP: 13,50 € (D)

Thomas Sabottkas dritter Roman über Liebe, Eifersucht, Leid und den Sinn des Lebens, über die sterbende DDR, das vereinte Berlin und das ferne Andalusien: Manuel ist, auf der Flucht vor seiner Vergangenheit, in den Weiten der andalusischen Sierra gelandet und erinnert sich an die zwei großen Lieben seines Lebens. Da ist Juliane, die Jugendliebe. Und da ist Katja, die Frau seiner Träume, mit Mitte Zwanzig, nachdem die vergangenen Jahre schon ihre Spuren hinterlassen haben. Diese Liebesgeschichten führen uns zurück in die letzten Tage der DDR und in das junge, wilde Berlin der 90er Jahre.

Andreas Keck „Schneeblind“

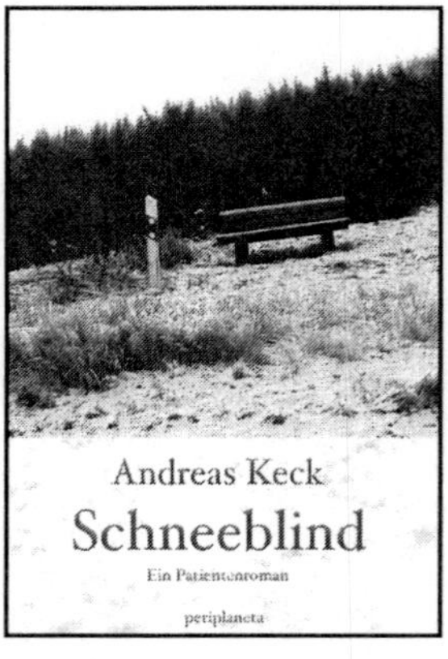

Ein Patientenroman,
Buch, 202 S., ISBN 978-3-940767-04-2,
Edition Periplaneta, GLP: 12,99 € (D)

„Schneeblind“ erzählt von einem jungen Menschen, der nicht in das Leben eintreten will. Matthias ist vierundzwanzig und wurde gerade in die Psychiatrie eingeliefert. Mit seinen eigenen Worten erzählt er, wie es dazu kam. Der Komik und dem Zynismus seiner Ausführungen ist dabei ein deutliches Maß an Tragik abzufühlen. Und so muss er als vollkommen untypischer Patient seine Nische und seine Rolle finden, mit der er die Zeit in der Klinik überbrücken kann. Im Laufe der Zeit jedoch findet er zusehends Gefallen an der Kuriosität seiner Mitpatienten, ihren schauerlichen oder wunderbaren Lebensgeschichten. Und er verliebt sich in Anna, die eigentlich auch nicht verrückt ist.

Thomas Manegold „Morbus Animus“

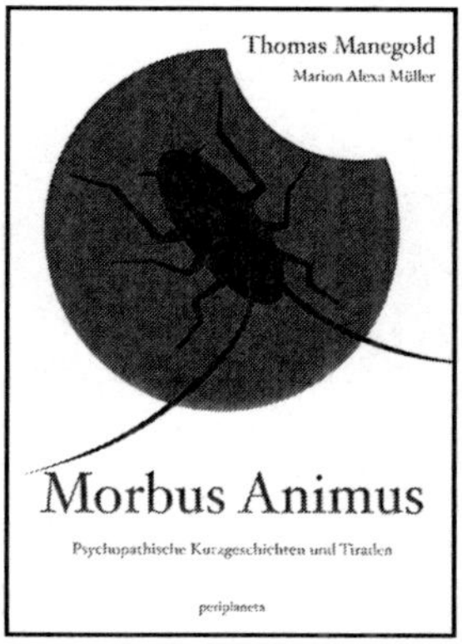

Psychopathische Kurzgeschichten und Tiraden,
Buch, Softcover 202 S., ISBN: 978-3-940767-40-0,
Edition Periplaneta, GLP: 13,00 €.

Eine Frau kniet vor einer Kloschüssel und denkt an Villon, ein älterer Herr zerbricht an einem Posttraumatischen Erlebnis und ein DJ schäumt, aber nicht vor Wut... Sie alle werden missbraucht als Projektionsfläche für einen Alptraum, aus dem Michael E. immer wieder aufzuwachen versucht, was sehr schwierig ist, weil er gar nicht schläft. Denn er sitzt in der Geschlossenen und reflektiert, was die Stimmen in seinem Kopf erzählen. Gott hat die Szene längst verlassen. An der Fernbedienung sitzt ein Irrer, der sich in fragmentarischen Kurzgeschichten durch seine Erinnerungen, Erlebnisse und die Schicksale seiner Mitirren zappt. „Morbus Animus“ vermischt sarkastische Kurzgeschichten mit Existenzphilosophie und birgt ein Buch im Buch, das vielleicht nicht nur für Michael E. eine reinigende Wirkung hat...

Dirk Radtke „Vergeltungsschlag“

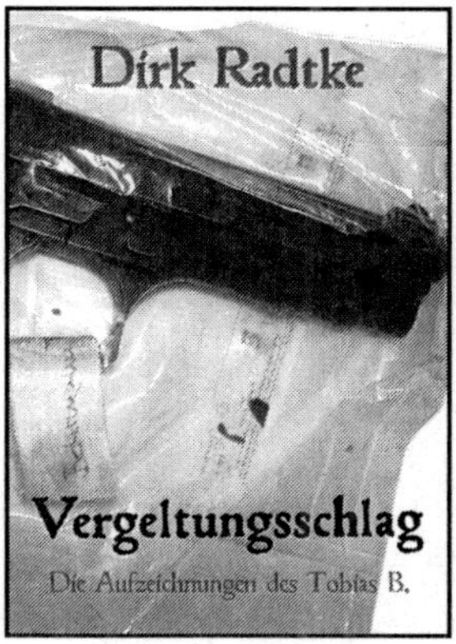

„Die Aufzeichnungen des Tobias B.“ – Roman,
Buch & CD, 356 S., ISBN: 978-3-940767-57-8,
Edition Totengraeber, GLP: 16,99 € (D)

In einer Kleinstadt in Nordrhein- Westfalen ist es gestern zu einem Amoklauf gekommen. Dem Polizeibericht zufolge hat der 17-jährige Gymnasiast Tobias B. die grausame Bluttat im eigenen Elternhaus begonnen, wo er zunächst seinen Vater, dessen Lebensgefährtin sowie seine ein Jahr ältere Schwester mit gezielten Kopfschüssen aus einer Handfeuerwaffe tötete. Danach führte ihn der Amoklauf zu seiner Schule, wo er scheinbar gezielt Schüler aus verschiedenen Klassen aufsuchte und erschoss. Auch einen Lehrer soll der Amokläufer getötet haben. Augenzeugen beschreiben das Vorgehen wie eine Hinrichtung. Die Polizei geht davon aus, dass die Bluttat, bei der 13 Menschen starben, bereits lange im Voraus geplant war. Laut Zeugenaussagen war der Täter ein eher stiller, unauffälliger, in sich gekehrter Mensch. Niemand der Befragten hätte ihm eine solch grausame Tat zugetraut. Ungeklärt ist bislang noch das rätselhafte Ende der Tragödie, bei dem der Täter ein Buch vorgezeigt und den Ausruf „Hier steht alles drin!“ getätigt haben soll, bevor er sich mit einem Schuss in den Kopf selbst richtete.

Danksagung

Ich bedanke mich bei allen, die mit mir durch Dick und (wohl eher) Dünn gingen und gehen, bei allen, die mir beim Entstehen dieses Buches mit Rat und Tat zur Seite standen und bei allen, die diese schwere Kost bis hierher aufgegessen haben.

Mara Schwarz